美容养颜与中医药

主编　冯　程　张　磊　林　丽
　　　丁玉珊　郭文璐

科学技术文献出版社
SCIENTIFIC AND TECHNICAL DOCUMENTATION PRESS
·北京·

图书在版编目（CIP）数据

美容养颜与中医药 / 冯程等主编. -- 北京：科学
技术文献出版社，2024. 8. -- ISBN 978-7-5235-1753-6

Ⅰ. R275

中国国家版本馆 CIP 数据核字第 2024UN5770 号

美容养颜与中医药

策划编辑：张雪峰　　　责任编辑：张雪峰　　　责任校对：张　微　　　责任出版：张志平

出 版 者　科学技术文献出版社
地　　址　北京市复兴路15号　　邮编　100038
出 版 部　(010) 58882947, 58882087（传真）
发 行 部　(010) 58882868, 58882870（传真）
官方网址　www.stdp.com.cn
发 行 者　科学技术文献出版社发行　全国各地新华书店经销
印 刷 者　北京虎彩文化传播有限公司
版　　次　2024 年 8 月第 1 版　2024 年 8 月第 1 次印刷
开　　本　710×1000　1/16
字　　数　334千
印　　张　20.75　彩插 6 面
书　　号　ISBN 978-7-5235-1753-6
定　　价　68.00元

编 委 会

主编简介

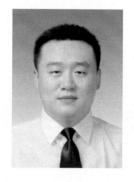

冯程，中共党员，济南市人民政府机关门诊部主任，党支部副书记，副主任药师，毕业于山东中医药大学中药专业。山东省名中医药专家，济南市名中医药专家，济南市卫生健康系统"济卫工匠"，全国中药特色技术传承人才，北京中医药大学王琦书院（齐鲁分院）首批学员，山东省五级中医药师承继承人。从事多年中医药政策研究、行政科研、药事管理及中药制剂、炮制、鉴定等专业研究，发表国家级核心期刊论文5篇，SCI收录论文4篇，主研市级课题2项，参与科研获得省部级二等奖2项、三等奖2项。主编著作3部，参编著作5部。获实用新型专利1项，发明专利1项。

兼任中华中医药学会中药制剂分会常务委员、中药鉴定分会委员、中药炮制分会委员，世界中医药学会联合会中药调剂专委会常务理事，中国医药教育协会中药制剂专委会常务委员，山东中医药学会中药饮片质量控制工作委员会副主任委员、中药制剂专委会副主任委员、中药炮制专委会常务委员、中药分会常务委员，山东中西医结合学会基层卫生专委会副主任委员、特色技术专委会常务委员，济南中医药学会副理事长、中药炮制专委会主任委员，济南市妇幼保健协会分级诊疗工作委员会副秘书长，济南市健康科普专家库成员，济南市中药质控中心专家委员会副主任委员。

师承陈家骅教授（济南市中医医院原药学部主任，主任中药师，硕士生导师，山东省著名养生保健专家）、张学顺教授（山东中医药大学附属医院原临床药学主任，主任中药师，硕士研究生导师，山东省著名中药制剂、方剂、炮制、临床药学专家）、张继教授（中国食品药品检定研究院原中药标本馆馆长，北京中医药大学特聘教授，硕士研究生导师，全国中药特色技术传承人才培训基地授课指导专家，全国著名中药标本、中药鉴定专家），全国名老中医药专家张红星主任传承工作室成员。

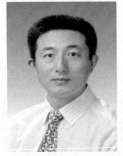

张磊，中共党员，现任济南市民族医院党委副书记、院长，副主任药师，毕业于山东中医药大学中药学专业。主研省级课题一项，参编著作一部，荣获"五一劳动奖章"，"中医药系统2018—2020年改善医疗服务先进个人"，"第一届山东省医务系统职工职业道德建设先进个人"。兼任中华中医药学会亚健康分会第五任委员会常务委员，中国民族医药学会循证医学分会常务理事，山东中医药学会中医药科研产业化分会副主任委员，山东中医药学会健康管理专业委员会委员，山东中医药学会中药资源专业委员会委员，济南市青年联合会副主席，济南医学会副会长，济南市预防医学会常务理事，济南中医药学会第十届理事会副理事长，济南医院协会副理事长，济南市中药（饮片、制剂、膏方）质量控制中心主任委员，济南针灸学会第一届针药结合专业委员会主任委员，济南市市中区政协委员。

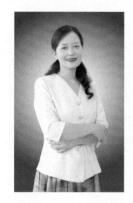

　　林丽，中共党员，中国中医科学院广安门医院济南医院（济南市中医医院）副主任药师。全国中药特色技术传承人才，山东省五级中医药师承继承人，济南市名中医"薪火传承231工程"传承人，荣获济南市中医药知识技能大赛中药专业个人一等奖，"扁鹊杯"山东省中医药知识技能大赛中药组一等奖，山东省"富民兴鲁劳动奖章"。兼任世界中医药学会联合会中药调剂专委会常务理事，中华中医药学会中药鉴定分会委员，中华中医药学会中药炮制分会委员，山东中医药学会中药饮片质量控制工作委员会常务委员，山东中医药学会第一届中药资源专业委员会委员，山东省药学会药剂专业委员会常务委员，山东省药学会互联网＋药学服务专业委员会委员，山东省药学会药师教育与药品信息专业委员会委员，济南中医药学会中药鉴定专业委员会主任委员。师承全国首批老药工姜保生先生、全国名老中医药专家张红星老师、中国食品药品检定研究院原中药标本馆馆长张继教授、山东省中药鉴定专家姚廷芝先生。

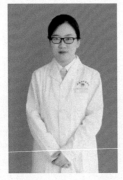

丁玉珊，中国中医科学院广安门医院济南医院（济南市中医医院）皮肤科副主任，副主任医师，硕士研究生，山东省医疗美容主诊医师。擅长中西医结合治疗湿疹、带状疱疹、银屑病等常见皮肤病，尤擅长治疗痤疮、玫瑰痤疮、脱发、黄褐斑等损容性皮肤病。兼任山东中医药学会医疗美容专业委员会常务委员、山东中西医结合学会皮肤性病专业委员会委员、济南市医师协会皮肤科医师分会常务委员、济南中医药学会副秘书长、济南中医药学会皮肤性病专业委员会秘书等。主持厅局级课题3项，发表论文8篇，参编著作2部。先后荣获山东中医药学会优秀学会工作者、山东医专优秀带教教师、山东中医药高专优秀指导教师、济南市卫生健康系统岗位技术能手、济南市化妆品不良反应监测工作先进个人、济南市中医医院第二届"岐黄中青年人才"等称号。

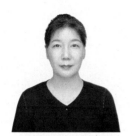

郭文璐，济南市民族医院西院区院长，济南市民族医院综合内科病房主任，主任医师，从事内科临床、全科医疗工作30年余年，目前主要开展各种慢性病及老年病的诊治。

兼任山东省基层卫生协会第一届中医药分会副主任委员、山东省基层卫生协会常务理事、山东省研究型医院协会心血管慢病管理分会委员、济南市高血压专业委员会副主任委员、济南中医药学会中西医结合肾病专业委员会委员、济南中医药学会肺系病专业委员会委员、济南市房颤中心联盟委员、济南市高血压达标中心委员、济南市医师协会第一届全科医师分会常务委员、济南市医学会第十届理事等。

曾获济南市基层卫生先进个人、山东省卫生计生系统先进个人并记三等功等20余项荣誉，近年在《中国社区医师》《中国医学人文》《双足与保健》及SCI期刊等收录发表学术论文5篇，参编《你是自己最好的医生》。

前　言

　　美是人类永恒的追求，有史以来，人类对美的追求从未停止——特别是容颜之美。人的美是透过皮肤表达的一种由内而外的美，人人都希望拥有红润光泽、白皙如玉、水润光滑的美丽肌肤，无论中国传统文化如何变迁，审美标准如何变化，人们对美丽容颜的追求却是亘古不变。

　　中医皮肤美容学是中医学的瑰宝之一，有着悠久的历史，一直在为国人的皮肤美容保驾护航。中医皮肤美容起源自远古秦汉、魏晋南北朝缓进、隋唐五代成长、宋金元成熟至明清鼎盛，历朝历代对美容养颜的实践发展逐步形成了中医皮肤美容学科体系。历代经典医籍为我们留下了丰厚的中医药防病治病、调理肌肤、美容养颜的系统理论，以及著名方药、食疗药膳等方法。需要一代又一代的医者去传承、去实践，让更多的人受益。

　　建院已经70余年的济南市中医医院，在初期汇集了当时济南市各大医馆的名医，尤其是李廷来主任，他作为当代中医外科学的领头人，更是将中医外科的内用外治法结合至精妙，他研制的七妙丸、蒺藜丸、消炎膏、黄连膏、消肿止痛膏等十几种医院制剂至今仍在临床使用。有一次我带患者去李主任的诊室看病，一进门就看到向来不苟言笑的李主任正在与周围的患者一起开怀大笑，一问才知道是一个陪诊的年轻人咨询李主任，说"李大夫，您看我头发掉得快秃了，可我还没找媳妇哪！这可咋办？"李主任告诉他："你这是脂溢性脱发，回去后每天磕一个鸡蛋在头发上，轻轻揉搓10分钟，再保留10分钟，然后用清水冲掉，坚持一段时间就会改善。"小伙子一听乐了，说："那太好了！不过我会不会不小心磕头上一个臭鸡蛋啊？"这句话把在场的人都逗乐了。回想起这一幕仿佛就在昨天，这一随手拈来的方法缘于中医就在我们身边，就在我们的生活里，就看你知不知道、会不会用啊！中医的治疗源于生活，很多中药就是生活中的食物，中医大夫既是医者也是生活中的普通人，只不过是他们把历代医家的经验传承下来，用古人的经验和智慧使今人受益。

医院制剂室也是建院初期最早的科室，承载了济南市众多名医大家宝贵经验集成的医院中药制剂，曾经多达200余种。丸散膏丹、内服外用、剂型齐全。一代一代的药师们更是配合临床不断创新，研制中药新制剂，如中药喷雾剂"伤痛灵"由传统擦剂改进了包装，中药汤剂改进为中药袋泡剂等，大大方便了患者使用。1993年我院首次成立了中医美容科，医院制剂室配合研制了中医美白祛斑面膜、美容核桃油、护肤防裂膏、生发养发液等融合了现代制药技术的多种美容养颜中药制剂，开启了中医皮肤美容科学的新模式，后又在我院中医药保健中心使用，深受使用者的喜爱。

基于中医经典医籍的启示和长期临床实践的深厚基础，编者深深认识到中医皮肤美容养颜有着不可替代的优势和特色，是毋庸置疑的，编者作为中医药的传承者、践行者，有责任和义务让中医药的美容护肤之功传播得更广，让更多的人获益。因此编者从《本草纲目》、《寿亲养老新书》、《奇效良方》、《验方新编》、《外台秘要》、《备急千金要方》（简称《千金方》）、《永乐大典·医药集》等经典医籍中挖掘整理并精选出中医在皮肤病治疗、美容养颜方面的古方、经方、药膳食疗方，以及针灸按摩方法、情志调摄方法、皮肤病中医养生方法、美容养颜常用中药等，进行了系统性、综合性地收集、整理、归纳、总结，其中收载的方药、方法都是经过千锤百炼、凝集了历代古人心血的中医皮肤美容学的精华，以简明精要的文字呈现，通俗易懂、易学，极具知识性、实用性，是值得中医临床医生、中医研究者、中医药美容养生从业者、中医爱好者及广大爱美人士学习的佳作。希望本书能让读者的工作和生活在中医药的护佑下有新的收获、新的契机。

2024 年 1 月 20 日

目　录

第一篇　中医皮肤病诊疗

第二篇　中医药美容古方精选

第三篇　美容养颜药膳

第四篇　常用美容中药

第一篇
中医皮肤病诊疗

第一章　中医皮肤美容学的概念

美容学是有关研究运用美容的方法与技术保持或恢复、创造容貌美感的专门学问。实际应用大体可分为生活美容与医学美容两大块。中医皮肤美容学属于医学美容范畴。中医皮肤美容学是一门在中医理论和有中国特色的人体美容理论指导下研究皮肤健美与损容疾病防治，以达到美化容貌的专业科学。

中医美容有广义和狭义之分。广义的中医美容，是指使用食物、药物、针灸、按摩、化妆等方法祛除邪气、补益脏腑、疏通经络气血、修饰仪容，治疗某些有碍美容的疾病，清洁和养护颜面、须发、五官和形体、皮肤，增强他们的生理功能，延缓其衰老过程，保持人体的青春美、健康美。狭义的中医美容，是专指用中医保健和治疗方法，提高面部皮肤生理功能，延缓皮肤衰老，增加面部色泽，治疗某些面部疾病，使人的容颜得到进一步美化的方法，古代将这种狭义的中医美容方法称为"驻颜""美颜""益容""留颜"，主要是指皮肤美容。我们称为中医皮肤美容。

在一些书籍中，美容和化妆常常并提为美容化妆，其实美容和化妆是有明显区别的。化妆，是通过各种化妆品，如面脂、胭脂、口脂、黛、香粉等，对面部进行修饰，古人称为妆面、粉饰，属于装饰美。这样的方法只能临时解决问题，中医术语称为治标，妆一去，其美也随即消失。而中医美容是通过食疗、内服药物和外用美容护肤营养药剂、按摩、针灸等，以全身调理和局部治疗相结合的办法，美化容貌，永葆青春，中医称这样的方法为治本，即着眼于长远，从根本上解决问题。

中医皮肤美容学的基本理论主要涉及中医学基本理论和人体美学理论。

中医学经过漫长的历史发展，形成了自己独特的理论和思维方法，如阴阳五行、脏腑、经络、气血津液、病因病机、诊法、治则、药性、组方原则等基本理论，具有强调整体观念和辨证论治的基本特点等。

人体美学理论是美容医学的灵魂之一。有中国特色的人体美学理论含有中国传统美学思想，强调人体皮肤的自然美、神韵美及文质结合等，使中医皮肤美容学具有独特的审美观，追求神形俱美、外貌和品德俱佳的境地。

中医皮肤美容，还具有因人制宜、与时俱进的特点，即不是根据一个模式来美化容貌，而是根据每个人的不同生理、肤色特点，采用不同的方法，使年轻人青春常驻，中年人容光焕发，老年人鹤发童颜，最终目的是推迟面容衰老，突出青春美，保持健康美。

中医皮肤美容学的研究对象是人体皮肤，其研究主要目的：治疗疾病，消除疾病所致的容姿缺陷，以达到维护人体美的目的；预防疾病，维护健康，包括躯体、心理和社会适应三方面的健康；延缓衰老，锦上添花，驻颜美容；保持人体皮肤神形俱美，使精神、心灵、气质美和谐统一。

如何防治影响人体皮肤美容的疾病，是医学美容研究的重要内容。影响人体皮肤美容的疾病可分为损容性疾病和损容性生理缺陷两个方面。损容性疾病，是指对人体美有较大影响的疾病，如粉刺、酒渣鼻、黄褐斑等。损容性生理缺陷，是指个体有身体表征美感的缺陷，如面部瑕疵、肌肤粗糙、体气等。

第二章　中医皮肤美容的特点

中医学理论体系有两个基本特点：一是整体观念；二是辨证论治。

整体观念是指中医学认为人体是一个有机整体。各脏腑、组织、器官在生理上互相联系，病理上互相影响，强调它的完整性与统一性。同时注重人与自然的协调统一，强调内外并治，标本兼顾，综合平衡的整体效应，从而能够充分体现出人体的自然美、健康美与整体美。在中医美容学方面来说，颜面、须发、五官、爪甲是人体整体的一部分，与脏腑、阴阳、气血有密切联系。只有身体健康、气血流通、脏腑阴阳平衡，容貌机体才不会衰老。人如能顺应自然、调摄精神、锻炼形体、起居有常，就能达到健体延寿的目的，从而达到美容的必然结果。

中医美容从整体观出发，既注重外部用药和局部手法来祛除疾病、保健皮肤，又注重从内部疏通经络，补益气血，协调脏腑来安身固本，达到自然健康的目的。这种整体思维方法一直指导着中医美容的临床实践与发展，成为中医美容与现代医学美容重要的不同点，是中医美容的一大特色。

辨证论治是中医认识疾病和治疗疾病的基本原则和方法。所谓辨证，就是将中医四诊所收集的资料、症状和体征，通过分析、综合，辨清疾病的原因、性质、部位及邪正之间关系的过程；论治，则是根据辨证的结果，确定相应的治疗原则，并采取具体的治疗方法措施。

中医辨证是更全面、更深刻、更正确地揭示疾病本质的思考，且整体观念融于其中。

第三章　中医皮肤美容的基础理论

一、阴阳五行学说

阴阳五行学说是阴阳学说和五行学说的合称，是人们用以认识自然和解释自然的世界观和方法论，是我国古代朴素的唯物论和辩证法。

（一）阴阳学说

阴阳学说认为世界是物质的，物质世界是在阴阳二气的相互作用下滋生、发展和变化着的。阴阳是对自然界相互关联的某些事物和现象对立双方的概况，即含有对立统一的概念。阴和阳可代表相互对立的事物，又可用以分析一个事物内部所存在的相互对立的两个方面。中医对哲学意义上的阴阳学说进行了广泛的应用与发挥，创立了中医阴阳学说。

阴阳之间存在着相互对立、相互制约、互根互用、消长平衡和相互转化的规律。阴阳学说认为自然界一切事物都存在着相互对立的两个方面。如天为阳，地为阴；昼为阳，夜为阴；男为阳，女为阴；动为阳，静为阴等。阴和阳是对立统一的，阴阳双方存在着互相依存、互为根本的关系，任何一方都不能脱离另一方而单独存在。如上为阳，下为阴，没有上就无所谓下，没有下也就没有上。阴阳之间的对立互限不是静止不变的，二是处于"阴消阳长"或"阳消阴长"的运动中。如昼夜阴阳的变化，从半夜到中午是一个"阴消阳长"的过程，从中午到半夜是一个"阳消阴长"的过程。事物阴阳的两个方面发展到一定阶段，在一定条件下，各自向着相反的方向转化，即阳可以转化为阴，阴也可以转化为阳。

阴阳学说在美容学中的运用主要包括以下4点。第一，说明人体的组织结构和形体分类。人体是一个有机整体，人体内部充满着阴阳对立统一的关系，它的一切组织结构既是有机联系的，又可以划分为相互对立的阴阳两个方面。就大体部位来说，人体上部为阳，下部为阴；体表属阳，体内属阴。第二，说明人体的生理功能和病理基础。人体正常生理功能是由阴阳两个方面在相互对立、相互消长的动态平衡之中，维持机体正常的生理状态。阴阳的相对协调是人体健美的表现，损容性疾病的发生及病理过程则是由于某些原因使阴阳失去平衡、协调所致。第三，用于指导损容性疾病的诊治。正确的诊断，首先要分清阴阳，才能抓住疾病的本质。阴阳是中医八纲辨证的总纲，任何疾病都可以用阴证和阳证进行概括。如面部色泽鲜明者属阳，晦暗者属阴。由于阴阳失调是损容性疾病发生的原因，因此，治疗的原则就是补偏救弊，泻其有余，补其不足。阴阳也可用来概括药物的性味与功能。只有熟悉药物的阴阳属性，才能正确地使用药物。第四，用于指导美容养生。人与自然界密切相关，外界环境中的阴阳消长必定影响人体内在阴阳的变化，因此要保持体内阴阳的协调，必须做到与自然界的阴阳变化相适应。我国的传统养生内容丰富，除药物外，膳食、修身养性、起居宜忌等养生法，不但可以祛病延年，而且还能驻颜葆春。

（二）五行学说

五行即木、火、土、金、水五种物质的运动。我国古代劳动人民在长期的生活和生产实践中，认识到木、火、土、金、水是不可缺少的最基本物质。后来人们把这五种物质的属性加以抽象推演，用来说明整个物质世界，并且认为这五种物质不仅具有相互滋生、相互制约的关系，还处于不断运动变化之中。人们将说明"五行"的理论见解称为"五行学说"。五行学说认为世界是由木、火、土、金、水五种基本物质的运动变化而构成的，可以将世界上所有事物归于这五类，同时，可以用五行之间的相生相克等关系阐释事物之间的运动变化和相互关系。五行学说是古人在认识自然现象和探索自然规律中形成的一种朴素唯物思想。

五行学说在美容学中的应用包括以下3点。第一，说明五脏的生理功能和形体分类及其相互关系。五行学说将人体五脏的生理功能和五行相类比，将五脏分属于五行，以五行的特性来说明五脏的生理功能。按五行分类，肝属木，心属火，脾属土，肺属金，肾属水。根据五行学说之五行相生、相克的规律，人体脏腑之间具有密不可分的生理联系，如肝血充足可以养心血（木生火），心阳充足可以温脾阳（火生土），肾精充足可养肝阴（水生木）；脾化水湿可防肾水泛滥（土克水），肾水充足可防心火过剩（水克火）。五行相生、相克关系的正常维持人体正常生理活动的基础。五行学说将人体脏腑组织结构分别配属五行的同时，又将自然界的五方、五时、五气、五味、五色等与人体的五脏、六腑、五体、五官等联系起来。这样就把人与自然环境统一起来，表达了"天人合一"的整体观念，这种人与自然的和谐统一是中国传统美学思想的特点之一，也是当今崇尚自然美的最高境界。第二，说明五脏病变的相互影响。五脏在生理上相互联系，在病理上也相互影响，本脏之病可传至他脏，他脏之病也可传至本脏，其相互关系均可以用五行间的生克乘侮规律来阐明。根据相生关系所产生的影响有"母病及子"和"子病犯母"两个方面。根据相克关系所产生的传变有"相乘"和"相侮"两个方面。需要说明的是，对于疾病的传变，不能完全受五行生克乘侮规律的束缚，特别是对于损容性疾病，更应该从实际出发，才能真正把握疾病的本质，有效地运用中医药知识为美容服务。第三，用于损容性疾病的诊治。人体是一个有机的整体，脏腑有病可以反映到体表，体表的疾病也可以追溯到脏腑。五行学说将五色、五音、五味等归属于五脏，内脏的功能活动可通过面色、声音、气味、脉象等反映到体表。因此，对损容性疾病进行诊断时，可以通过望、闻、问、切等方法收集资料，再根据五行归属及其生克乘侮规律来推断疾病；五行学说也可用来确定治疗原则和治疗方法。

二、藏象学说

藏，是指藏于体内的脏器；象，是指表现于外的生理、病理现象。脏器居于人体内部，其生理功能和病理变化可表现于外，故名"藏象"。

脏腑是人体内脏的总称。藏象学说，即通过对人体生理、病理现象的观察，研究人体各个脏腑的生理功能、病理变化及其相互关系的学说。藏象学说是中医基础理论之一，在中医学理论体系中占有极其重要的地位，它是临床各科的基础。藏象学说以脏腑为基础，根据生理功能特点的不同，将脏腑分为脏、腑、奇恒之腑三类。脏，即心、肝、脾、肺、肾，合称五脏。腑，即胆、胃、小肠、大肠、膀胱、三焦，合称六腑。奇恒之腑，即脑、髓、骨、脉、胆、女子胞。其中胆既属于六腑之一，又属于奇恒之腑。五脏生理功能的共同特点是化生和贮藏精气，六腑生理功能的共同特点是受盛和传化水谷。奇恒之腑在形态上与脏不同，但功能特点上却类似于脏，具有贮藏精气的作用。藏象学说的基本特点是以五脏为中心的整体观。藏与腑以经络相连而互为表里，相表里的脏腑之间在生理功能上密切联系、互相配合，有些脏腑在组织结构上直接相连，在病理传变上相互影响。五脏与形体诸窍具有相应的密切联系，人体五脏生理功能的正常是维持形体诸窍生理功能正常的保障，也是保持人体健美、容颜色泽的基础。五脏又以其属性与自然界的季节、气候、方位等相对应，体现出人与自然的密切关系。人的精神神志活动可以影响到脏腑的生理功能，并使其发生相应的变化。总之，藏象学说以五脏为中心，将人体的六腑、形体诸窍、精神神志及自然界等与五脏相归属，形成了独特的生理病理理论体系。中医藏象学说中，一个脏腑的功能可能包含着西医学几个脏器的功能，而西医学一个脏器的功能可能分散在中医藏象学说的几个脏腑的功能中，绝不可将它们进行简单、直接的比较和联系。

　　藏象学说在美容学中的运用主要包括以下 3 点。第一，面部色泽与脏腑。《黄帝内经》认为人的肤色与脏腑有关，将五色分属五脏。肝之色为青，心之色为赤，脾之色为黄，肺之色为白，肾之色为黑。人的面色是脏腑气血的外在表象，而不仅仅是心之外华所在，其他脏腑之精气也可通过经脉而上荣于面。我国正常人的面色多为红黄隐隐，明润含蓄，是荣华于外的征象，这也是真正面容美的基础。第二，毛发、皮肤、肢体与脏腑。毛发是人体美的重要组成部分，无论是在生理上还是在审美活动中都具有特别意义。在脏腑中与毛发密切相关的有肺、脾、肾。肺主气，具有宣发卫气，输精于皮毛，"熏肤、充身、泽毛"的作用；另外，肺在体为皮，而毛发根在皮中，皮肤腠理致密，玄府宣通，卫气温煦，脉络通畅，才能使毛发正常生长，反之，毛发干枯、失润、脱落。脾为后天之本，气血生化之源，脾主运化的作用之一是将水谷精微转化为濡养毛发的血气和充养毛发的肾中精气。肾藏精，其华在发。肾和毛发的关系主要表现在肾中精气对毛发的生理作用。肾精化生血液，营养毛发；肾精化生元气，激发毛发生长；肾精通过督、任、冲三脉的精气作用而充养毛发。几乎所有脏腑均与皮肤关系密切，五脏六腑通过经络与体表相联系，十二经脉在体表皮肤有一定的分布管辖范围，与所属的脏腑相对应。肝主筋，能约束骨节，主持运动；肾主骨，能支撑身体，显现身材轮廓；脾主肌肉与四肢。若肝血足，肾精充，脾气旺，则筋骨强壮、肌肉发达，形体美就有了一定的基础和保障。第三，五官与脏腑。五官对人的容貌和健康具有极其重要的作用，不仅其外形直接关系到人体的容貌，其生理功能如眼睛是否明亮有神、鼻部是否光洁、口唇是否润泽等，均关系到人体健康和容貌美观。五官的功能与脏腑关系密切，正如《灵枢》云："鼻者，肺之官也；目者，肝之官也；口唇者，脾之官也；舌者，心之官也；耳者，肾之官也。"

三、气血津液学说

气、血、津液是构成人体生命的基本物质，在脏腑的功能活动中产生，是维持人体脏腑、经络、四肢百骸生理活动的物质基础。气是具有很强活力的不断运动着的精微物质；血指血液；津液是人体一切有用液体的总称。气、血、津液在人体生命活动中处于枢纽地位，人体脏腑、经络、组织器官要实现功能，其能量来源于气、血、津液，其实现形式有赖于气、血、津液的运行；而气、血、津液的产生与消耗依赖于脏腑组织的生理活动。气、血、津液还能荣养脏腑组织。因此，气、血、津液与脏腑等组织器官有着密切的关系，在生理上相互依存、相互作用，在病理上相互影响。

气、血、津液既是构成人体的基本物质，也是人体容貌、形体健美的基础。它们来源于水谷精微，由脏腑功能活动所化生，通过经络布散至机体内外上下、皮肉筋骨，同时又为机体脏腑、经络等组织器官的生理活动提供能量来源。从美容学的角度看，气、血、津液与人体的颜面、五官、皮肤、毛发、形体、神态有十分密切的关系。其中包括以下3点。第一，气与美容。气是构成人体最基本的物质，对于人体健美十分重要。只有气的生成充盛，功能正常，才能维持人体正常的生理活动，为人体健美提供保障。第二，血与美容。血行脉中，外达皮肉筋骨，内注五脏六腑，对机体起到营养和滋润的作用，与人体美容关系最为密切。血液充沛，则濡养有权，可见神思敏捷，面色红润，皮肤柔软而有弹性，毛发润而有光泽，关节滑利，筋骨强健，肌肉丰满，脏腑坚韧。第三，津液与美容。津液与血液一样具有滋润濡养的作用，广泛分布于身体各部，同样是构成和维持人体生命活动的基本物质，与人体健美直接相关。津液能滋润皮肤、毛发，使肌肤柔软、毛发亮泽；滋养和顾护眼、耳、口鼻等孔窍，使眼睛明亮、双耳聪慧；濡养关节筋膜，使关节滑利、行动敏捷、体态健美。若相关脏腑的功能失调，则可影响到津液的生成、输布和排泄，产生一系列损容性疾病。

四、经络学说

经络是经脉和经络的总称。经脉是主干，是经络系统中一些大的直行主干；络脉是分支，是一些由经分出的小的横行支脉。经脉分布较深而不能见到，络脉分布肤浅而常可见于体表。经脉有一定的循行路线，而络脉则综合交错，网络全身。经络内连脏腑，外络肢节，沟通了脏腑与体表的联系，使人体成为一个有机整体。

　　经脉有十二经脉、奇经八脉及附属于十二经脉的十二经别、十二经筋和十二皮部。络脉有十五络脉、孙络和浮络。十二经脉即手足三阴经和手足三阳经，又称十二正经。十二正经是经络系统的主干，是气血运行的主要通道。十二经络有一定的起止、一定的循行部位、一定的交接顺序和分布走向规律，同体内的脏腑有直接的络属关系。奇经八脉是任、督、冲、带、阴跷、阳跷、阴维、阳维的总称，有统帅、联络、调节十二经脉的作用。十二经别是从十二经脉离、入、出、合的别行部分，是正经别行深入体腔的支脉，具有加强脏腑和头面的表里经联系，扩大十二经脉主治范围的作用。十二经筋是十二经脉之气结聚于筋肉关节的体系，是十二经络的外周连属部分，其作用主要是濡养和支配人体的筋肉关节，保持人体正常的运动功能，并加强同侧三阴之间、三阳之间的联系。十二皮部是十二经脉功能活动反映于体表的部位，也是络脉之气散布之所在，是机体卫外的屏障。十二经脉和任脉、督脉各自别出一络，加上脾之大络，为十五络脉。其主要作用为加强四肢部表里经和躯干前、后、侧三部联系。络脉中浮行于浅表部分的称浮络，络脉中最细小的分支称孙络，它们的作用主要是输布气血以濡养全身组织。

　　经络学说在美容学中的运用主要包括以下3个方面。第一，阐明病理变化。通过经络的联络作用，将人体各部的脏腑组织器官有机地结合起来，构成了一个以脏腑为中心的统一体。在病理情况下，经络又是病邪传播的途径。当外邪袭表时，病邪可以通过经络由表及里。内脏有病也可以通过经络影响到有关的形体诸窍而出现异常。这在损容性疾病中较为常见，如肝气郁结，可致黄褐斑等。第二，指导辨证归经。由于经络有一定的循行路线和脏腑络属，脏腑有病可以反映到体表络脉上来，所以根据疾病出现的症状，结合经络循行的部位和所联系的脏腑，可作为辨证归经的依据。另外，某些疾病在病变过程中，常常有一些经脉循行线上或某些腧穴上出现异常反应点，通过这些反应点可以协助诊断。第三，指导临床治疗。针灸、按摩治病是通过针灸、按摩的方法、刺激腧穴，以疏通经气，调节人体脏腑气血，从而达到治病的目的。某一经络或脏腑有病时，一般是在明确诊断的基础上，除了局部腧穴外，选用该经或该脏腑等所属经络或相应经络的远部腧穴来治疗，即循经取穴。

　　此外，中医美容学涉及的中医基础理论还包括病因学说、四诊、辨证与治则等，由于篇幅所限，在此就不一一论述。

第四章 皮肤病的中医养生方法

一、四时养生

《素问·四气调神大论》曰："夫四时阴阳者，万物之根本也。所以圣人春夏养阳，秋冬养阴，以从其根。"皮肤病养生亦应顺其四季阴阳。

春季北方风沙大，降雨稀少，同时空气中充满了各种植物的花粉，容易使面部皮肤干燥、过敏而发生面部皮肤病。因此在这个季节应该注意外出时适当涂用护肤品，应选择内含成分尽量简单的护肤品，避免换新的护肤品。外出回家要彻底洗脸。春季是生发的季节，一些原有的皮肤病易在此季节加重，如白癜风等，因此应在这个季节适当用药治疗。

夏季酷热、多汗，应注意多洗澡，出汗后及时用干毛巾擦干。避免汗液长期的浸渍。衣着应通风通气吸汗，避免穿紧身、不透气衣服，以防发生痱子、体癣等皮肤病。贴身内衣应穿全棉、本色制品，不穿化纤、含有色素的内衣，以免由于汗液浸泡内衣后引起皮肤过敏。夏季紫外线强烈，外出时可使用防紫外线的伞来保护皮肤，既可防止或减少日晒伤、各种光敏性皮肤病的发生，也可延缓皮肤的衰老。患有黄褐斑等色素病的患者更应避免日晒，外出时可以适当使用防晒霜，应选用 SPF > 15 的防晒霜。经常晒衣被，消灭蚊虫，以减少虫咬性皮炎、丘疹性荨麻疹、痒疹的发生。

秋季天气逐渐由暖变冷，应注意保暖。秋季天高气爽，空气较为干燥，应注意手、足部使用护肤霜，以免皮肤皲裂症的发生。沐浴时不可过度清洗，沐浴之后全身涂润肤霜，以免因皮肤干燥发生皮肤瘙痒症。老年人由于皮肤变薄，皮脂腺分泌减少，更应注意不可过勤沐浴。

冬季天气寒冷，气候干燥，除了注意秋季应注意的事项外，还应注意保暖，以减少冻疮、多形红斑等的发生。秋冬季节是银屑病的好发季节，银屑病患者应避免感冒，避免过于劳累、精神紧张，以减少该病的复发或加重。

二、情志养生

《素问·阴阳应象大论》曰："任由五脏化五气，以生喜怒悲忧恐。"心"……在志为喜"，肝"……在志为怒"，脾"……在志为思"，肺"……在志为忧"，肾"……在志为恐"。"喜伤心""怒伤肝""思伤脾""忧伤肺""恐伤肾"。

皮肤病多为心身疾病。不良的精神心理状态直接破坏阴阳气血的平衡，引发或加重皮肤病。医患共同努力争取做到"恬淡虚无，精神内守"，有利于疾病的痊愈。

应该如何通过调整心理来防治皮肤病呢？下面介绍以下几大原则。

（一）知足常乐

把握好现实与欲望的关系，根据个人情况、现实环境，适当调整个人的奋斗目标，不要建立达不到的目标。不适当的雄心勃勃，莫须有的悲观厌世，均不利于心理健康。

（二）常笑舒心

笑口常开。常为喜之形，喜为心之志，喜则气缓，使人气志达、精神振奋、五脏百脉调和。

（三）制怒养肝

要善于换位思考，学会理解、宽容，要善于化解逆境。还要学会正确地宣泄自己的愤怒。

（四）以静养神

心神安定，不浮躁。学会清静养神，以静制动。排除杂念，去除扰乱心身的根源。

三、饮食养生

（一）饥饱适度

饮食以适量为宜。过饥，则摄入不足，营养不良，发生面无光泽、营养不良等病。过饱，食物不能消化，内有食滞，易发生丘疹性荨麻疹、婴儿湿疹。患有湿疹、丘疹性荨麻疹的患儿不宜过饱饮食及进食不易消化的食物，如坚果类。异位性皮炎患者应避免进食鱼、虾、牛奶等蛋白质；或者将食物久煮炖烂，使蛋白变性后再食用，以减少食物过敏的发生。食用时应从小量开始，避免一次食用大量的动物蛋白质。

（二）注意饮食卫生

饮食不洁，食入污染的肉类，可以引发皮肤猪囊尾蚴病、旋毛虫病等。要购买检疫合格的禽类及猪、牛、羊肉等，食物要煮熟。

（三）均衡饮食

饮食偏嗜，过食生冷，易伤脾生湿，而生湿疹；过食辛辣，易生胃火，而生痤疮；过食甘甜肥腻，易发生痈疮。由于饮食的偏嗜，还会导致机体缺乏某种维生素，引发营养障碍性皮肤病。注意食物中各种营养的搭配，以避免维生素和各种微量元素的缺乏。

（四）饮食禁忌

湿疹、银屑病、痤疮患者应避免食用过于刺激性的食物，如酒类、咖啡、浓茶，以及辛、辣、酸等对皮肤有刺激性的食品；患有多形日光疹等光敏性疾病的患者应减少食入光敏性食物，如绿叶类蔬菜等；白癜风患者可多食用黑色食品，如黑芝麻、黑豆等；患有疮痈者忌食羊肉、虾、蟹、辛辣食物；过敏性疾病的患者不宜吃蚕蛹；患痤疮者，少食油腻、甜食。

四、起居养生

人的起居是否有常，生活是否有规律，对于皮肤病养生有一定的影响，起居无规律，经常熬夜者易患神经性皮炎。生活不规律者在对于医嘱的依从性方面也较差。衣着过紧、不透气，容易生间擦疹、股癣，贴身内衣含有染料、化纤物质等易引发皮肤过敏。过硬的鞋子可以引发胼胝、鸡眼等。

人的起居应遵守日出而作、日落而息的自然规律，合理安排时间，保持充足的睡眠，不熬夜，劳逸结合，避免过于劳累，使身体的气血通畅。

经常保持皮肤的清洁卫生，对于防治皮肤病的发生有一定的意义。对于皮肤的褶皱部位如腋下、肛门附近、会阴、指趾间、女性乳房下、婴幼儿的颈部，最好用温水洗涤，尤其是在夏天汗出过多或皮肤上尘埃附着及污垢过多时。皮脂过多的部位可用中性肥皂和温水洗涤。头发可以保护头皮免受外界刺激，头发要定期清洗。指甲应经常修剪。贴身内衣应穿全棉制品，鞋子应合脚，不穿过硬的鞋。

对于传染性疾病应经常保持皮肤、毛发的清洁卫生，适当进行隔离，防止接触感染。

已经发生皮肤病或治愈后的患者，应注意避免过度搔抓、热水烫、肥皂洗涤等。

第五章 常见损容性皮肤病的诊治

第一节 粉 刺

粉刺是一种毛囊、皮脂腺的慢性炎症性皮肤病。因典型皮损能挤出白色半透明状粉汁，故称之粉刺。本病以皮肤散在性粉刺、丘疹、脓疱、结节及囊肿，伴皮脂溢出为临床特征。好发于颜面、胸、背部。多见于青春期男女。相当于西医的痤疮。

[病因病机]

素体血热偏盛是发病的内因，饮食不节、外邪侵袭是致病的条件。若湿热夹痰，则会使病程缠绵，病情加重。

[诊断]

好发于颜面，亦可见于胸背上部及肩胛部等处，典型皮损为毛囊性丘疹，多数呈黑头粉刺，周围色红，用手挤压，有小米或米粒样白色脂栓排出，少数呈灰白色的小丘疹，以后色红，产生小脓疱，破溃后痊愈，遗留暂时性色素沉着或有轻度凹陷的瘢痕。有时形成结节、脓肿、囊肿等多种形态损害，愈后留下明显瘢痕，皮肤粗糙不平，伴有油性皮脂溢出。

[鉴别诊断]

1. 酒渣鼻：好发于中年人，损害为面部中央及鼻尖弥漫性红斑、丘疹、脓疱及毛细血管扩张，晚期形成鼻赘。

2. 职业性痤疮：常见于与矿物油接触者，可产生痤疮样皮损，损害较密集，可伴毛囊角化，除面部外，常侵犯手背、前臂、肘及膝等接触部位。

[辨证论治]

一、内治法

（一）肺经风热证

丘疹色红，或有痒痛；舌红，苔薄黄，脉浮数。

治法：清肺散风。

方药：枇杷清肺饮加减。

（二）湿热蕴结证

皮损红肿疼痛，或有脓疱；伴口臭，便秘，尿黄；舌红，苔黄腻，脉滑数。

治法：清热化湿。

方药：枇杷清肺饮合黄连解毒汤加减。

（三）痰湿凝结证

皮损结成囊肿；或伴有纳呆，便溏；舌淡胖，苔薄，脉滑。

治法：化痰健脾渗湿。

方药：海藻玉壶汤合参苓白术散加减。

二、外治法

1. 颠倒散、鹅黄散等，茶水调搽。
2. 三黄洗剂、颠倒散洗剂、痤疮洗剂等外搽。

[预防与调摄]

1. 经常用温水、硫黄肥皂洗脸，以减少油脂附着面部堵塞毛孔。
2. 禁止用手挤压皮损，以免引起感染。
3. 少食油腻、辛辣及糖类食品，多吃新鲜蔬菜、水果，保持大便通畅。

第二节 酒渣鼻

酒渣鼻是一种主要发生于面部中央的红斑和毛细血管扩张的慢性皮肤病。因鼻色紫红如酒渣故名酒渣鼻。本病以颜面部中央的持续性红斑和毛细血管扩张，伴丘疹、脓疱、鼻赘为临床特征。多发生于中年，男女均可发病，尤以女性多见。西医亦称为酒渣鼻。

[病因病机]

由肺胃积热上蒸，复遇风寒外袭，血瘀凝结而成；或嗜酒之人，酒气熏蒸，复遇风寒之邪，交阻肌肤所致；近年来发现90%以上患者在皮损处可找到毛囊虫，因此，认为其发生与毛囊虫寄生有关。

[诊断]

皮损以红斑为主，好发于鼻尖、鼻翼、两颊、前额等部位，少数鼻部正常，而只发于两颊和额部，依据临床症状可分为3型。

1. 红斑型：颜面中部，特别是鼻尖部，出现红斑，开始为暂时性，时起时消，寒冷、进食辛辣刺激性食物及精神兴奋时红斑更为明显，以后红斑持久不退，并伴有毛细血管扩张，呈细丝状，分布如树枝。

2. 丘疹脓疱型：病情继续发展时，在红斑基础上出现痤疮样丘疹或小脓疱，但无明显的黑头粉刺形成。毛细血管扩张更为明显，如红丝缠绕，纵横交错，皮色由鲜红变为紫褐，自觉轻度瘙痒，病程迁延数年不愈。极少数最终发展成鼻赘。

3. 鼻赘型：临床少见，多为病期长久者，鼻部结缔组织增生，皮脂腺异常增大，致鼻尖部肥大，形成大小不等的结节状隆起，称为鼻赘，且皮肤增厚，表面凹凸不平，毛细血管扩张更加明显。

[鉴别诊断]

1. 粉刺：多发于青春期男女，常见于颜面、上胸、背部，皮损为散在性红色丘疹，可伴有黑头粉刺，鼻部常不侵犯。

2. 面游风：分布部位较为广泛，不只局限于面部，有油腻性鳞屑，不发生毛细血管扩张，常有不同程度的瘙痒。

[辨证论治]

一、内治法

（一）肺胃热盛证

红斑多发于鼻尖或两翼，压之褪色；常嗜酒，便秘，饮食不节，口干口渴；舌红，苔薄黄，脉弦滑。多见于红斑型。

治法：清泄肺胃积热。

方药：枇杷清肺饮加减。

（二）热毒蕴肤证

在红斑上出现痤疮样丘疹、脓疱，毛细血管扩张明显，局部灼热；伴口干，便秘；舌红绛，苔黄。多见于丘疹型。

治法：凉血清热解毒。

方药：凉血四物汤合黄连解毒汤加减。

（三）气滞血瘀证

鼻部组织增生，呈结节状，毛孔扩大；舌略红，脉沉缓。多见于鼻赘型。

治法：活血化瘀散结。

方药：通窍活血汤加减。

二、外治法

1. 鼻部有红斑、丘疹者，可选用一扫光药膏或颠倒散洗剂外搽，每天3次。

2. 鼻部有脓疱者，可选用四黄膏或皮癣灵外涂，每天2~3次。

3. 鼻赘形成者，可先用三棱针刺破放血，再用颠倒散外敷。

[预防与调摄]

1. 避免过冷、过热刺激及精神紧张。

2. 忌食酒类等辛辣刺激性食物。

3. 保持大便通畅。

4. 平时洗脸水温要适宜，避免冷、热水及不洁物等刺激。

第三节　油　风

油风为一种头部毛发突然发生斑块状脱落的慢性皮肤病。本病以脱发区皮肤正常，无自觉症状为临床特征。可发生于任何年龄，但多见于青年，男女均可发病。相当于西医的斑秃。

［病因病机］

过食辛辣炙煿、醇甘厚味，或情志抑郁化火，损阴耗血，血热生风，风热上窜巅顶，毛发失于阴血濡养而突然脱落；或跌仆损伤，瘀血阻络，血不畅达，清窍失养，发脱不生；或久病致气血两虚，肝肾不足，精不化血，血不养发。肌腠失润，发无生长之源，毛根空虚而发落成片。

［诊断］

头发突然成片迅速脱落，脱发区皮肤光滑，边缘的头发松动，很易拔出，拔出时可见发干近端萎缩，呈上粗下细的"感叹号"样。脱发区呈圆形、椭圆形或不规则形，数目不等，大小不一，可相互连接成片，或头发全部脱光，而呈全秃。严重者，眉毛、胡须、腋毛、阴毛，甚至毳毛等全身毛发脱落而呈普秃。

［鉴别诊断］

1. 面游风：头发呈稀疏，散在性脱落，脱发多从额角开始，延及前头及颅顶部，头皮覆有糠秕状或油腻性鳞屑，常有不同程度的瘙痒。

2. 白秃疮：好发于儿童，为不完全脱发，毛发多数折断，残留毛根，附有白色鳞屑和结痂，断发中易查到真菌。

3. 肥疮：多见于儿童，头部有典型的碟形癣痂，其间有毛发穿过，头皮有萎缩性的瘢痕，真菌检查阳性。

[辨证论治]

一、内治法

（一）血热风燥证

突然脱发成片，偶有头皮瘙痒，或伴头部烘热；心烦易怒，急躁不安；苔薄，脉弦。

治法：凉血息风，养阴护发。

方药：四物汤合六味地黄汤加减。

（二）气滞血瘀证

病程较长，头发脱落前先有头痛或胸胁疼痛等症；夜多恶梦，烦热难眠；舌有瘀斑，脉沉细。

治法：通窍活血。

方药：通窍活血汤加减。

（三）气血两虚证

多在病后或产后，头发呈斑块状脱落，并呈渐进性加重，范围由小而大，毛发稀疏枯槁，触摸易脱；伴唇白，心悸，气短懒言，倦怠乏力；舌淡，脉细弱。

治法：益气补血。

方药：八珍汤加减。

（四）肝肾不足证

病程日久，平素头发焦黄或花白，发病时呈大片均匀脱落，甚或全身毛发脱落；伴头昏，耳鸣，目眩，腰膝酸软；舌淡，苔剥，脉细。

治法：滋补肝肾。

方药：七宝美髯丹加减。

二、外治法

1. 鲜毛姜（或生姜）切片，烤热后涂搽脱发区，每天数次。

2. 5%~10%斑蝥酊、10%补骨脂酊、10%辣椒酊外搽，每天数次。

[预防与调摄]

1. 注意劳逸结合，保持心情舒畅；避免烦躁、悲观、忧愁、动怒等情志因素。

2. 加强营养，注意摄入富含维生素的饮食，纠正偏食的不良习惯。

3. 注意加强头发护理，不用碱性强的肥皂洗发，少用电吹风吹烫头发。

第四节　黄水疮

黄水疮，又称滴脓疮、天疱疮，是一种发于皮肤、有传染性的化脓性皮肤病。其特点是颜面、四肢等暴露部位出现脓疱、脓痂。多发于夏秋季节，好发于儿童，头面、四肢等暴露部位，也可蔓延全身。相当于西医的脓疱疮。

[病因病机]

夏秋季节，气候炎热，湿热交蒸，暑湿热邪客于肌肤，以致气机不畅、汗液疏泄障碍，湿热毒邪壅遏，熏蒸肌肤而成；若小儿机体虚弱，肌肤娇嫩，腠理不固，汗多湿重，调护不当，暑湿毒邪侵袭，更易导致本病的发生。反复发作者，湿热邪毒久羁，可致脾虚失运。

[诊断]

皮损初起为散在性红斑或丘疹，很快变为水疱，形如米粒至黄豆大小，迅速化脓混浊变为脓疱，周围绕以轻度红晕，脓疱开始丰满紧张，数小时或1~2天后脓液沉积，形成半月状积脓现象，疱壁薄而松弛，易于破裂，破后露出湿润而潮红的糜烂疮面，流出黄水，干燥后形成黄色脓痂，然后痂皮逐渐脱落而愈，愈后不留瘢痕。若脓液流溢他处，可引起新的脓疱。

[鉴别诊断]

1. 水痘：多见于冬春季，发病前常有发热、全身不适等症状，皮损为绿豆至黄豆大小、形态较一致的水疱，向心性分布，化脓与脓痂轻微，多侵及黏膜。

2. 脓窝疮：常因虱病、疥疮、湿疹、虫咬性皮炎等染毒而成，脓疱壁较厚，破后凹陷成窝，结成厚痂。

[辨证论治]

一、内治法

（一）暑湿热蕴证

脓疱密集，色黄，周围绕以红晕，糜烂面鲜红；伴有口干，便干，小便黄；舌红，苔黄腻，脉濡滑数。

治法：清暑利湿解毒。

方药：清暑汤加减。

（二）脾虚湿蕴证

脓疱稀疏，色淡白或淡黄，糜烂面淡红；伴有食纳少，大便溏薄；舌淡，苔薄微腻，脉濡细。

治法：健脾渗湿。

方药：参苓白术散加减。

二、外治法

1. 脓液多者，选用马齿苋、蒲公英、野菊花、千里光等适量煎水湿敷或外洗。

2. 脓液少者，用三黄洗剂加入5%九一丹混合摇匀外搽，每天3~4次。

3. 局部糜烂者，先用明矾溶液洗去脓痂，再将冰硼散撒于患处。

4. 脓痂厚者，选用青黛、黄柏、苍术研细末，用植物油调匀外涂。

[预防与调摄]

1. 讲究个人卫生，勤洗澡，勤换衣。

2. 有痱子或瘙痒性皮肤病，应避免搔抓，及时治疗。

3. 婴儿室、托儿所及幼儿园如发现本病患儿应立即将其隔离，并对居住环境进行消毒。

第五节　盘状红蝴蝶疮

盘状红蝴蝶疮是一种可累及全身多脏器的自身免疫性疾病。好发于面颊部，主要表现为皮肤损害，多为慢性局限性。多见于 15 ~ 40 岁女性。相当于西医的盘状红斑狼疮。

[病因病机]

总由先天禀赋不足，肝肾亏虚而成。因肝主藏血，肾主藏精，精血不足，虚火上炎，兼因腠理不密，日光暴晒，外热入侵，热毒入里，二热相搏，瘀阻脉络，内伤于脏腑，外伤于肌肤而发病。热毒蕴结肌肤，上泛头面而成。

[诊断]

盘状红蝴蝶疮多见于 20 ~ 40 岁的女性，男女之比约为 1 : 3，家族中可有相同患者。皮损好发于面部，尤以两颊、鼻部为著，其次为头项、两耳、眼睑、额角，亦可发于手背、指侧、唇红部、肩胛部等处。初为针尖至扁豆大小或更大微高起的鲜红或桃红色斑，呈圆形或不规则形。境界清楚，边缘略高起，中央轻度萎缩，形如盘状，表面覆有灰褐色的黏着性鳞屑，鳞屑下有角质栓，嵌入毛囊口内，毛囊口多开，犹如筛孔，皮损周围有色素沉着，伴毛细血管扩张。两颊部和鼻部的皮损可相互融合，呈蝶形外观。黏膜亦可累及，主要发生在唇部，表现除鳞屑红斑外，甚至可发生糜烂溃疡。一般无自觉症状，进展时或日光暴晒后，可有轻度瘙痒感，少数患者可有低热、乏力及关节痛等全身症状。部分患者的皮损可同时或相继在颜面、头皮、手背、足跖等多处部位发生，此称为播散性盘状红蝴蝶疮。

本病呈慢性经过，患部对日光敏感，春夏加重，入冬减轻，病程中不破溃，亦难自愈，消退后遗留浅在性瘢痕。

[鉴别诊断]

1. 风湿性关节炎：关节肿痛明显，可出现风湿结节，抗风湿因子大多为阳性，无系统性红斑狼疮特有的皮肤改变，红斑狼疮细胞及抗核抗体检查阴性，对光线不敏感。

2. 类风湿关节炎：关节疼痛，类风湿因子大多阳性，查不到狼疮细胞，无红蝴蝶疮特有的皮损，可有关节畸形。

3. 肌痹：多于面部开始，皮损为以双眼睑为中心的紫蓝色水肿性红斑，多发性肌炎症状明显，肌酶、尿肌酸含量异常。

[辨证论治]

一、内治法

（一）热毒炽盛证

相当于系统性红蝴蝶疮急性活动期，面部蝶形红斑，色鲜艳，皮肤紫斑；伴高热，烦躁口渴，神昏谵语，抽搐，关节肌肉疼痛，大便干结，小便短赤；舌红绛，苔黄腻，脉洪数或细数。

治法：清热凉血，化斑解毒。

方药：犀角地黄汤合黄连解毒汤加减。

（二）阴虚火旺证

斑疹暗红；伴有不规则发热或持续性低热，手足心热，心烦无力，自汗盗汗，面浮红，关节痛，足跟痛，月经量少或闭经；舌红，苔薄，脉细数。

治法：滋阴降火。

方药：六味地黄丸合大补阴丸、清骨散加减。

（三）脾肾阳虚证

面色无华，眼睑、下肢浮肿，胸胁胀满，腰膝酸软，面热肢冷，口干不渴，尿少或尿闭；舌淡胖，苔少，脉沉细。

治法：温肾壮阳，健脾利水。

方药：附桂八味丸合真武汤加减。

（四）脾虚肝旺证

皮肤紫斑；胸胁胀满，腹胀纳呆，头昏头痛，耳鸣失眠，月经不调或闭经；舌紫暗或有瘀斑，脉细弦。

治法：健脾清肝。

方药：四君子汤合丹栀逍遥散加减。

（五）气滞血瘀证

红斑暗滞，角栓形成及皮肤萎缩；伴倦怠乏力；舌暗红，苔白或光面舌，脉沉细。

治法：疏肝理气，活血化瘀。

方药：逍遥丸合血府逐瘀汤加减。

二、外治法

皮损处涂白玉膏或黄柏霜，每天 1～2 次。

[预防与调摄]

1. 避免日光暴晒，夏日应特别重视避免阳光直接照射，外出时应戴遮阳帽或撑遮阳伞，也可外搽避光药物。

2. 避免感冒、受凉，严冬季节对暴露部位应适当予以保护，如戴手套、穿厚袜及戴口罩等。

3. 避免各种诱发因素，对易于诱发本病的药物如青霉素、链霉素、磺胺及避孕药等应避免使用，皮损处忌涂有刺激性的外用药。

4. 忌食酒类等刺激性食品；有水肿者应限制钠盐的摄取；注意加强饮食营养，多食富含维生素的蔬菜、水果。

5. 注意劳逸结合，加强身体锻炼，避免劳累，病情严重者应卧床休息。

第六节 雀 斑

雀斑以面部出现散在的雀卵色斑点而得名，好发于面部、颈、手背、前臂等暴露部位有时受累。女性多于男性，一般 3～7 岁发病。有遗传倾向。西医也称雀斑。

[病因病机]

本病为秉性不足，肾虚水亏，不能荣华于面，水亏而火上炎，郁滞孙络，凝结皮肤所致。若复受日晒，热毒侵肤，孙络充斥，故皮损色加深。

[诊断]

皮损为针头至米粒大小的斑点，圆形或椭圆形，浅褐色或淡黑色，边界清楚，表面光滑。数目多少不一，孤立散在，或密集，但互不融合。夏季日晒后颜色加深，数目增多；冬季色变浅，数目减少。

[鉴别诊断]

雀斑病：出生后即可出现雀斑样皮疹，可泛发全身，胸、颈部尤多，多对称分布，皮损不受日光影响。有时可伴有心脏异常、眼眶间距增宽、肺动脉狭窄、生殖器异常、生长迟缓、耳聋等。

[辨证论治]

一、内治法

内治效果不理想，可选六味地黄丸、加味逍遥丸交替服用。

二、外治法

1. 可选玉肌散、时珍正容散、玉容散等洗面。
2. 60% 三氯醋酸点涂患处，见起白色即可。再用吸水纸吸干，待痂盖自然脱落。2 周后可重复使用。

三、其他疗法

1. 3%~5% 氢醌霜、0.1% 维 A 酸软膏等脱色治疗。
2. Q 开关 Nd:YAG 激光治疗，是目前治疗雀斑的好方法。

[预防与调摄]

春夏季应避免日晒。

第七节　黑　痣

黑痣又称黑子。女性的痣趋向比男性更多，白人的痣较黑人多。本病相当于西医的黑子。

［病因病机］

关于本病病因病机有 3 种说法：因风邪搏结，使血气改变而生；肾中浊气混滞于阳，阳气收束，结于皮肤所致；孙络之血，滞于卫分，阳气束结而成。

［诊断］

皮损为米粒大圆形斑点，呈褐色或黑褐色，色素沉着均匀一致，边缘逐渐变淡而近于正常肤色，略高出皮肤，可有轻微的脱屑。可发生在皮肤任何部位，以及皮肤黏膜交界处或眼结合膜。本身无任何自觉症状。多幼年发病，随年龄增长而逐渐增多，亦有突然弥散性大量出现者，亦有经过多年逐渐减少而消失者。

［鉴别诊断］

脂溢性角化病：皮损为较大的斑片，淡褐色或黄褐色，表面角化过度，多发生于老年人。

［辨证论治］

一、内治法

一般不需内治，可服六味地黄丸，体质较强者可服大黄䗪虫丸。

二、外治法

1. 用针挑痣，搽四白散少许，油纸封盖，胶布固定，三四日自脱。最后涂贝叶膏生肌长肉。
2. 用线针挑破，以水晶膏点之，三四日结痂，其痣自落，用贝叶膏贴之，愈后无痕。
3. 用五妙水仙膏点涂痣上，痂落而愈。

［预防与调摄］

避免刺激摩擦，以防恶变为黑素细胞瘤。

第八节　发蛀脱发

发蛀脱发是在皮脂溢出的基础上引起的一种秃发，多发生于成年后。发蛀脱发病名是赵炳南首先提出的。本病相当于西医的脂溢性脱发。

[病因病机]

肾气偏颇，肾之阴阳平衡失均，濡润不足，根动叶落，而头发逐渐脱落；或因后天失调，恣食肥甘厚味，脾胃运化不周，湿热内生，上蒸巅顶，蕴郁毛窍，阻碍气血荣养，也可使头发逐渐秃落。有人素体湿热内盛，到青年时期，肾气不足，久蕴之湿热上蒸而发病。

[诊断]

初起头发散在脱落逐渐稀疏，日久头发脱落增多，呈现小片秃发状外观，经年累月，片状脱发区逐渐扩大。头皮油腻光亮，头发呈擦油状；或头皮有大量皮屑，呈灰白色糠秕状，头发干燥无光泽。脱发多从前额及两侧开始，逐渐向前头顶部发展；也有的患者于前头顶部开始，向后头顶部发展，而两侧颞部和枕部毛发存留。青壮年男性多见，女性也可发病。病程缓慢，脱发后不再生，常致永久性脱发。

[鉴别诊断]

油风：头发突然成片迅速脱落，脱发区皮肤光滑，边缘的头发松动，很易拔出，拔出时可见发干近端萎缩，呈上粗下细的"感叹号"样。脱发区呈圆形、椭圆形或不规则形。

[辨证论治]

一、内治法

本病治疗较难。治宜健脾祛湿、滋阴固肾，可选祛湿健发汤（赵炳南经验方）加减。祛湿健发汤组成：炒白术、泽泻、猪苓、茯苓、萆薢、车前子、生地、熟地、桑椹、首乌藤、白鲜皮、赤石脂。

二、外治法

1. 头皮油腻光亮、头发油亮者，可选用脂溢洗方水煎外洗，每次 15 分钟，日 2 次，隔 3 日洗 1 天。

2. 头皮有较多糠秕状皮屑、头发干燥无光泽者，可用桑白皮 30 g，五倍子 30 g，何首乌 30 g，当归 15 g 水煎外洗，每次 15 分钟，日 2 次，隔 3 日洗 1 天。

3. 生发酊外搽。生发酊组成：鲜侧柏叶 350 g，丹参、桂枝各 100 g，生姜、葱白各 160 g，生半夏 80 g，蛇床子 40 g，明矾 10 g。

三、其他疗法

可采用毛发移植等外科方法。

［预防与调摄］

1. 多吃富含维生素的食物，少食动物脂肪、甜食及辛辣刺激性食物。
2. 生活规律，注意劳逸结合。
3. 治疗慢性消耗性疾病，增强体质。
4. 保持情绪稳定，精神愉快，心情舒畅。

第九节　日晒疮

日晒疮是一种与日光照射有关的光敏性皮肤病。在日光照射后几小时或几天发生瘙痒性皮疹。停止日光照射后几天完全消退，愈后不留瘢痕。该病主要发生在春季、初夏，可反复发作，少数患者有光敏家族史。本病相当于西医的多形性日光疹。

［病因病机］

本病多由禀赋不耐，皮毛腠理不密，复感风热之邪，致热不得外泄，郁于肌肤而成。

［诊断］

皮疹多形性，可见红斑、丘疹、丘疱疹、水疱、水肿性斑片、斑块，苔藓化改变等。自感明显瘙痒或烧灼感，好发于面颈部、前胸"V"形区、上肢伸侧、枕部、小腿。多对称分布，女性多见。

[鉴别诊断]

1. 湿疮：皮疹呈多形性，发病与光线照射无关，皮疹不限于暴露部位。多冬季加重。

2. 光化性痒疹：是日晒后几小时至几天发生皮疹，为水肿性和表皮剥脱性的丘疹结节，可有瘢痕。皮疹持续时间长，儿童发病。

[辨证论治]

一、内治法

（一）光毒侵袭证

皮损可见红斑、丘疹、苔藓化改变；伴有瘙痒、烧灼感；舌红或淡红，苔白，脉滑数。

治法：清热解毒，凉血消斑。

方药：解毒凉血汤加减。

（二）湿毒搏结证

皮损可见红斑，丘疹，丘疱疹，水疱，水肿性斑片、斑块，苔藓化改变等；伴明显瘙痒、烧灼感；舌红，苔黄腻或白腻，脉滑数。

治法：除湿解毒，清热凉血。

方药：龙胆泻肝汤加减。

二、外治法

1. 有脱皮、瘙痒可用凉茶水调祛湿散、化毒散外用，每日数次。

2. 有水疱、渗出可用板蓝根、马齿苋、黄连、丹皮等量水煎，凉后做冷湿敷，每日2~3次，每次30分钟。

[预防与调摄]

1. 经常参加室外锻炼，逐渐加深皮色，增强皮肤对日晒的耐受能力。

2. 对日光感受性较强者，应避免烈日暴晒。

3. 外出时尽量撑伞、戴帽、穿长袖衫等物理防晒。

4. 在皮肤暴露部位可涂二氧化钛乳剂、氧化锌糊等。

5. 在上午 11 时至下午 3 时日光照射最强的时段应减少外出。

第十节 唇 风

唇炎是指以唇部红肿、痛痒、干燥、开裂、溃烂为特征，多发生于下唇，以鳞屑、结痂为主要特征的病证，称为剥脱性唇炎。西医称为唇炎。

[病因病机]

多因过食辛辣厚味，脾胃湿热内生，外受风邪侵袭，引动湿热循经熏蒸唇口；脾气虚弱，外感燥热，导致脾经血燥，熏灼唇口。

[诊断]

唇部肿胀、糜烂、渗液、结痂；或呈肥厚，扪之唇部有结节感，如豆大，质软不硬。唇部发痒，灼热疼痛；或自觉唇部干燥，作痒，有纵行裂沟，患者常掀去鳞屑痂皮，易出血引起疼痛。

[鉴别诊断]

口吻疮：多为分散的 1 ~ 2 mm 大小的丘疹、丘疱疹，基底红或融合成片，可见分散的脓疱型丘疹，有轻度鳞屑。一般对称分布，在皮损与唇红缘之间围绕约 5 mm 宽的皮肤区域不受累。

[辨证论治]

一、内治法

(一) 风火热毒证

口唇翕动，色变深红，红肿发痒；兼有口干口苦，便秘；舌苔黄，脉滑数。

治法：祛风清热解毒。

方药：四物消风饮加减。

（二）血虚风燥证

口唇皲裂，出血，干燥，脱屑，瘙痒；兼有面白无华，纳呆，口渴，便秘，头晕眼花；舌淡，脉细无力。

治法：养血润燥。

方药：生血润肤饮加减。

（三）脾胃湿热证

口唇破裂，糜烂，流脓血；兼有口臭，口渴，纳呆，便秘，或便溏，小便赤热；舌红，苔黄厚腻，脉滑数。

治法：健脾和胃，清热除湿。

方药：健脾除湿汤加减。

二、外治法

1. 紫归油（紫草30 g，当归30 g，麻油100 mL熬之）去渣外用，以棉签蘸之频涂患处。

2. 蛋黄油、甘草油、清凉膏、冰硼散外用。

［预防与调摄］

1. 忌烟酒刺激，少食肥甘厚味、辛辣炙烤食物，多吃蔬菜水果，多饮水，保持大便通畅。

2. 避免日晒，勿舔咬唇部，忌使唇部长时间接触乐器等物品。

3. 风大季节用油质滋润口唇。

第十一节　漆　疮

漆疮是皮肤或黏膜接触某种外界物质后，在接触部位所发生的一种急性浅在性炎症性皮肤病。西医称为接触性皮炎。

［病因病机］

由于禀性不耐，皮肤腠理不密，外受邪毒，毒邪化为风湿热邪，客于肌肤而发病。

［诊断］

有接触刺激物的病史。原发性接触性皮炎无潜伏期，立即发病，变应性接触性皮炎有 4～20 天潜伏期。皮损的部位与刺激物或接触物接触部位一致，境界清楚。一般发病较急，轻者局部仅有充血，表现为轻重不等、境界清楚的淡红或鲜红色斑，重者则在红斑基础上发生丘疹、水疱、糜烂、渗出等损害，并有局部肿胀。自觉灼热、瘙痒，重者有疼痛，少数患者有时有畏寒、发热、恶心、头痛等全身反应。变应性者接触物斑贴试验常呈阳性。去除病因和恰当处理后，一般数日至十余日痊愈。

［鉴别诊断］

湿疮：无过敏物接触史，皮损呈多形性，部位不定，境界不清，有趋于慢性或再发的倾向。

［辨证论治］

一、内治法

（一）湿热证

皮肤潮红肿胀，其上有群集丘疹、水疱、糜烂、渗出，自觉痒痛；舌红，苔黄腻，脉滑数。

治法：清热除湿止痒。

方药：萆薢渗湿汤加减。

（二）血燥证

病程迁延日久，皮肤肥厚粗糙，表面有抓痕、血痂、色素沉着或苔藓样变，瘙痒；舌质淡，苔白，脉沉细。

治法：养血润燥，祛风止痒。

方药：当归饮子加减。

二、外治法

1. 急性期可用解毒洗药合止痒洗药煎汤，冷湿敷患处，然后选用黄柏散撒布患处，每日 2 ~ 3 次。

2. 慢性皮炎可外搽黑豆馏油软膏或润肌膏，每日 2 ~ 4 次。

［预防与调摄］

1. 避免接触曾引起接触性皮炎的物质。
2. 避免搔抓、摩擦、热水或肥皂水洗涤剂其他附加刺激。
3. 忌食辛辣刺激性及鱼虾饮食，保持大便通畅，避免精神过度紧张。

第十二节　药　毒

药毒是指药物通过口服、注射、皮肤黏膜给药等途径，进入人体所引起的皮肤黏膜急性炎症反应。本病相当于西医的药物性皮炎，又称药疹。

［病因病机］

禀赋不耐是引起药毒的内因；误食刚剂热药，火毒内攻，两阳相搏，火势更炽，肌肤由此透发斑疹；过食肥甘厚味，脾失健运，湿热内生，内不得疏泄，外不得透达，湿热与药毒相结，可诱发斑疹；风热外袭，郁于肌腠，药毒入营，血热沸腾，热极生风，风热相搏，郁于肌腠而发。

［诊断］

本病有明显的用药史。从首次用药到出现皮损有一定潜伏期，多在 4 ~ 20 天内，重复用药则潜伏期大为缩短，多数在数小时或 1 天左右发病。皮疹形态多种多样，但多以 1 ~ 2 种皮疹为主。皮疹色泽鲜艳，自觉瘙痒、灼热。重型药疹多伴有倦怠、发热、恶心、呕吐等全身症状。部分病例可伴有黏膜损害和内脏病变，严重者可发生过敏性休克等危象。除少数重型药疹外，一般病程短，停药及经适当治疗，约数日至 3 周即可痊愈。

［鉴别诊断］

疫痧：皮疹出现前全身症状明显，有怕冷、高热、头痛、咽干、喉痛等，典型者有"杨梅舌""口周苍白圈"等特征。

[辨证论治]

一、内治法

（一）湿毒蕴肤证

皮肤出现红斑、水疱，甚则糜烂渗液，表皮剥脱，剧痒；伴烦躁，口干，大便燥结，小便黄赤，或有发热；舌红，苔薄白或黄，脉滑或数。

治法：清热利湿解毒。

方药：萆薢渗湿汤加减。

（二）热毒入营证

皮疹鲜红或紫红，甚则紫斑；高热神志不清，口唇焦燥，口渴不欲饮，大便干结，小便短赤；舌绛，苔少或镜面舌，脉洪数。

治法：清营解毒。

方药：清营汤加减。

（三）气阴两虚证

皮疹消退；伴低热，口渴，乏力，气短，大便干，尿黄；舌红，少苔，脉细数。

治法：益气养阴清热。

方药：增液汤合益胃汤加减。

二、外治法

1. 三黄洗剂外搽或马齿苋煎汤外洗。
2. 用青黛散干扑或青黛膏外涂。

[预防与调摄]

1. 询问既往药敏史，注意填写药物禁忌卡。
2. 合理用药，对青霉素、头孢类、血清类制剂等药物应做皮试。
3. 用药过程中，注意"警告性症状出现"，及时发现药毒的早期症状，及时停药。

4. 加强对药毒皮损的护理，防止继发感染，避免水洗或搔抓。

5. 多饮开水，忌食鱼腥虾蟹和辛辣发物。

第十三节　湿　疮

湿疮是一种由多种内外因素引起的过敏性炎症性皮肤病。以多形性皮损，对称分布，易于渗出，自觉瘙痒，反复发作和慢性化为临床特征。本病男女老幼皆可罹患，而以先天禀赋不耐者为多。一般可分为急性、亚急性、慢性3类。本病相当于西医的湿疹。

[病因病机]

总因禀赋不耐，风、湿、热阻于肌肤所致。或因饮食不节，过食辛辣鱼腥动风之品，或嗜酒，伤及脾胃，脾失健运，致湿热内生，又外感风湿热邪，内外合邪，两相搏结，浸淫肌肤发为本病；或因素体虚弱，脾为湿困，肌肤失养或因湿热蕴久，耗伤阴血，化燥生风而致血虚风燥，肌肤甲错，发为本病。

[诊断]

根据病程和皮损特点，一般分为急性、亚急性、慢性3类。

1. 急性湿疮：起病较快，常对称发生，可发于身体的任何一个部位，亦可泛发于全身，但以面部的前额、眼皮、颊部、耳部、口唇周围等处多见。初起皮肤潮红、肿胀、瘙痒，继而在潮红、肿胀或其周围的皮肤上，出现丘疹、丘疱疹、水疱。皮损群集或密集成片，形态大小不一，边界不清。常因搔抓而水疱破裂，形成糜烂、流滋、结痂。自觉瘙痒，轻者微痒，重者剧烈瘙痒呈间歇性或阵发性发作，常在夜间增剧，影响睡眠。皮损广泛者，可有发热、大便秘结、小便短赤等全身症状。

2. 亚急性湿疮：多由急性湿疮迁延而来，急性期的红肿、水疱减轻，流滋减少，但仍有红斑、丘疹、脱屑。自觉瘙痒，或轻或重，一般无全身不适。

3. 慢性湿疮：多由急性、亚急性湿疮反复发作而来，也可起病即为慢性湿疮，其表现为患部皮肤增厚，表面粗糙，皮纹显著或有苔藓样变，触之较硬，暗红或紫褐色，常伴有少量抓痕、血痂、鳞屑及色素沉着，间有糜烂、流滋。自觉瘙痒剧烈，尤以夜间、情绪紧张、食辛辣鱼腥动风之品时为甚。若发生在掌跖、关节部的易发生皲裂，引起疼痛。病程较长，数月至数年不等，常伴有头昏乏力、腰酸肢软等全身症状。

［鉴别诊断］

1. 接触性皮炎：有明确的接触史。皮损局限于接触部位，以红斑、潮红、肿胀、水疱为主，形态较单一，边界清楚，去除病因后很快痊愈，不复发。

2. 牛皮癣：皮损好发于颈项、四肢伸侧、尾骶部。初为多角形扁平丘疹，后融合成片，典型损害为苔藓样变，皮损边界清楚，无糜烂渗出史。

［辨证论治］

一、内治法

（一）湿热浸淫证

发病急，皮损潮红灼热，瘙痒无休，渗液流滋；伴身热，心烦，口渴，大便干，尿短赤；舌红，苔薄白或黄，脉滑或数。

治法：清热利湿。

方药：龙胆泻肝汤合萆薢渗湿汤加减。

（二）脾虚湿蕴证

发病较缓，皮损潮红，瘙痒，抓后糜烂流滋，可见鳞屑；伴纳少，神疲，腹胀便溏；舌淡胖，苔白或腻，脉弦缓。

治法：健脾利湿。

方药：除湿胃苓汤或参苓白术散加减。

（三）血虚风燥证

病久，皮损色暗或色素沉着，剧痒，或皮损粗糙肥厚；伴口干不欲饮，纳差腹胀；舌淡，苔白，脉细弦。

治法：养血润肤，祛风止痒。

方药：当归饮子或四物消风饮加减。

二、外治法

（一）急性湿疮

初起仅有皮肤潮红而无流滋者，以清热安抚、避免刺激为原则，可选用清热止痒的中药苦参、黄柏、地肤子、荆芥等煎汤外洗，或用10%黄柏溶液、炉甘石洗剂外搽；若糜烂、水疱、流滋较多者，以收敛清热止痒为原则，可选用马齿苋水洗剂，黄柏溶液外搽或蒲公英、龙胆草、野菊花、炉甘石、明矾各20 g，煎水待冷后湿敷，或2%~3%硼酸水、0.5%醋酸铅外洗；急性湿疮后期，滋水减少、结痂时，以保护皮损、避免刺激、促进角质新生、消除残余炎症为原则，可选用黄连软膏、青黛膏外搽。

（二）亚急性湿疮

以消炎、止痒、干燥、收敛为原则，有少量流滋者，选用苦参汤、三黄洗剂湿敷外搽；无流滋者，可选用青黛散、祛湿散、新三妙散等油调外敷或黄柏霜外搽。

（三）慢性湿疮

以止痒、抑制表皮细胞增生、促进真皮炎症浸润吸收为原则。可选用各种软膏、乳剂，根据瘙痒及皮肤肥厚程度加入不同浓度的止痒剂、角质促成和溶解剂，如青黛膏、5%硫黄软膏、5%~10%复方松馏油软膏、湿疮膏、皮脂膏、10%~20%黑豆馏油软膏及类固醇皮质激素软膏。

［预防与调摄］

1. 急性者忌用热水烫洗和肥皂等刺激物洗涤。

2. 不论急性、慢性，均应避免搔抓，并忌食辛辣、鸡鸭、牛羊肉、鱼腥海鲜等发物。

3. 急性湿疮或慢性湿疮急性发作期间，应暂缓预防注射。

第十四节　瘾　疹

瘾疹是一种常见的瘙痒性过敏性皮肤病，又称"风疹块"。以皮肤出现红色或苍白色风团，发无定处，时隐时现，瘙痒无度，骤起骤消，消退后不留任何痕迹为临床特征。相当于西医的荨麻疹。

[病因病机]

禀赋不耐，又食鱼虾等荤腥动风之物；腠理不密，卫外不固，复感风热或风寒之邪；饮食失节，脾胃适合，湿热内生，复感风邪，内不得疏泄，外不得透达，郁于皮肤腠理而发；平素体虚或久病耗伤，气血两虚，风邪乘虚而入。

[诊断]

发病突然，皮损可发生于身体的任何部位。一般皮肤先有瘙痒，随即出现风团，呈鲜红色、苍白色或正常肤色，少数患者也可仅有水肿性红斑。风团大小不一，成批发生，可因搔抓刺激而扩大、增多，风团逐渐蔓延，可互相融合成片，风团一般迅速消退，且消退后不留痕迹。皮肤划痕试验阳性。自觉灼热，瘙痒剧烈。部分患者可有怕冷、发热等症状。如侵犯消化道黏膜，可伴有恶心、呕吐、腹痛、腹泻等症状。发生于咽喉者，可引起喉头水肿和呼吸困难，有明显气闷窒息，甚至可以发生晕厥。根据病程长短，可分为急性和慢性两种。急性者，一般1周左右可以痊愈；慢性者反复发作，迁延数月，甚至数年。

[鉴别诊断]

1. 猫眼疮：可发生于任何年龄，春秋多见，好发于四肢伸侧、手足背及掌跖部，皮损呈多形性，典型皮损呈虹膜状或猫眼状，色紫暗或红。

2. 土风疮：多见于小儿，与昆虫叮咬有关，多在春秋发病，好发腰腹部及四肢，皮损为纺锤形风团样丘疹，中央有水疱，自觉瘙痒。

[辨证论治]

一、内治法

（一）风热犯表证

风团鲜红，灼热剧痒；伴有发热、恶寒、咽喉肿痛，遇热则皮疹加重；苔薄白或薄黄，脉浮数。

治法：疏风清热。

方药：消风散加减。

（二）风寒束表证

皮疹色白，遇风寒加重，得暖则减；口不渴；舌淡，苔白，脉浮紧。

治法：疏风散寒。

方药：桂枝汤或麻黄桂枝各半汤加减。

（三）气血不足证

反复发作，迁延日久，风团色白，午后或夜间加剧；神疲乏力，面色无华；舌淡红，苔薄白，脉细弱。

治法：补益气血。

方药：八珍汤合玉屏风散加减。

（四）肠胃湿热证

发疹前后或发疹时，胃脘腹胀满疼痛，神疲纳呆，大便干结或溏薄；苔黄腻，脉滑数。

治法：疏风解表，通腑泄热。

方药：防风通圣散加减。

（五）冲任不调证

常在月经前数天起皮疹，往往随月经干净而消失，但在下次来潮前，再次发生，伴月经不调或痛经；舌质正常或色淡，脉弦细或弦滑。

治法：调摄冲任。

方药：四物汤合二仙汤加减。

二、外治法

1. 红肿明显者，可外用皮肤康洗剂，每日 1 次。

2. 慢性患者，可用香樟木或晚蚕沙 30 g～60 g，煎汤熏洗。

3. 百部酊或三黄洗剂外搽。

［预防与调摄］

1. 积极寻找和去除病因及可能的诱因。

2. 饮食适度，忌食辛辣发物，避免摄入可疑致敏食物、药物等。

3. 注意气候变化，冷暖适宜，加强体育锻炼，增强体质，保持良好心态。

4. 清除体内慢性病灶及肠道寄生虫，调节内分泌紊乱。

第十五节　土风疮

土风疮又称"水疥"，是一种好发于儿童及青少年的瘙痒性疾病。以纺锤形风团丘疹，中央有针头至豆大水疱，剧烈瘙痒为临床特征。多发于温暖季节。相当于西医的丘疹性荨麻疹。

［病因病机］

本病多系胎体遗热或禀赋不耐，蚊虫叮咬，体内虫积，或食腥发动风之品，或内有食滞，复感风邪而发为本病。

［诊断］

好发于腰、腹、臀及四肢等暴露部位。起病突然，皮损为 1～2 cm 大小的淡红色风团样丘疹，呈纺锤形，中央常有小水疱，有时可演变为大疱。常分批出现，多数群集，较少融合。自觉瘙痒剧烈。一般经数天至 1 周左右，皮损便自行消退。

［鉴别诊断］

1. 水痘：多见于冬春季，发疹时常伴发热等全身症状，皮疹主要为丘疱疹和水疱，向心性分布，口腔黏膜可受累。

2. 瘾疹：为发无定处的单纯性风团，此起彼伏或忽起忽消，大小不等，形态不一。

[辨证论治]

一、内治法

（一）风热犯表证

风团样菱形红斑，中心有小丘疹或水疱；舌尖红，苔薄白，脉浮数。
治法：疏风清热止痒。
方药：消风散加减。

（二）胃肠湿热证

风团红斑，糜烂结痂；伴脘腹痞胀，大便秘结；舌质稍红，苔白腻，脉弦滑。
治法：通腑泄热，利湿止痒。
方药：防风通圣散合茵陈蒿汤加减。

二、外治法

1. 若有水疱破裂渗出，用马齿苋、生地榆等量，煎水，凉湿敷，每日2～3次。

2. 搔抓糜烂者，可用植物油调祛湿散外涂。

[预防与调摄]

1. 注意个人卫生，勤洗澡，勤换衣，消灭臭虫、虱、跳蚤、螨虫等害虫。

2. 卧具保持干燥清洁，床垫、床单等物品应常洗、常晒。

3. 防止食物过敏，注意调整消化道功能等。

第十六节　虫咬伤

虫咬伤是被虫类叮咬或接触毒虫的毒液所致的一类皮肤病。以被毒虫叮咬后局部出现红斑、瘀点、丘疹、风团、红肿等皮损，自觉瘙痒、灼痛为特征。多发于夏秋季节，男女老幼皆可发病。本病相当于西医的虫咬皮炎。

［病因病机］

夏秋之季，诸虫繁生，虫性喜叮咬人皮肤或以毒刺刺入，虫毒乘隙而入，人中其毒，郁而化热、生湿，湿热与虫毒郁积皮肤，入于营血，或侵蚀筋脉，再及脏腑而成本病。

［诊断］

多发于夏秋季节，好发于暴露部位，皮损以丘疹、风团或瘀点为多见，亦可出现红斑、丘疱疹或水疱，皮损中央可见有刺吮点，散在分布或密集成片。自觉有不同程度的瘙痒。

［辨证论治］

一、内治法

本病一般不需内治。但若病情严重，成片红肿，水疱较大，瘀斑，恶寒发热，头痛，恶心，胸闷；苔黄，脉数，治宜清热解毒，方用五味消毒饮加减。

二、外治法

1. 可用南通蛇药片研末水调敷。
2. 可用鲜马齿苋、野菊花、鲜夏枯草任选一种捣烂外敷。

［预防与调摄］

1. 搞好环境卫生，平时可用烟草、除虫菊、青蒿、野艾、百部、菖蒲晒干，用熏烟法灭虫。
2. 加强个人防护，夏日睡觉应挂蚊帐、点蚊香；在山区林园劳动时，应穿防护衣服，必要时外涂防虫油等。

第十七节 猫眼疮

猫眼疮是一种急性炎症性皮肤疾病，皮疹多形，可伴有黏膜损害。重症型有严重的黏膜和内脏损伤。好发于春秋季，年轻女性多见。相当于西医的多形红斑。

[病因病机]

本病主要是由于素体禀赋不耐，血热或湿热内蕴，复感风热或风寒湿之邪；亦可因饮食失节，食入禁忌，致营卫不和，气血凝滞，郁于肌肤；甚则毒热炽盛，内陷营血而成危候。

[诊断]

好发于四肢远端，重型也有黏膜损害（口腔、结膜、肛门及外生殖器等）。可发于各年龄段，但以青壮年高发。皮疹突然发生，之前可有头痛、发热、倦怠、咽痛、关节及肌肉疼痛等前驱症状。一般可将多形红斑分为轻症型、重症型两种类型。本病存在自限性，轻型多形红斑持续 1~3 周，重型多形红斑持续 2~4 周。

[鉴别诊断]

1. 圆癣：环形皮疹，可见于身体各部位，边缘部有丘疹、小水疱和鳞屑，真菌镜检阳性。

2. 风热疮：皮疹好发于躯干和四肢近端，呈圆形或椭圆形，皮疹长轴与皮纹一致，细薄糠秕样脱屑，可有母斑，罕有黏膜损害。

[辨证论治]

一、内治法

（一）血热证

损害较红，自觉灼热；常有发热，咽痛，口干，大便干，小便黄；舌红，苔白或黄，脉弦滑或微数。

治法：清热解毒凉血。

方药：五味消毒饮加减。

（二）寒湿证

皮疹颜色较暗，遇寒加重；手足发凉，大便不干或溏，小便清长；舌质淡，苔白，脉沉或迟。

治法：温阳散寒，健脾除湿。

方药：当归四逆加吴茱萸生姜汤加减。

（三）毒热炽盛证

皮疹广泛，鲜红或紫红，见水疱、大疱，甚则出现紫斑、血疱，可伴有疼痛；口眼红赤，糜烂，渗出，疼痛，口唇焦躁，渴或不渴，便干尿黄；舌质红绛，苔少而干，脉细数。

治法：消热解毒，凉血消营。

方药：犀角地黄汤合清营汤加减。

二、外治法

1. 若有红斑、丘疹、丘疱疹，选择雄黄解毒散、化毒散制成洗剂外搽，或用雄黄解毒散、化毒散直接扑撒患处，每天 2～3 次。寒湿型外用紫色消肿膏。

2. 若有水疱、糜烂、渗出，选用马齿苋洗剂、苍肤洗剂等，水煎后冷湿敷患处，每天 2～3 次。

[预防与调摄]

1. 注意防寒和保暖，避免病情的加重。

2. 忌食鱼虾海鲜及姜、蒜、辣椒、韭菜等腥发之物，多食富含维生素的新鲜水果及蔬菜。

3. 重症患者要加强护理，预防感染。

4. 对因药物诱发者，宜立即停药。

第十八节 瓜藤缠

瓜藤缠是一种发生于皮下脂肪的结节性炎症性皮肤病。本病好发于小腿前侧部位，临床上以下肢胫前黄豆或更大的疼痛性结节为特征。发病年龄大多为20~40岁，春秋季节好发。相当于西医的结节性红斑。

[病因病机]

本病主要是由于素有蕴湿，郁久化热，湿热蕴结，壅结于血脉肌肤，致使经络阻隔，气血凝滞而致，或脾虚蕴湿不化，兼感寒邪，寒邪凝结，阻滞血脉而成。

[诊断]

发病前常有低热伴肌痛、关节酸痛及全身乏力不适等前驱症状。皮损突然发生，为对称性、疼痛性结节，直径1~5 cm，2~50个以上，周围组织水肿，略高出皮面，有压痛，呈鲜红至暗紫红色，最后变为黄色。皮损经数周后可自行消退，不发生溃疡、瘢痕及萎缩，常反复发作。多见于小腿伸侧，很少侵及大腿、上臂伸侧、面及颈部。慢性结节性红斑是多发于妇女小腿的结节性损害，初起为孤立的真皮深部或皮下结节，随后逐渐增多，多发于小腿前侧，亦可发生于腓肠肌部、大腿、臀部。病程可持续数年。

[鉴别诊断]

1. 变应性血管炎：好发于下肢，皮损常有水疱、血疱、坏死、结节、紫癜、溃疡。

2. 结节性脂膜炎：多发于腹部、臀部，发疹时全身症状明显，结节可坏死破溃，流出油状液体，遗留皮下萎缩；病理组织有特异变化。

[辨证论治]

一、内治法

（一）湿热蕴结证

起病急促，双小腿结节鲜红，自觉灼热，疼痛明显；伴发热、咽痛、肌肉关节疼痛，小便黄赤，口干口苦；舌红苔黄，脉浮数或滑数。

治法：清热利湿，疏经通络。

方药：萆薢渗湿汤加减。

（二）气滞血瘀证

病程日久未愈，结节逐渐成紫红色或暗红色，疼痛或压痛明显，硬度增加；伴口干口苦，大便秘结；舌红或紫红有瘀点，苔薄黄，脉涩。

治法：行气活血，散瘀化结。

方药：桃红四物汤加减。

（三）脾虚血瘀证

双小腿结节暗红不鲜或淡红，反复发作，日久不愈；双足浮肿，倦怠乏力，纳少，大便溏稀；舌苔淡白，脉细弱。

治法：健脾利湿，化瘀散结。

方药：北芪化瘀汤加减。

（四）肝肾不足证

双下肢结节淡红或暗红，病程日久；伴头晕乏力，腰膝酸软，五心烦热；舌淡或绛，脉细数无力。

治法：滋阴养肝，活血散结。

方药：秦艽鳖甲汤加减。

二、外治法

1. 局部红肿热痛者外用芙蓉膏，每日3次。

2. 皮损暗红、灼热不明显者外用紫草消肿膏，每日3次。

［预防与调摄］

1. 急性期尽量卧床休息，抬高患肢，以减轻局部肿痛。
2. 忌食辛辣，忌饮酒。
3. 避免受寒及强体力劳动，或激烈体育活动。
4. 积极寻找病因，对感染病灶进行及时治疗。

第十九节　风热疮

风热疮是一种自限性炎症性皮肤病，以椭圆形玫瑰红色斑、覆有糠状鳞屑、好发于躯干及四肢近端为特征。相当于西医的玫瑰糠疹。

［病因病机］

本病多因血热内蕴，外感风邪，致风热客于肌肤，腠理闭塞，营血失和而发病；或因风热日久化燥，灼伤津液，肌肤失养而致。热盛则脉络充盈，故肤现红斑；风邪燥血，则起鳞屑；风邪往来肌腠，故发瘙痒。

［诊断］

皮损特点为病初在躯干或四肢某部出现一直径 2~5 cm 圆形或椭圆形玫瑰红色或黄褐色斑片，上覆糠秕样鳞屑，称母斑或先驱斑。1~2 周后，躯干及四肢近心端陆续出现与母斑相似较小的红斑，皮损长轴与皮纹走行一致。皮损好发于躯干、四肢近端及颈部。自觉有不同程度的瘙痒，多数无全身症状，少数患者有全身不适、头痛咽痛、低热等。病程有自限性，一般 4~6 周可痊愈，少数可迁延数年或更长时间。

［鉴别诊断］

1. 圆癣：好发于躯干或面部，边缘有丘疹、鳞屑或小水疱，呈环形或多环形，真菌检查阳性。
2. 紫白癜风：皮损形态及发疹部位有时与玫瑰糠疹相似，但一般皮损为着色斑或脱色斑，真菌检查阳性。
3. 白疕：皮损分布于四肢伸侧及肘膝部，有银白色鳞屑，刮除鳞屑可见薄膜现象及点状出血，病程长，常常是冬重夏轻，易复发。

4. 面游风：头皮和面部多见，有油腻性鳞屑，位于躯干的皮疹在排列上无特殊性。

[辨证论治]

一、内治法

（一）风热血燥证

发病急骤，片状皮疹呈圆形或椭圆形，色泽鲜红，上覆糠秕状鳞屑，分布上身为多，瘙痒明显；溲赤，口干；舌质红，苔薄黄，脉浮数。

治法：清热祛风，凉血润燥。

方药：消风凉血汤加减。

（二）血虚风燥证

病程已久，皮损淡暗红，上覆少量鳞屑，细如糠秕，分布于躯干四肢，痒轻；口干咽燥；舌红少苔，脉沉细弦。

治法：养血润燥，消风止痒。

方药：当归饮子加减。

二、外治法

1. 三黄洗剂外搽皮损，每天 2～3 次。

2. 苦参、蛇床子、浮萍、地肤子各 20 g，白芷、野菊花各 15 g，石菖蒲 9 g，水煎外洗。

[预防与调摄]

1. 忌食辛辣刺激性食物。

2. 注意皮肤卫生，不可用热水肥皂烫洗，避免外用刺激性药物。

3. 加强锻炼，提高机体免疫功能。

第二十节　紫癜风

紫癜风是一种慢性或亚急性皮肤与黏膜的疾病，其典型皮损为紫红色多角形扁平丘疹，常有口腔黏膜的损害。相当于西医的扁平苔藓。

[病因病机]

本病多因风热之邪搏结肌肤，郁而不畅，气滞血瘀而成，或日久耗伤阴血，血虚则生风生燥，肌肤失养。阴虚则生内热，虚火上炎于口，或阴虚肝旺，恋湿下注于二阴而成。

[诊断]

本病好发于四肢，尤多见于腕屈侧、踝关节周围及股内侧。原发损害为多角形紫红色扁平丘疹，散在或密集分布或互相融合成大小不等、形态不一的斑块，境界清楚，表面光滑发亮。损害可发生同形反应。皮疹中央微凹或有一角质栓，用放大镜观察表面可见灰白色有光泽的小斑点及浅而细的网状条纹，称 Wickham 纹。黏膜损害较常见，以口腔及外阴为主，表现为树枝状或网状白色细纹，可形成糜烂及溃疡。头皮受损可致永久性脱发。病程慢性，可持续数月至数十年，有不同程度的瘙痒。

[鉴别诊断]

1. 白疕：为片状银白色鳞屑，刮除鳞屑后可见薄膜现象及点状出血。
2. 牛皮癣：皮疹多位于颈项、肘部及腘窝等处，苔藓化明显，无 Wickham 纹及口腔溃疡。

[辨证论治]

一、内治法

（一）风热相搏证

发病初期，皮疹广泛，紫色扁平丘疹，瘙痒剧烈；舌质红，苔薄，脉弦数。

治法：祛风清热，活血止痒。

方药：消风散加减。

（二）血虚风燥证

病程较长，皮疹较局限，皮色较暗红，皮疹融合成片状、线状、环状或疣状等，表面粗糙有糠状鳞屑，瘙痒难忍；舌质淡，苔薄，脉濡细。

治法：养血祛风，润燥活血。

方药：当归饮子加减。

（三）肝肾阴虚证

皮疹多发于口腔黏膜，皮疹为点状或网状条纹，甚至出现糜烂、溃疡，伴喉痛、咽干、口渴、性情急躁或情绪忧郁；或分布在阴部，表现为红而发亮、扁平多角形丘疹，可融合成环状，伴有小便短赤、尿道口刺痛等；舌质红，苔黄腻，脉滑数。

治法：补益肝肾，滋阴降火。

方药：知柏地黄丸加减。

（四）气滞血瘀证

病程日久，复有新疹出现，皮疹融合成疣状肥厚斑片，色褐红或紫红色，瘙痒剧烈，伴有口干、便秘、溲赤；舌质紫或有瘀斑，苔黄，脉涩。

治法：活血化瘀，清热解毒。

方药：桃红四物汤加减。

二、外治法

1. 三黄洗剂外涂或百部酊或川槿皮酊外涂。
2. 黏膜溃疡者可用金银花、甘草等量煎水漱口或外涂患处。

［预防与调摄］

1. 注意休息，消除精神紧张，减轻忧虑。
2. 消除感染病灶，限制刺激性饮食，纠正胃肠道功能紊乱。
3. 切勿用热水洗浴或过度搔抓，以免皮损产生同形反应而扩散。
4. 口腔黏膜受累者应避免酒、烟、义齿等的刺激。

第二十一节 白疕

白疕是一种易于复发的慢性红斑鳞屑性皮肤病。本病以皮肤上出现红色丘疹或斑块，上覆以多层银白色鳞屑为临床特征，男性多于女性，北方多于南方，春冬季易发或加重，夏秋季多缓解，在自然人群中的发病率为0.1%～3%。本病相当于西医的银屑病。

[病因病机]

总因营血亏损，化燥生风，肌肤失养引发。初起多为风寒或风热之邪侵袭肌肤，以致营卫失和，气血不畅，阻于肌表而发；或兼湿热蕴积，外不能宣泄，内不能利导，阻于肌表而发。病久则气血耗伤，血虚风燥，肌肤失养，病情更为显露；或因营血不足，气血循行受阻，以致瘀阻肌表而成；或禀赋不足。肝肾亏虚，冲任失调，更使营血亏损。

[诊断]

根据临床表现一般分为寻常型、脓疱型、关节炎型和红皮病型4种类型。

1. 寻常型：临床最多见，发病较急，皮损初起为红斑、丘疹，逐渐扩大融合成片，边缘清楚，上覆以多层银白色糠秕状鳞屑，轻轻刮去鳞屑，可见一层淡红色发亮的薄膜，称薄膜现象；刮除薄膜后可见小出血点，称为点状出血现象，为本病特征性皮损，在进行期皮肤外伤或注射针孔处常出现相同损害，称为同形反应；皮损发生在皱褶部位则易造成浸渍、皲裂。皮损可累及全身，但以头皮、躯干、四肢伸侧多见。初发病多在青壮年，多数患者冬重夏轻，病程较长，常反复发作。按临床表现一般可分为3期：进行期皮损色红，不断有新的皮损出现，原有皮损逐渐扩大，炎症浸润明显，鳞屑增厚，瘙痒较剧，易产生同形反应；静止期皮损稳定，无新的皮损出现，旧的皮损经久不退；恢复期皮损减少，变平，逐渐消退，留有色素沉着或色素沉着斑。

2. 脓疱型：临床少见，可继发于寻常型，亦可为原发性。临床上可分为泛发性和掌跖脓疱型两种。泛发性脓疱型皮损特点为在红斑上出现群集性浅表的无菌性脓疱，脓疱如粟粒，可融合成脓湖。皮损可泛发于躯干及四肢，口腔黏膜亦可受累，常见沟纹舌。可伴高热、关节肿痛等全身症状。病情好转后可出现典型白疕的皮损，病程长达数月或更久，常易复发，预后较差。掌跖脓疱型皮损好发于掌跖部，皮损为在红斑基础上出现多数粟粒大小的脓疱，1~2周后自行干涸，形成黄色屑痂或小鳞屑，以后又在鳞屑下出现小脓疱，反复发作，逐渐向周围扩展。一般情况良好。

3. 关节炎型：除有红斑、鳞屑外，还伴有关节炎的表现，以侵犯远端指趾关节为主，常不对称，亦可侵犯大关节和脊柱。受累关节红肿、疼痛，重者可有关节腔积液、强直、关节畸形。

4. 红皮病型：常由寻常型治疗不当导致或脓疱型消退过程中转变而成。表现为全身皮肤弥漫性潮红、肿胀和脱屑，在潮红的皮肤中可见片状正常的"皮岛"。可伴有发热、畏寒、头痛及关节痛、淋巴结肿大等全身症状。病程较长，可数月或数年不愈。治愈后，可有典型的白疕皮损。

[鉴别诊断]

1. 慢性湿疮：多发于屈侧，有剧痒，鳞屑少且不呈银白色，皮肤肥厚，苔藓样变及色素沉着等同时存在，无薄膜现象及点状出血现象。

2. 白屑风：损害边界不清，基底部淡红，鳞屑少而呈油腻性，带黄色，刮去后不呈点状出血，无束状发，日久有脱发，好发于头皮及颜面部。

[辨证论治]

一、内治法

（一）风热血燥证

皮损鲜红，皮损不断出现，红斑增多，刮去鳞屑可见发亮薄膜，点状出血，有同形反应；伴心烦，口渴，大便干，尿黄；舌红，苔黄或腻，脉弦滑或数。

治法：清热解毒，凉血活血。

方药：犀角地黄汤或凉血地黄汤加减。

（二）血虚风燥证

皮损色淡，部分消退，鳞屑较多；伴口干，便干；舌淡红，苔薄白，脉细缓。

治法：养血和血，祛风润燥。

方药：四物汤合消风散加减。

（三）瘀滞肌肤证

皮损肥厚浸润，颜色暗红，经久不退；舌紫暗或有瘀斑、瘀点，脉涩或细缓。

治法：活血化瘀。

方药：桃红四物汤酌加三棱、莪术、泽兰、半枝莲等。

二、外治法

1. 最好用枯矾药浴（枯矾 120 g，野菊花 250 g，侧柏叶 250 g，花椒 120 g，芒硝 500 g，煎水淋浴或泡洗）以除去鳞屑，增强外用药物疗效，但红皮病型不宜用。

2. 进行期和红皮病型，可选用青黛散麻油调搽，或以黄连膏、5%～10% 硼酸软膏外搽。

3. 静止期用 5%～10% 硫黄软膏或煤红膏外搽。

4. 慢性肥厚性皮损，用 5%～10% 硫黄软膏、雄黄膏、疯油膏或二号癣药水外搽。

[预防与调摄]

1. 忌食辛辣、香燥、醇酒、羊肉、狗肉、鱼虾等发物。

2. 进行期和红皮病型，不宜用刺激性强的外用药物。

3. 加强体育锻炼，养成合理的饮食、起居等生活习惯，避风寒、风热，调情志。

第二十二节 火赤疮

火赤疮是一种慢性复发性的疱疹性皮肤病。皮疹呈多形性，对称分布，瘙痒剧烈。目前认为本病可能是一种自身免疫性疾病，但病因尚未明了，西医称为疱疹样皮炎。

[病因病机]

疱疹样皮炎多因脾失健运，湿浊内停，郁久化热，湿热蕴积，又因心火妄动，心火脾湿交蒸，兼之风邪外袭，风、湿、热搏于肌肤所致。若迁延日久，则往往热衰湿盛，湿困脾阳，而为脾虚湿盛。

[诊断]

发病突然，或有全身不适、倦怠、低热等前驱症状，瘙痒通常是最早的自觉症状。典型病例的损害主要是对称地分布于肩胛、项、臀和肘、膝关节伸面，躯干和头面部亦可累及，手足则较少。罕有口腔黏膜损害，其发生者多见于上颚、唇或齿龈部，表现为红斑、水疱、糜烂或溃疡，并有明显的自愈倾向。初发皮肤损害多为小的红斑，进一步发展成 2～3 mm 直径的荨麻疹样丘疹，若与邻近损害融合则可达 10 cm 直径以上。水疱是散在分布的。若聚集成群则呈疱疹状，或有成环状者，有时发展成大疱，但不常见。水疱不易破裂，持续较久的水疱，疱液呈混浊状，偶有血疱。一般是先有局部瘙痒，再于该处发生丘疹、水疱，故有时仅见局部抓伤和结痂，而原发皮损并不明显。自觉剧痒，且为最早出现的症状，夜间尤甚。病程常反复加重及缓解，呈慢性经过，甚至可长达 10 年以上。有时可自行痊愈。

[鉴别诊断]

1. 猫眼疮：病程短，多在数周内痊愈，皮损好发于手、足、前臂、小腿、颜面、颈部、口唇黏膜等处，嗜酸性粒细胞不高。
2. 疱疹样天疱疮：二者临床症状难以区分，但疱疹样天疱疮病理变化为表皮海绵形成，嗜酸性粒细胞浸润，部分病例表皮内有棘层松解。

[辨证论治]

一、内治法

（一）湿热夹风证

皮疹成批出现，呈多形性，见红斑、丘疹、风团、丘疱疹、水疱等，以成群分布的水疱为主，疱周红晕色鲜红，瘙痒剧烈；可伴有心烦，口渴，纳呆，疲乏不适，夜睡难寐，小便短赤，大便干结或溏泄；舌质红，苔黄腻或白腻，脉濡数、滑数或弦滑数。

治法：清热利湿，佐以祛风。

方药：清脾除湿饮加减。

（二）脾虚湿盛证

皮疹见丘疹、丘疱疹、水疱等，仍以水疱为主，分布稀疏，疱周红晕色淡红，瘙痒较剧烈；可伴有面色苍白或萎黄，胸闷腹胀，胃纳欠佳，体倦乏力，大便溏软；舌质淡红，苔白厚腻，脉濡缓。

治法：健脾化湿，佐以祛风。

方药：除湿胃苓汤加减。

二、外治法

1. 渗液少、瘙痒明显者，可用 1% 薄荷炉甘石洗剂、1% 薄荷三黄洗剂或 1% 冰片炉甘石洗剂外洗，也可外敷石珍散。

2. 皮疹泛发、渗液较多，糜烂、结痂者，或有继发感染者，可用金银花、野菊花各 120 g，苦参、黄柏、九里明、大飞扬、马齿苋各 120 g，薄荷 50 g（后下），煎水作温水药浴。

［预防与调摄］

1. 避免吃含有碘剂和溴剂的药物和食物，如紫菜、海带等，也不能外搽碘剂，因为它们会影响表皮与真皮连接处的黏合性。

2. 全面体格检查，排除合并自身免疫性甲状腺、内脏恶性肿瘤等的可能性，清除感染病灶。

3. 无谷胶饮食能使肠道与皮肤病变均改善。

第二十三节　肌　痹

肌痹是一种累及皮肤和肌肉的弥漫性炎症性疾病。仅有肌炎者称多发性肌炎。临床典型的皮肤损害是以眼睑为中心的水肿性紫红色斑片，手指关节及肘膝关节伸侧对称性角化性红色斑丘疹，表面有细小鳞屑。典型肌肉损害以对称性四肢近端肌无力、酸痛、触痛、肿胀、萎缩为特征。食管、咽部、心、肺、肝等亦可累及。全身可有不规则发热、关节疼痛、贫血、消瘦、乏力等症状。西医称本病为皮肌炎。

[病因病机]

本病主因禀赋不耐，气血亏虚于内，风湿热邪侵于外而发。湿热交阻，气血凝滞，经络闭阻乃发病之理。初起多为外感风湿热毒，而见壮热肌痹、水肿红斑；后期则多为气阴两虚，致肌肤萎缩，内脏受损。

[诊断]

本病以皮肤和肌肉病变症状为主。皮肌炎发病多数为缓慢起病，少数呈急性或亚急性发病，迅速发展。早期症状常为全身乏力和肌肉疼痛，其次是雷诺现象、关节痛等。疾病初期，皮肤损害往往先于肌肉损害，少数先有肌炎症状，部分两者同时发病。

[鉴别诊断]

系统性红蝴蝶疮：有蝶形红斑，多有发热，肌肉症状不明显，白细胞低，狼疮带试验阳性。

[辨证论治]

一、内治法

（一）热毒炽盛证

多见于急性期，皮疹紫红肿胀，肌肉关节疼痛，无力；伴胸闷口渴；舌质红，苔黄厚，脉弦数。

治法：清热解毒，凉血活血。

方药：普济消毒饮合清瘟败毒饮加减。

（二）脾虚寒湿证

多见于缓解期，纳呆便溏，皮疹为暗红斑块，肌肉酸痛乏力；舌淡苔白，脉沉缓。

治法：健脾除湿，活血止痛。

方药：理中丸合薏苡仁汤加减。

（三）脾虚湿热困阻证

多见于缓解期，不规则发热，皮损红肿，四肢困重疼痛，乏力；便溏；舌红苔黄白腻，脉滑数。

治法：健脾渗湿，清热消肿。

方药：四妙丸合草薢渗湿汤加减。

（四）脾肾阳虚证

肤色暗红带紫，肌肉萎缩，关节疼痛，肢端发绀发凉；自汗怕冷，腹胀不适，夜尿多，面色㿠白；舌淡苔薄白，脉沉细。

治法：补肾温阳，健脾通滞。

方药：右归丸加减。

（五）气血亏虚证

肌肉萎缩，消瘦乏力；自汗，面色㿠白；舌淡苔薄白，脉细弱。

治法：益气养血。

方药：十全大补汤加减。

二、外治法

1. 生侧柏叶 30 g，钩藤 15 g，当归 30 g，槐花 10 g，水煎熏蒸药浴外洗，每日 1 次。

2. 透骨草 50 g，海桐皮 30 g，桂枝 15 g，红花 15 g，水煎熏蒸药浴外洗，每日 1～2 次。

[预防与调摄]

1. 急性期应卧床休息，避免日晒和受凉感冒。

2. 局部可用物理治疗，加强功能锻炼和局部按摩，防止肌肉萎缩和关节僵硬。

第二十四节 皮 痹

皮痹是一种以皮肤及各系统发生纤维硬化的结缔组织病。临床表现以皮肤肿胀、发硬、后期萎缩为特征。西医称为硬皮病。

[病因病机]

本病总因肺、脾、肾阳虚，致脏腑不和，营卫不固，腠理不密，风、寒、湿之邪乘虚内袭，正气为邪所阻，不能化寒燥湿，寒湿留滞，气血凝涩，经络阻隔，痹不通而成。

[诊断]

根据病变范围及有无系统受累可分为局限性皮痹及系统性皮痹。

一、局限性皮痹

主要侵犯皮肤某一局部，病程缓慢，初起呈淡红色略带水肿之斑块，以后逐渐硬化，表面光亮呈蜡样光泽，久之局部发生萎缩，毛发亦脱落，出汗减少，常见以下类型。

1. 斑状损害：好发于面部、胸部、四肢，开始为淡红色，水肿性红斑，边缘境界清楚，触之如板硬，以后皮肤逐渐萎缩，呈羊皮纸样，表面可见色素加深或色素脱失夹杂存在。

2. 带状损害：好发于前额、四肢，皮损呈带状。

3. 点状损害：多见于躯干，往往成群分布，呈小点状排列，边缘清楚，表面光滑发亮。

二、系统性皮痹

此型侵犯全身，除皮肤外常出现内脏损害。多见于中青年女性。临床分为肢端型和弥漫型两种。前者占95%左右，病程缓慢，预后相对较好；后者占5%左右，病变急速发展，预后差。

1. 肢端型皮痹：往往先有前驱症状，如雷诺现象、关节痛、不规则发热、体重减轻等。皮肤硬化以手部和面部为最早和最有特征。手指手背硬化，手指僵硬，不能弯曲，形如香肠，指端可有点状坏死，久之手指末节吸收变短，面部皱纹消失，嘴唇变薄，鼻变尖，牙齿外露，口周放射状沟纹，散在点状毛细血管扩张。病变呈向心性发展。面部弥漫性色素沉着，发际部色素减退的基础上有毛囊性色素小岛为一特点。口、咽部、外阴等黏膜干燥萎缩。

系统受累多见，可有关节痛、骨质破坏、牙齿脱落等。消化道受累可有吞咽困难、吸收不良、脂肪泻等。呼吸系统受累可有间质性肺炎及肺间质纤维化、肺气肿等。心脏受累可有心电图异常、心功能不全等。肾脏受累时可有高血压、蛋白尿、血尿、尿毒症等。其他有末梢神经炎、多汗、肌肉疼痛、贫血等。

2. 弥漫性皮痹：一开始即为全身弥漫性硬化。无雷诺现象及肢端硬化。病情进展迅速，常在 2 年内全身皮肤和内脏广泛硬化，预后差。

本病大多数无内脏损害，病情进展缓慢，预后较好；若侵犯内脏，呈弥漫分布，则病情进展快，预后差，有生命危险。

[鉴别诊断]

肌痹：虽然有雷诺现象、皮肤硬化、皮下钙质沉着，但还有以上眼睑为中心的紫红色水肿性斑片，并有 Gottron 征及甲皱襞暗红斑及瘀点。有明显肌无力，24 小时尿肌酸或肌酸磷酸激酶中一项增高。

[辨证论治]

一、内治法

（一）风寒湿阻证

皮肤肿胀，似蜡状紧张而发硬，皱纹消失，皮温降低，可有瘙痒刺痛、麻木、蚁行感，关节疼痛，活动不利；舌质淡红，苔薄白，脉弦紧。
治法：调和营卫，祛风除湿，温经散寒。
方药：蠲痹汤加减。

（二）肺脾两虚证

皮肤变硬、干枯，毛发脱落，伴有面色萎黄、倦怠乏力、进食困难；胃脘满闷、腹胀便溏；舌质淡红，苔白，脉濡弱。
治法：补肺扶脾，培土生金。

方药：参苓白术散加减。

（三）肾阳不足证

皮肤变薄，紧贴于骨，眼睑不合，鼻尖如削，口唇变薄，张口困难，面色㿠白，表情丧失，状如假面，手如鸟爪；伴有畏寒，肢冷，气短倦怠，腰酸肢软，大便溏泄或五更泄泻，夜尿清长，月经不调，阳痿遗精；舌质淡胖，苔白，脉细弱。

治法：温肾壮阳。

方药：金匮肾气丸合右归丸加减。

（四）寒凝阻络证

肢端冷紫，四肢皮肤浮肿色白，麻木板硬；面色㿠白，小便清利；舌质紫暗瘀斑，苔白，脉沉细涩。

治法：温经散寒，活血逐瘀。

方药：黄芪桂枝五物汤合桃红四物汤加减。

二、外治法

1. 红花60 g，白酒250 mL浸泡1周后，取药酒于患处按摩。

2. 川楝子60 g，椒目30 g，食盐炒后布包，乘热熨患处，每日2次，每次15分钟。

[预防与调摄]

1. 注意保暖，避免受寒。特别是秋冬季节，气温变化剧烈，及时增添保暖设施。

2. 防止外伤，注意保护受损皮肤，即使较小的外伤，都要引起足够的重视。

3. 戒烟。

第二十五节　葡萄疫

葡萄疫是一种过敏性毛细血管和细小血管的血管炎，引起血液和血浆外渗至皮下、黏膜下和浆膜下而出现皮肤或黏膜损害。本病好发于下肢，临床上以皮肤或黏膜发生紫红色瘀斑、瘀点，伴关节疼痛、腹部症状及肾脏损害为特征。西医相当于过敏性紫癜。

[病因病机]

本病主要是由于禀赋不耐，热邪侵犯人体，风热相搏或热毒炽盛，扰动血络，导致血液运行不畅，迫血妄行，离经之血外溢肌肤而发斑，内渗于里，损伤肾络而尿血，内迫肠胃则便血。久则能伤气血而成气虚血瘀所致而成。

[诊断]

好发于下肢，尤以小腿伸面较多见，也可累及上肢或躯干部，常对称分布。损害为针尖至黄豆大小的鲜红或紫红色瘀点、瘀斑，压之不褪色，不突出皮面，往往分批陆续出现。常有发热、头痛、疲乏等全身不适。可伴有关节肿胀和疼痛、腹痛、恶心呕吐、腹泻或便血，以及蛋白尿、血尿及管型尿。

[鉴别诊断]

1. 血小板减少性紫癜：除皮肤紫癜外，常有鼻出血、牙龈等黏膜和内脏出血、脾大、血小板数目减少、出血时间和凝血时间延长。

2. 维生素C缺乏症：齿龈肿胀、糜烂，口腔黏膜时见出血，皮肤稍轻碰伤，即出现瘀斑，维生素C治疗有效。

[辨证论治]

一、内治法

（一）风热伤营证

皮疹突然发生，初起颜色鲜红，后渐变紫，分布较密，甚则皮损融合成片，发生与消退均较快，部位游走不定；伴有微痒、发热、咽痛、全身不适，或有关节疼痛；苔薄黄，脉浮数。

治法：疏风清热，凉血活血。

方药：消风散合凉血五根汤加减。

（二）湿热蕴阻证

皮疹多发于下肢，间见黑紫色血疱，疱破糜烂，常伴腿踝肿痛，多见腹痛较甚，甚则便血或柏油样便，轻者腹微胀痛、纳呆、恶心、呕吐；舌红或带紫，苔白腻或黄腻，脉濡数。

治法：清利湿热，活血化瘀。

方药：三仁汤合芍药甘草汤加减。

（三）阴虚火旺证

病程较长反复发作，皮疹紫红其色不鲜，分布不密；伴低热、颧红、盗汗、腰膝酸软；舌质红，无苔或光苔，脉细数。

治法：滋阴清热，凉血化斑。

方药：知柏地黄汤加减。

（四）脾不统血证

起病缓慢，迁延日久，皮疹淡紫斑，分布稀疏；伴腹胀、便溏、恶心、纳呆、倦怠无力、面色萎黄，或间见心悸、头晕、目眩、面色无华、唇淡；舌质淡，少苔，脉沉细或弱。

治法：健脾益气，活血化瘀。

方药：归脾汤加减。

（五）脾肾阳虚证

病程日久，斑色淡紫，触之不温，遇寒加重；并见面色苍白或紫暗，头晕、耳鸣、身寒形冷，腰膝酸软，纳少便溏，腹痛喜按；舌质淡或带紫色，脉细弱或沉迟。

治法：补肾健脾，温阳摄血。

方药：黄土汤加减。

（六）气滞血瘀证

多见于腹部紫癜，皮疹色紫暗，脐周及下腹部绞痛；伴有恶心呕吐，便血或肠套叠；舌紫或有瘀斑，脉涩。

治法：行气活血化瘀。

方药：桃红四物汤加减。

二、外治法

1. 透骨草、仙鹤草、板蓝根、茜草、紫草各 60 g，红花、赤芍、黄柏、大黄各 30 g，冰片 15 g，煎水外洗，每日 1 次。
2. 红灵酒外涂患部，每日 1 次。
3. 紫草油膏外敷，每日 1 次。

[预防与调摄]

1. 避免服用可致敏的药物和食物，忌食辛辣发物。
2. 预防上呼吸道感染，如有感染病灶，应加以祛除。
3. 注意适当休息，加强皮肤护理，防止外伤。

第二十六节　黄褐斑

黄褐斑皮损为黄褐色斑片，形如蝶翼。女性多见，尤其好发于育龄期妇女，男性也可发生。本病西医也称黄褐斑。

[病因病机]

若情志不遂，或暴怒伤肝，肝气郁结，疏泄失调，气血悖逆，不能上荣于面，则生黄褐斑片；饮食失节，或忧思伤脾，脾气不足，运化不周，气血化生不充，水湿内蕴，以致气血少荣于面而水湿之气上泛于面；久病伤肾，或房劳过度，损伤肾精，使水亏火旺，虚火上炎，郁结不散。

[诊断]

皮损常对称分布于面部，以颧部、颊部及鼻、前额、颏部为主，一般不累及眼睑和口腔黏膜。表现为淡褐色到深褐色的色素斑，边缘清楚或呈弥漫性，局部无炎症及鳞屑，也无自觉症状。色素斑随内分泌、日晒等因素可稍有变化，部分患者分娩后或停服避孕药后可缓慢消退，但大多数患者病程难于肯定，可持续数月或数年。

[鉴别诊断]

黧黑斑：其色斑多为灰褐色，好发于面部，尤以前额、面颊、耳后、颈侧及其他暴露部位最为多见。

[辨证论治]

一、内治法

（一）肝郁气滞证

多见于妇女，除具有上述皮损特点外，兼见情志不遂，烦躁易怒，胸胁胀满，经期乳胀，月经不调，纳谷欠佳，亦可见于肝病患者，妇女妊娠分娩后皮损经久不消退；舌质暗红，苔少，脉弦。

治法：疏肝理气活血。

方药：逍遥散和柴胡疏肝散加减。

（二）脾虚湿蕴证

皮损特点如同上述，兼见色萎黄或白，神疲肢倦，脘腹胀满，纳呆，或经期错后，带下清薄，或痰涎较多，恶心呕吐，舌质淡，苔腻，脉沉濡。

治法：健脾益气，祛湿化痰。

方药：人参健脾丸加减。

（三）肾水不足证

多见于久病或房事过度者，皮损特点同上述，斑色较深；兼见头晕目眩，腰膝酸软，五心烦热，遗精，经水稀少；舌质淡或红，少苔，脉细数。

治法：滋阴补肾。

方药：六味地黄汤加减。

二、外治法

1. 外涂五白消斑膏，睡前先用温水浴面，涂此膏于斑处，晨起洗净。
2. 用紫草洗方外洗湿敷。

[预防与调摄]

1. 避免长时间在阳光下暴晒。
2. 避免使用可能引起黄褐斑的药物和化妆品。
3. 多吃新鲜水果蔬菜，少食辛辣刺激性食物。
4. 积极治疗慢性肝肾疾病，纠正月经不调，调节内分泌功能障碍等。
5. 保持心情舒畅，避免过分忧虑和劳累，保证充足睡眠。

第二十七节　黧黑斑

黧黑斑是主要发生于面部的灰褐色色素沉着病，多见于中年妇女，好发于面部。相当于西医的黑变病。

[病因病机]

若情志不遂，肝气郁结，疏泄失调，气血悖逆，不能上荣于面；久病伤肾，或房劳过度，损伤肾精，使水亏火旺，虚火上炎，郁结不散，则生黧黑斑片。

[诊断]

初起患处微红，以后发展成淡褐斑或深褐斑，也可变成灰黑色，大小不一、多少不等；局部可见毛细血管扩张，有少量毛囊角化性丘疹和少许细薄鳞屑。病程缓慢。有的患者伴有乏力、头痛、厌食等全身症状。局部伴瘙痒。好发于面部，尤以前额、面颊、耳后、颈侧及其他暴露部位最为多见，有时也可发生于胸部、头皮，偶尔累及双手和前臂、腋窝前部、脐窝等处。

[鉴别诊断]

黄褐斑：皮损多为黄褐色斑片，皮损常对称分布于面部，以颧部、颊部及鼻、前额、颏部为主。

[辨证论治]

一、内治法

（一）肝郁气滞证

初发病阶段，皮损由红变为褐色、深褐色斑片，大小不等，主要见于面部；性情急躁，易怒，胸胁满闷，舌质红，苔薄，脉弦数。

治法：疏肝理气清热。

方药：丹栀逍遥散加减。

（二）肾水不足证

皮损经久不消退，色深褐或灰黑，大小不等，除面部外，他处也可受累；伴周身乏力，腰膝酸软，或五心烦热，纳谷不香；舌质淡或红，苔少，脉细数或弱。

治法：滋补肝肾。

方药：六味地黄汤加减。

二、外治法

1. 外涂去斑膏，每日擦涂 1 次。
2. 用玉容散粉末，搽面，早晚各 1 次。

[预防与调摄]

1. 注意生活规律，心情保持愉快，尽量避免情绪波动过大。
2. 注意多食用高蛋白和高维生素食物。

第二十八节　白癜风

白癜风其特点是皮肤出现大小不等的白色或乳白色斑片。本病西医也称为白癜风。

[病因病机]

情志不遂，肝气郁结，气机紊乱，营血违和，肌肤失于濡养而形成白斑，是为肝郁气滞证；素体肝肾虚弱，或亡精失血，伤及肝肾，使精血亏虚，气无以化生，皮毛腠理失于煦濡而酿成白斑，是为肝肾不足证；白斑经久不退，瘀血不去，新血不生，经脉阻滞，毛窍闭塞，肌肤腠理失养，是为血瘀经脉证。

[诊断]

皮损为大小不等、形态不一的白色或乳白色斑片，表面平滑无鳞屑，边缘不规则但境界清楚，边缘色素增加呈现不规则的色素沉着环，但也有部分白斑边缘境界不甚分明而无色素沉着环。初起为圆形或卵圆形白点，逐渐扩大，数目增多，散在分布，或部分融合成大片地图状，在大面积白斑中可出现正常皮肤岛。白斑中毛发可脱色。皮损可发生于任何部位，尤以面、颈、前臂、手背、胸、腰最为多见，其次是膝、肘、胫前、生殖器等处。偶有轻度瘙痒，日晒后瘙痒明显或有灼痛。

[鉴别诊断]

桃花癣：皮损为大小不等圆形或卵圆形斑片，淡白或淡红色，边界较清楚，边缘略高起，表面覆有细小糠状鳞屑，鳞屑脱落后可留色素减退斑。斑片数量不多，散布或有时对称发生。

[辨证论治]

一、内治法

（一）肝郁气滞证

本证多与精神因素有关，如精神创伤、精神紧张、情绪激动易怒等，白斑渐起，白斑边缘与正常皮肤模糊不清，日久则边缘扩大，境界清楚，边缘色素沉着明显；部分患者可自觉胸胁胀满不舒，妇女月经不调；舌质正常或淡红，苔薄，脉弦。

治法：疏肝理气和血。

方药：逍遥散与四物汤加减。

（二）肝肾不足证

本证多见于体质瘦弱或有家族史患者。白斑出现较早，经久不愈，日渐增多扩大，白斑境界清楚，边缘无色素沉着，斑内毛发变白；可有腰膝酸软，神情疲惫；舌质淡，苔少，脉细弱。

治法：补肝肾调气血。

方药：五子衍宗丸与四物汤加减。

（三）血瘀经脉证

病程缠绵，经久不愈，白斑境界清楚，边缘色素沉着明显；自觉症状不明显；舌质暗或有瘀斑，脉弦或涩滞。

治法：活血化瘀通经。

方药：通窍活血汤与丹参四物汤加减。

二、外治法

1. 硫黄、黄丹等份，研极细末，生姜汁调，涂擦患处，日1～2次。

2. 硫黄15 g，白帆6 g，研极细末，再用青胡桃5枚，捣烂与药末调成糊状、外涂患处，日1～2次。

3. 补骨脂、姜黄、紫草各30 g，白酒500 mL，浸泡7天后，外擦患处，日1～2次。

4. 鲜菟丝子100 g，75%酒精300 mL，浸泡3～5天，外擦患处，日1～2次。

［预防与调摄］

1. 生活规律，避免经常处于紧张和焦虑之中。

2. 适当增加日晒，但切忌过度，以防晒伤。

3. 避免皮肤外伤，以免发生同形反应。

4. 不可用刺激性强的化妆品和外用药。

第二十九节 面游风

面游风是发生于皮脂腺丰富部位的一种炎症性皮肤病。以颜面出现淡红或淡黄的斑片、上覆糠皮状鳞属为特征。相当于西医的脂溢性皮炎。

[病因病机]

中医认为本病内因为过食油腻、辛辣和炙热食品，使之积热在里；外因为感受风湿热邪，以致热蕴上焦，气血沸扬。

[诊断]

本病主要以多脂、多毛及多汗部位易发病，损害倾向于淡红色、鲜红色或黄红色斑片，边界清楚，上有油腻性鳞屑或结痂。常由头皮开始，逐渐向面部、耳后、腋窝、上胸部、肩胛部、脐窝、耻骨、腹股沟、阴囊等部位发展。

[鉴别诊断]

慢性湿疮：病变境界不清，有糜烂渗出病史，无油腻性鳞屑。皮肤粗糙增厚，易苔藓化。

[辨证论治]

一、内治法

（一）血热风燥证

头皮、额面等处可见浅红斑或黄红斑，散在少量红丘疹，覆有灰白色糠皮状鳞屑，皮肤粗糙，自觉轻度瘙痒；舌质红，苔薄，脉数。
治法：凉血清热，消风止痒。
方药：消风散加减。

（二）湿热蕴阻证

头面、胸背及腋窝等处见大片红斑、黄红斑，覆有较多油腻性鳞屑，或少量渗出后结痂成黄色厚痂皮，自觉瘙痒；咽干，口不渴，便溏，纳呆；舌质红，苔黄腻，脉弦滑。

治法：清热利湿。

方药：泻黄散加减。

二、外治法

1. 选用金银花、野菊花、龙胆草各 30～60 g，加水适量，煎取药汁，湿敷。

2. 蝮蛇胆汁做成霜剂，适用风热偏盛证。

3. 用三黄洗剂外搽患处或颠倒散洗头，适用于湿热蕴阻证。

［预防与调摄］

1. 忌食辛辣刺激食物，如烟酒、辣椒、咖啡、浓茶，少吃油腻甜食，多吃杂粮和新鲜蔬菜、水果。

2. 生活规律，按时作息，避免精神过度紧张。

3. 保持大便通畅。

4. 不用刺激性强的肥皂和洗涤用品。

第三十节　腋　臭

腋臭，又称"狐臭"，是指腋下散发出一种特殊的臭气而言，为大汗腺分泌异常所致。本病常见于青春期男女，尤以女性多见，具有遗传性。

［病因病机］

多因秉受于父母或因湿热郁于腠理，臭汗外溢而成。

［诊断］

腋窝下散发出类似狐狸之矢气的臭味，重者其他大汗腺分布处，如乳腺、脐部、耻骨会阴等处也散发此臭味。腋下多汗，汗液色黄，内衣易于受染，夏季症状更重。腋下皮肤上有棕纹毛孔。更年期后，大汗腺逐渐萎缩，此病逐渐减轻或消失。

[辨证论治]

一、内治法

本病一般不需内服药。发病部位较多，臭味较剧者，可配合内治。

湿热证：腋下散发臭味，汗出黏腻，色黄；伴腹胀纳呆，大便不调，小便黄赤，苔黄腻，脉滑数。

治法：清热利湿，芳香化浊。

方药：甘露消毒丹加减。

二、外治法

1. 密陀僧散外搽，或八二丹外搽，每日数次。
2. 复方丁香膏外搽患处，每周 1 次。

三、其他疗法

必要时可行外科手术或激光电灼等治疗。

[预防与调摄]

1. 保持患处清洁干燥，做到勤洗澡、勤更内衣。
2. 忌辛辣等刺激性食物，戒烟酒。

第三十一节　蛇皮癣

蛇皮癣是一种常见的遗传性慢性角化异常的皮肤病。以皮肤干燥、粗糙，伴有形似鱼鳞样的鳞屑为临床特征。常有家族史。相当于西医的寻常性鱼鳞病。

[病因病机]

本病的发病总由先天禀赋不足，后天脾胃失养，营血不足，以致血虚生风化燥，肌肤失于濡养，肌肤甲错而致本病。

[诊断]

一般出生时症状不明显，数月后在背部、肢体伸侧出现少量干燥鳞屑，随后延及胸腹部、四肢屈侧鳞屑呈褐色，深浅不一，形如多角形或菱形，边缘上翘，中央黏着。皮疹常冬重夏轻。青春期后，症状可明显减轻，但不会完全消失，而伴随一生。

[鉴别诊断]

毛周角化病：皮疹为针头大小，尖顶性毛囊角化丘疹，质硬突出，中央有毳毛卷曲在内或穿出，常见于上臂及大腿外侧。

[辨证论治]

一、内治法

（一）血虚风燥证

自幼发病，皮肤干燥，上覆鳞屑，肌肤甲错，偶有轻微痒感，或见掌跖角化，冬重夏轻；消瘦，面色无华，疲乏头昏；舌淡苔薄，脉细。
治法：养血活血，润肤止痒。
方药：养血润肤饮加减。

（二）瘀血阻滞证

幼儿发病，皮肤呈弥漫性角化，形似鱼鳞，干燥粗糙，甚者皲裂；面色污尘或黯褐；舌质紫暗，有瘀点或瘀斑，脉涩。
治法：活血化瘀，润燥养肤。
方药：血府逐瘀汤加减。

二、外治法

1. 甘草100 g，芝麻油1000 g，浸泡1周，过滤消毒，加入鸡蛋、黄油至1000 g，外涂皮肤，每日1～2次。
2. 生肌玉红膏外涂皮肤，每日1～2次。

［预防与调摄］

1. 避免近亲结婚。
2. 禁用碱性去污剂洗澡，冬季少洗澡，多涂润肤保湿油膏。
3. 饮食合理，多吃新鲜水果、蔬菜、豆类、动物肝脏、蛋黄等，戒烟酒。

第三十二节　蟹足肿

蟹足肿是因皮损像螃蟹足爪突起而得名。本病相当于西医的瘢痕疙瘩。

［病因病机］

由于撞伤、烧伤、烫伤、手术切割、蚊虫叮咬、疮疡等愈合后，局部皮肤之气血瘀滞，经脉阻隔，因而发生瘢痕。也有自行发病者。

［诊断］

皮损高出皮肤瘢痕，初发小，以后慢慢扩大。形态不一，圆形、卵圆形、条状、带状或不规则形；大小不等；数目多少不一，初发时少，逐渐增多；质地较硬而略有柔韧感；表面光滑；颜色多样，常为暗紫色，或浅红，或与肤色相同。好发于胸背、上肢，其他部位亦可发病。患处微痒、灼热，有的有刺疼感。天气变化时明显。有些患者有家族史。

［辨证论治］

一、内治法

气滞血瘀证

治法：活血化瘀，软坚散结。
方药：桃仁四物汤合通络活血方加减。

二、外治法

1. 落得打30 g，五倍子15 g，煎汤外洗后，用黑布药膏或黑色拔膏棍外贴，每日 1 换；如加用热烘疗法，疗效更佳。

2. 瘢痕软化膏外涂。

[预防与调摄]

1. 平时减少对患处的机械、化学、热力刺激，内衣最好穿纯棉制品。
2. 尽量避免反复牵拉、摩擦、破溃、感染的发生。
3. 忌食用辛辣刺激性食物，忌饮酒。

第三十三节　白秃疮

白秃疮是生于头皮、毛发的浅部真菌病。以头皮灰白色鳞屑斑片，毛发易折断，发根松动，病发基部有白色外套为临床特征。多发于卫生条件差的地区的儿童，男孩为多，青春期后自愈。具有较强的传染性。相当于西医的白癣。

[病因病机]

外感邪毒，腠理疏松；密切接触白秃疮患者、剃发相传均可致虫淫毒染而发病；脾胃湿热内蕴，蕴积生虫，熏蒸于头，发为本病。

[诊断]

好发于头顶部，也可发于额顶部或枕部。初始丘疹色红，灰白色鳞屑成斑片，中间有毛发穿过，逐渐增多而大，小者如豆，大者如钱，渐侵及毛发他处，毛发干枯无泽，毛根松动，易折易拔，病发距头皮 3～5 mm 处自行断落，参差不齐，发根部有一白色套状物称菌鞘是本病的特征。一般无自觉症状，少数可有轻度瘙痒。病程缠绵，迁延多年。

[鉴别诊断]

1. 油风：突发片状或全头脱发，病变处光泽无鳞屑。
2. 石棉状癣：头皮灰白色皮屑叠积，状如石棉瓦片，较难脱落，少见断发及秃发。

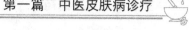

[辨证论治]

一、内治法

本病一般不需内治。

二、外治法

可采取拔发疗法。其方法为剪发后每日以热肥皂水洗头，然后在病灶敷硫黄软膏，用薄膜盖上，包扎或戴帽固定。每日换药 1 次。敷药 1 周头发较松动时，用镊子将病发连根拔除（争取在 3 天内连根拔完），分批进行。拔完后继续薄涂原用药膏，每日 1 次，连续 2 ~ 3 周。

[预防与调摄]

1. 争取早发现、早治疗。
2. 做好隔离消毒工作，日常生活用品一人一套，保持卫生。
3. 积极治疗宠物癣病。

第三十四节　肥　疮

肥疮是发于头发和头皮的浅部真菌病，以毛发周围互相融合的蜡黄、松脆、碟状、鼠臭味的黄癣痂，易成瘢痕，永久秃发，剧烈瘙痒为特征。本病相当于西医的黄癣。

[病因病机]

本病多因腠理不固，感受风邪湿毒，蕴蒸上攻头皮，凝聚不散，以致气血不畅，皮肤干枯而成；或油手抓头，或接触传染而发。

[诊断]

本病多在儿童期发病，初发时头皮上可见黄红色斑点，继而出现小脓疱，干枯后即变成黄痂，随着皮损的扩大而黄癣痂相互融合、变厚，中心凹陷，且有一至数根毛发穿过，边缘稍高，与头皮分离，中心黏着，如碟状。黄癣痂为肥疮的特征性损害，闻之有鼠臭味，捏之如豆渣，极易粉碎。头发干枯不泽，散在脱落。日久皮肤萎缩，毛囊破坏，遗留永久性秃发。患者自觉剧痒。病程缠绵，多持续到成年。

[鉴别诊断]

头部湿疮：有红斑、丘疹、丘疱疹、水疱、糜烂、结痂等多形皮疹，自觉瘙痒，愈后无瘢痕，无脱发。

[辨证论治]

一、内治法

本病一般无须内治。

二、外治法

可采取拔发疗法。其方法为剪发后每日以热肥皂水洗头，然后在病灶敷硫黄软膏，用薄膜盖上，包扎或戴帽固定。每日换药1次。敷药1周头发较松动时，用镊子将病发连根拔除（争取在3天内连根拔完），分批进行。拔完后继续薄涂原用药膏，每日1次，连续2~3周。

[预防与调摄]

1. 争取早发现、早治疗。
2. 做好隔离消毒工作，日常生活用品一人一套，保持卫生。
3. 积极治疗宠物癣病。

第三十五节　圆　癣

圆癣是一种发生在光滑皮肤浅层的浅部真菌病。以圆形或钱币状红斑，中央自愈倾向，逐渐向四周离心性扩展，形成边缘绕以炎性丘疹、水疱、痂皮、鳞屑的环形或融合成多环状，自觉剧痒为特征。相当于西医的体癣。

[病因病机]

本病总由风湿热邪蕴郁肌肤，兼外感虫邪而致。

[诊断]

皮损好发于颜面、颈部、躯干、四肢等光滑皮肤，严重时皮损可泛发全身。初起为瘙痒性淡红色丘疹、小水疱，因搔抓逐渐向四周扩大，形成边界清楚的圆形或钱币状红斑，被覆细薄鳞屑；以后病损中央倾向痊愈，遗留色素沉着，但四周有丘疹、丘疱疹、水疱、结痂等皮疹，久则形成环状、多环状或同心环状等多形性损害。自觉剧痒。

[鉴别诊断]

紫白癜风：皮疹多为豌豆至蚕豆大小，边界清晰的淡红或青紫色斑片，上有细小糠秕状鳞屑，刮之更明显，微微发亮，自觉稍有痒感，多见于颈侧、胸背、肩胛等处皮肤。

[辨证论治]

一、内治法

一般不需内治。

二、外治法

1. 以丘疹、水疱为主者，用一号、二号、三号癣药水、复方土槿皮酊、癣酒等任选一种外搽，每日2~3次。

2. 糜烂、渗出为主者，用青黛散外扑，每日2~3次。

3. 干燥脱屑者，可使用川槿散醋调外搽，每日2~3次。

[预防与调摄]

1. 应积极治疗同时所患的鹅掌风、脚湿气、白秃疮、肥疮等癣病。

2. 避免和其他患者，以及有癣病的动物密切接触，对贴身衣物应消毒，肥胖者应保持皮肤干爽。

3. 避免滥用皮质激素、免疫抑制剂等。

第三十六节　鹅掌风

鹅掌风指手部局部皮肤增厚，伴有鳞屑或有渗液的皮肤病，是发生在手部的浅部真菌病。男女老幼均可染病，以成年人多见。多数单侧发病，也可染及双手。本病相当于西医的手癣。

[病因病机]

由于生活、起居不慎，外感湿、热、虫、毒，或相互接触传染，感染浅部真菌，诸邪相合，郁于腠理，淫于皮肤所致。风热偏盛者，多表现为发落起疹、瘙痒脱屑；湿热盛者，渗液流滋、瘙痒结痂。郁热化燥，气血失和，肌肤失养，则皮肤肥厚、燥裂、瘙痒。

[诊断]

以掌心或指缝水疱或掌部皮肤角化脱屑、水疱为皮损特点。水疱散在或簇集，不断蔓延，瘙痒难忍。水疱破后干枯，叠起白皮，中心向愈，四周继发疱疹。并可延及手背、腕部，若反复发作，可致手掌皮肤肥厚，枯槁干裂，疼痛，屈伸不利，宛如鹅掌。病情迁延，反复发作，每于夏天起水疱，病情加剧，在冬天则枯裂疼痛加重。

[鉴别诊断]

1. 手部湿疮：皮损多形性，边界不清，瘙痒显著，反复发作。
2. 掌跖角化病：多自幼年即发病，手掌有对称性的角化和皲裂，无水疱等炎性反应。

[辨证论治]

一、内治法

一般不需内治，若合并化脓性感染，宜清热利湿解毒，用萆薢渗湿汤合五神汤加减。

二、外治法

1. 水疱型：可选用一号癣药水、二号癣药水或复方土槿皮酊外搽。
2. 糜烂型：可选用二矾汤浸泡 15 分钟，次以皮脂膏或雄黄膏外搽。
3. 脱屑型：可选用以上软膏外搽，浸泡剂浸泡。

［预防与调摄］

1. 注意个人、家庭及集体卫生，加强公共场所的管理。
2. 对患者早发现，早治疗。对患癣病的动物要及时处理，消灭传染源。

第三十七节　脚湿气

脚湿气是指发于足部皮肤的浅部真菌病。以趾间皮肤水疱、脱皮、糜烂、皲裂而有特殊臭味为临床特征。成人多见，男女老幼均可患病。夏重冬轻。本病相当于西医的足癣。

［病因病机］

外感湿邪，循经下注于足；接触传染，致使毒邪染著，均可发为本病。

［诊断］

临床分为水疱、糜烂、脱屑 3 型。

1. 水疱型：多发生在足弓及趾的两侧。皮疹为成群或分散的深在性皮下水疱。疱壁厚，内容清澈，不易破裂。撕去疱壁可显示蜂窝状基底及鲜红色糜烂面。自觉瘙痒。
2. 糜烂型：发生于趾缝间，尤以第 3、第 4 趾缝间多见。表现为趾间潮湿，皮肤浸渍发白。撕去白皮，基底鲜红。剧烈瘙痒，此型易并发感染。
3. 脱屑型：多发生于趾间、足跟两侧及足底。表现为角化过度，干燥，粗糙，脱屑，皲裂。常由水疱型发展而来，且老年患者居多。

［鉴别诊断］

掌跖脓疱病：发生于掌跖部位，炎症基底上无菌性脓疱，对称分布，反复发作。

[辨证论治]

一、内治法

一般不需内治。

二、外治法

1. 水疱型：可选鹅掌风癣药水、土槿皮酊或百部酊外搽。
2. 糜烂型：可选用鹅掌风止痒粉或黄丁水洗剂等。
3. 脱屑型：可用醒皮汤外洗。

[预防与调摄]

1. 注意保持足部的清洁干燥。
2. 夏季应穿透气性好的鞋子。
3. 洗足后及时擦干，并扑一些痱子粉或枯矾粉。
4. 应与他人分开使用浴盆、毛巾、拖鞋等用具，患者用过的用具鞋袜宜用沸水烫洗或阳光暴晒后再用。
5. 积极预防并治疗并发症。

第三十八节　灰指（趾）甲

灰指（趾）甲是一种甲真菌病。以指（趾）甲枯厚灰白，状如虫蛀为临床特征。本病多发于成年人。相当于西医所指的甲癣。

[病因病机]

本病总由虫淫、湿阻，肝血不足，虫毒乘虚而入导致，或鹅掌风或脚湿气日久不愈，湿毒内聚，蔓延甲板，或外感虫邪，湿阻脉络，血不荣甲，或肝血亏虚，爪甲失养，甲病发生。

[诊断]

常单个起病，逐渐累及其他指（趾）甲。多有手足癣病史。初起发病在指（趾）甲的远端，逐渐向甲根方向发展。甲板底层肥厚，失去光泽呈灰白、灰褐色或浊黄色。甲板易脆断，表面凹凸不平，甲板可与甲床分离，甲下堆积一些角化性鳞屑，或表现为甲沟炎、甲床炎，甲周围潮红肿胀，但无明显痛感。有时可见少量积液。一般无明显自觉症状。但指（趾）甲过厚，也可有疼痛感。

［鉴别诊断］

1. 脆甲症：甲板菲薄，不坚韧，易断裂，与长期浸泡碱水有关。
2. 甲肥厚症：甲板增厚，为外伤或某种皮肤病的并发症。

［辨证论治］

一、内治法

一般不需内服药。

二、外治法

1. 搽药法：用黄丹五倍子水，反复涂擦指（趾）甲面，每日 3 次；可选一号、二号癣药水，先用刀片轻割病甲，后涂药水，每日 2~3 次，至新甲长出为止。

2. 浸泡法：灰指甲浸泡剂浸泡 30 分钟，待甲壳软化，用刀割去污物，每日 1 次，反复进行，直至新甲长出。

［预防与调摄］

1. 积极治疗鹅掌风或脚湿气，以防蔓延成灰指（趾）甲。
2. 治疗需耐心，持久方取效，一般需 3~6 个月。

第三十九节　紫白癜风

紫白癜风指躯干多汗部位或四肢出现色斑、鳞屑的皮肤病。常发于多汗体质的青壮年。相当于西医的花斑癣。

［病因病机］

由于生活、起居不慎，外感湿、热、虫、毒，或相互接触传染，感染浅部真菌，诸邪相合，郁于腠理，淫于皮肤所致。风热偏盛者，则多表现为发落起疹、瘙痒脱屑；湿热盛者，则多渗液流滋、瘙痒结痂；郁热化燥，气血失和，肌肤失养，则皮肤肥厚、燥裂、瘙痒。

[诊断]

好发于颈项、肩胛、胸背，尤其是多汗部位及四肢近心端。皮损为大小不一、境界清楚的圆形或不规则的无炎症性斑块，为淡褐、灰褐至深褐色，或轻度色素减退，可有少量糠秕状细鳞屑，常融合成片状，有轻度痒感，常夏发冬愈。

[鉴别诊断]

白癜风：皮损为纯白的色素脱失斑，白斑中毛发也白，边界清楚，无痒痛，也不传染。

[辨证论治]

一、内治法

一般不需内治，若合并化脓性感染者，宜清热利湿解毒，用萆薢渗湿汤合五神汤加减。

二、外治法

密陀僧散外用干扑，或用二号癣药水，或 10% 土槿皮酊外搽。

[预防与调摄]

1. 注意个人、家庭及集体卫生，加强公共场所的管理。
2. 对患者早发现、早治疗。对患癣病的动物要及时处理，消灭传染源。

第四十节　疣　目

疣目是一种发生在皮肤浅表的良性疣状赘生物，多发于儿童及青年。相当于西医的寻常疣。

［病因病机］

多为风热毒邪搏于肌肤而生，或怒动肝火，肝旺血燥，筋气不荣，肌肤不润所致。

［诊断］

初起为一个针尖至绿豆大的疣状赘生物，呈半球形或多角形，突出表面，色呈灰白或污黄，表面蓬松枯槁，状如花蕊，粗糙而坚硬。以后体积渐次增大，发展成乳头状赘生物，此为原发性损害，称母疣。此后由于自身接种，数目增多。一般为二三个，多则十余个至数十个不等，有时可呈群集状。好发于手指、手背，也可见于头面部。病程慢性，可自然消退，一般无自觉症状，常因搔抓、碰撞、摩擦破伤而易出血。

［鉴别诊断］

疣状皮肤结核：为发生在露出部位的疣状结节，呈环状排列，四周有红晕，消退后有萎缩性网状瘢痕，挤压后有少量脓液渗出。

［辨证论治］

一、内治法

（一）风热血燥证

结节如豆，坚硬粗糙，色黄或红；舌红，苔薄，脉弦数。
治法：养血活血，清热解毒。
方药：治瘊方加减。

（二）肝郁痰凝证

疣起日久，质地较硬，色暗褐；伴性情烦闷易怒，胸闷不适，纳食不香；舌淡红，苔白，脉弦。
治法：疏肝活血，化痰软坚。
方药：治疣汤加减。

二、外治法

可选用板蓝根、马齿苋、木贼草、香附、苦参片、白鲜皮等中药，煎汤趁热洗涤患处，每天2～3次，可使皮损脱落。

三、其他疗法

1. 推疣法：用于治疗头大蒂小，明显高出皮面的疣。在疣的根部用棉花棒与皮肤平行或成30°角，向前推进，用力不宜猛。推除后创面压迫止血，或掺桃花散少许，并用纱布盖贴，胶布固定。如疣体表面角化，则在局部麻醉下进行推除。

2. 艾灸法：疣体数目少者，可用艾炷在疣体上灸之，每天1次，至疣体脱落为止。

3. 敷贴法：先用热水浸洗患部，再用刀刮去表面的角质层，然后将鸦胆子仁5粒捣烂，敷贴在疣体上，用玻璃纸及胶布固定，每3天换药1次，注意保护周围正常皮肤。

4. 针刺法：用针从疣顶部刺到基底部，四周再用针刺以加强刺激，针后挤出少量血液，3～4天疣体可脱落。

［预防与调摄］

应避免摩擦和撞击，以防止出血。

第四十一节　扁　瘊

扁瘊是一种发生在皮肤浅表的扁平良性赘生物。多发于青年妇女颜面、手背、前臂等处。相当于西医的扁平疣。

［病因病机］

多由风热毒邪搏于肌肤而生：或怒动肝火，肝旺血燥，筋气不荣，肌肤不润所致。

［诊断］

皮损为表面光滑的扁平丘疹，芝麻至黄豆大小，淡红色、褐色或正常皮肤颜色，数目较多，散在分布，或簇集成群，亦可互相融合，可因搔抓使皮损呈线状排列。好发于颜面、手背、前臂及肩胛等部，一般无自觉症状，偶有瘙痒感，病程慢性，可持续数年，有时可自行消退，愈后仍可复发。

［鉴别诊断］

扁平苔藓：多发于四肢伸侧、背部、臀部，皮损为多角形扁平丘疹，表面有蜡样光泽，多数丘疹可融合成斑片，色暗红，一般瘙痒剧烈。

［辨证论治］

一、内治法

（一）风热毒蕴证

突然发病，颜面部起扁平丘疹，表面光滑，如芝麻至黄豆大，淡红色或正常皮色，自觉瘙痒，搔抓可有新皮损出现；舌红，苔薄黄，脉滑数。
治法：疏风清热，解毒散结。
方药：桑菊消疣汤加减。

（二）热蕴络瘀证

病程较长，皮损黄褐或暗红；可有烦热；舌暗红，苔薄白，脉沉缓。
治法：清热活血化瘀。
方药：桃红四物汤加生黄芪、板蓝根；大青叶、紫草、马齿苋、生薏苡仁等。

二、外治法

可选用板蓝根、马齿苋、木贼草、香附、苦参片、白鲜皮等中药，煎汤趁热洗涤患处，每天2~3次，可使皮损脱落。

三、其他疗法

1. 洗涤法用内服方的第二煎外洗，每天2~3次。
2. 涂搽法用鸦胆子仁油外涂患处，每天1次，用于治疗疣体散在分布者；或鲜鸡内金在疣体处摩擦，每天1~2次；或干鸡内金用水浸泡变软后搽患处，每天1~2次。

[预防与调摄]

应避免搔抓，以防出现新的皮损。

第四十二节 热 疮

热疮是发热后或高热过程中在皮肤黏膜交界处发生的急性疱疹性皮肤病。以皮肤黏膜交界处，簇集性水疱，自觉灼热、紧张为临床特征。男女老幼皆可发病，以成年人多见。本病相当于西医的单纯疱疹。

[病因病机]

外感风热毒邪，客于肺胃二经，热气蕴蒸肌肤而发病；由肝胆湿热下注，阻于阴部而成；热邪伤津，阴虚内热致反复发作。

[诊断]

皮损好发于皮肤黏膜交界处，如口角、唇缘、鼻孔周围和生殖器等处。发病以前，局部往往有烧灼、瘙痒或紧张感。数小时后局部出现红斑，在红斑的基础上发生针头大小簇集成群的水疱，内含透明浆液，亦可变为脓疱，数日后疱破糜烂，轻度渗出，逐渐干燥并结痂。重者可有发热、不适等全身症状。病程一般为1~2周，可以自愈，易于复发。

[鉴别诊断]

1. 蛇串疮：皮损沿身体一侧分布，不超过正中线，为成群的水疱，呈带状排列，自觉刺痛。

2. 黄水疮：好发于儿童，常见于夏秋季节，好发于颜面、四肢等暴露部位，皮损以脓疱、脓痂为主，呈散在分布，自觉瘙痒。

[辨证论治]

一、内治法

（一）肺胃热盛证

密集成群的小疱，灼热刺痒；轻度周身不适，心烦郁闷，大便干，小便黄；舌红，苔黄，脉浮数。

治法：疏风清热解毒。

方药：辛夷清肺饮加减。

（二）阴虚内热证

反复发作，口干唇燥，午后微热；舌红，苔薄黄，脉细数。

治法：养阴清热。

方药：六味地黄汤加减。

二、外治法

1. 水疱未破，可用三黄洗剂外搽，每日2～3次。

2. 糜烂渗出重者，以马齿苋外洗或湿敷，每次10～15分钟，每日2～3次。

3. 糜烂结痂或即愈时，用黄连膏、紫草膏等外搽，每日2次。

[预防与调摄]

1. 忌食肥甘厚味、辛辣、鱼腥动风之品。

2. 局部保持清洁、干燥，防止继发感染。

3. 对反复发作者，应除去诱发因素。

第四十三节　蛇串疮

蛇串疮是一种皮肤上出现成簇水疱，沿身体一侧呈带状分布的急性疱疹性皮肤病。本病以簇集性水疱，沿身体一侧呈带状分布，伴神经痛为临床特征。发于任何年龄，以中老年人居多。春秋季较多见。常突然发生，自觉症状明显，愈后极少复发。相当于西医的带状疱疹。

[病因病机]

本病总因湿热火毒蕴蒸肌肤而成。忧思恼怒，肝气郁结，郁久化火，肝火外延，熏蒸肌肤而发。嗜食肥甘厚味，脾失健运，水湿内停，停久化热，湿热内蕴，外犯肌肤，复感邪毒而发。老年体弱患者，常因血虚肝旺、湿热毒盛、气滞血瘀而致病。

[诊断]

一般先有轻度发热，倦怠，食欲不振，以及患处皮肤灼热感或神经痛等前驱症状。皮损好发于胸背、腰腹、颜面、颈部，也可见于四肢、阴部及眼、鼻、口等处。发病时初为不规则红斑，继而出现多数成簇的粟米至绿豆大小的丘疱疹，迅速变为水疱，簇集一处或数处，排列呈带状，不超过正中线，疱群之间皮肤正常，疱壁紧张发亮，四周绕以红晕，经7~8天后，疱液变为混浊，或部分破溃、糜烂、渗液，最后干燥结痂，痂皮脱落而愈。部分老年人或营养不良者，皮损可发生坏死，愈后留下瘢痕。疼痛为本病的特征之一。部分老年体弱患者在皮损完全消失后，患处仍遗留有疼痛感觉，常持续数月或数年之久。本病发生于眼、耳部多为重症。儿童及青年人病程多为2~3周，老年人为3~4周。愈后很少复发。

[鉴别诊断]

1. 热疮：多发生于皮肤交界处，皮损为针头至绿豆大小的水疱，常为一簇，自觉局部灼热紧张感，病程1周左右，愈后易于复发。

2. 漆疮：发病前有明确的接触史，皮损发生在接触部位，与神经分布无关，自觉局部灼热瘙痒。

[辨证论治]

一、内治法

（一）肝胆湿热证

皮肤潮红，疱壁紧张，灼热刺痛；伴口苦咽干，急躁易怒，大便干，小便黄；舌红，苔薄黄或黄腻，脉弦滑数。

治法：清热利湿解毒。

方药：龙胆泻肝汤加减。

（二）脾虚湿蕴证

皮损颜色较淡，疱液松弛，破后糜烂、渗出，疼痛轻；口不渴，纳差，大便溏；舌淡，苔白或白腻，脉沉缓或滑。

治法：健脾利湿解毒。

方药：除湿胃苓汤加减。

（三）气滞血瘀证

患处皮损大部分消退，但疼痛不止或隐痛绵绵；心烦，夜寐不宁；舌质暗紫，苔白，脉细涩。

治法：活血行气止痛。

方药：桃红四物汤加减。

二、外治法

1. 水疱未破，以青黛膏、三黄洗剂等外用，每日 3 次。

2. 水疱破后，用四黄膏或青黛膏外涂，每日 3 次。

3. 遗留神经痛者，可选黑色拔膏棍贴之，并加以包扎，每 2～3 日 1 次。

[预防与调摄]

1. 加强营养，增强体质。

2. 忌食辛辣、鱼腥发物，饮食宜清淡，多食蔬菜、水果。

3. 保持局部清洁、干燥，忌用刺激性强的外用药物。

第二篇
中医药美容古方精选

第六章 疗皮肤粗厚皲皱、令细腻光润方

冬月护肤散

组成：猪胰腺5具烘干，白茯苓、白芷、藁本各120 g，甘松、零陵香各60 g，商陆150 g，大豆末250 g。

制法：上药共研细粉，调匀，贮存在洁净容器中。

用法：如用香皂法，蘸取上药少许以洗手面。

功效：治手干燥皲裂，使其润泽光滑细腻。

说明：该方取自《千金方》，略有改动。该方只宜秋冬二季用。

洗面药方

组成：白芷、白蔹、白术、桃仁、冬瓜仁、杏仁、玉竹各30 g，皂荚60 g。

制法：上药共研细粉，贮存在洁净容器中。

用法：如用香皂法，蘸取上药少许以洗手面。

功效：洁面润肤，去黑气色斑。

说明：该方取自《千金方》。

洗面香散

组成：白芷、青木香、甘松、藿香各60 g，冬瓜仁、瓜蒌仁各120 g，零陵香60 g，大豆面250 g。

制法：上药共研细粉，调匀，贮存在洁净容器中，密封，勿使泄气。

用法：如用香皂法，蘸取上药少许以洗手面。

功效：香面洁面，润肤护肤。

说明：该方取自《千金方》，略有改动。

玉屑面膏

组成：玉屑（研末）、川芎、土瓜根、玉竹、桃仁、白附子、白芷、冬瓜仁、木兰皮、辛夷各30 g，菟丝子、藁本、青木香、白僵蚕、当归、黄芪、藿香、细辛各20 g，麝香、防风各15 g，鹰屎白30 g，猪胰腺3具（细切），白犬脂、鹅脂、熊脂各200 mL，商陆30 g，炼过猪脂500 mL，60%乙醇1000 mL。

制法：先用水浸鹅脂、白犬脂、熊脂，换水数次，使血去净。再将玉屑、鹰屎白、麝香研细粉，备用。其他药用60%乙醇浸一宿，将洗净的脂类切碎加入乙醇中，文火缓煎，至白芷色黄。趁热滤取清液，候冷兑入玉屑等药粉，搅匀。置洁净容器中密封保存，勿使泄气。

用法：洗面后涂面。

功效：治面色晦暗皲裂，久用能使洁白光润。

说明：该方取自《千金方》，略有改动。

易容面脂

组成：丁香、零陵香、桃仁、土瓜根、白蔹、防风、沉香、辛夷、栀子花、当归、麝香、藁本、商陆、川芎各90 g，玉竹、藿香、白芷、甘松各75 g，菟丝子90 g，白僵蚕、木兰皮各75 g，青木香60 g，冬瓜仁120 g，茯苓90 g，鹅脂、羊肾脂各300 g，羊髓200 g，生猪脂2000 g，猪胰腺6具，60%乙醇1000 mL。

制法：猪胰腺研碎，泡乙醇中，投入其他药，浸一宿。再加入切碎的猪脂，缓缓加热，至白芷色黄。趁热滤取清液，候冷，兑入麝香末搅匀，贮存在洁净容器中，密封，勿使泄气。

用法：洗面后涂面，天天用之。

功效：治疗面上诸疾，如皲裂、黑气、粉刺、色斑等。久用可使洁面光润，如换一副青春俊美的面容。

说明：该方取自《千金方》，略有改动。

除皱却老方

组成：大猪蹄1具。

制法：刮洗洁净，加水适量，慢火煮成浓汤，趁热滤出，备用。

用法：趁热用上汤洗手面，睡前用冷后变成胶状的猪蹄汤涂面，次晨洗净。此方可经常用。

功效：治面皮松弛起皱，使面部光泽洁净。

说明：该方取自《千金方》。

去皱泽面膏

组成：青木香、白附子、川芎、白蜡、零陵香、香附、白芷各 60 g，茯苓、甘松各 30 g，炼过羊髓 300 mL，60% 乙醇 100 mL。

制法：用水 100 mL、60% 乙醇 100 mL 浸上药一宿，文火缓煎至乙醇挥发干净、白芷色黄，乘热滤取清液，贮存在洁净容器中。

用法：作面脂朝暮用之。

功效：却老去皱，除面部黑气。

说明：该方取自《千金方》。

增容润肤膏

组成：猪蹄 2 具，生薏苡仁 500 g，白茯苓、商陆各 150 g，玉竹 30 g，白芷、藁本各 60 g，桃仁 60 g，甘松、零陵香各 30 g。

制法：猪蹄洗净，与薏苡仁加水适量，煮至蹄烂，取清液 6000 mL。白茯苓至藁本五味药，并研细的桃仁，加入上药汁共煮，取煎液 3000 mL。甘松、零陵香两味研细粉，兑入上煎汁，搅匀，贮存在洁净容器中，备用。

用法：作面脂用，每晚涂手面。

功效：白面去黑，治皲裂。

说明：该方取自《千金方》。

治手干燥少润方

组成：黄豆 750 g，零陵香 60 g，赤小豆去皮 250 g，丁香 60 g，白芷 30 g，冬瓜仁 60 g，茅香 30 g，猪胰腺 5 具。

制法：上药共研细末，与猪胰腺捣匀，晒干，再研成细粉，贮洁净容器中。

功效：治手干燥皲裂，使其润泽光滑细腻。

说明：该方取自《千金方》，略有改动。

治面皮粗涩黑气方

组成：朱砂、雄黄各 60 g，水银霜 15 g，黄鹰粪 120 g，胡粉 60 g。

制法：上药共研细粉，用普通面脂调成膏状，贮洁净容器中，备用。

用法：晚上睡前洗净面，涂上药少许，用手缓缓摩擦至发热。

功效：润肤祛斑，洁面美容，使人面色不老。

说明：该方取自《千金方》。原方赞其疗效说："一涂不过三遍，所有恶物一切皆除，数倍少嫩……不传神秘。"

治面皮黑皱皲裂方

组成：白附子、密陀僧、煅牡蛎、茯苓、川芎各 60 g，羊乳适量。

制法：上药共研细末，贮洁净容器中，备用。

用法：每晚取上药少许，羊乳适量，调成膏状涂面，用手轻轻摩擦，次晨洗净。

功效：增白，祛皱，润肤。

说明：该方取自《千金方》。

治皮肤粗厚色黑方（一）

组成：羊胫骨、鸡子白适量。

制法：羊胫骨研细粉，用鸡子白调成膏状，贮洁净容器中。

用法：晚上洗脸后取上膏涂之，次晨取米泔水洗净。

功效：养肤润肤，祛黑增白。

说明：该方取自《千金方》。原方在述其疗效时写道："三日白如珂雪。"

治皮肤粗厚色黑方（二）

组成：白茯苓、白蜜适量。

制法：白茯苓研细粉，用白蜜调成膏状，贮洁净容器中。

用法：晚上洗脸后取上膏涂之，次晨洗净。

功效：养肤润肤，祛黑增白。

说明：该方取自《千金方》。原方在述其疗效时写道："七日愈。"

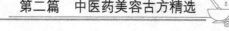

治皮肤粗厚色黑方（三）

组成：杏仁、鸡子白适量。

制法：杏仁去皮，研极细，用鸡子白调成膏状，贮洁净容器中。

用法：晚上洗脸后取上膏涂之，明晨用米泔水洗净。

功效：养肤润肤，祛黑增白。

说明：该方取自《千金方》。

治皮肤粗厚色黑方（四）

组成：杏仁适量。

制法：60%乙醇浸泡杏仁至膨胀，脱去皮，捣成泥状，盛绢袋中。

用法：晚上洗脸后，用上绢袋擦拭面部。

功效：养肤润肤，祛黑增白。

说明：该方取自《千金方》。

治皮肤粗厚色黑方（五）

组成：鸡子3枚，60%乙醇适量。

制法：把鸡子完全浸没在乙醇中，密封1个月，取出，除去壳，贮洁净容器中。

用法：晚上洗脸后，敷鸡子液涂面。

说明：该方取自《千金方》。原方在述其疗效时写道："敷面，白如雪。"

治皮肤粗厚色黑方（六）

天冬30 g，捣碎，水适量煎煮至沸后25分钟，去渣，兑入蜂蜜2 mL，搅匀，洗脸，日1次。

治皮肤粗厚色黑方（七）

冬瓜去皮去瓤，切片，加水和黄油各一半煮烂，熬成膏。晚上睡前擦在脸上，次晨洗去。连续使用。

说明：上方均取自《中国医药报》（1988－08－07）。

治面生疱瘩黑气皲裂方（一）

组成：防风、藁本、辛夷、赤芍、当归、白芷、牛膝、商陆、细辛、密陀僧、川芎、独活、鸡舌香、零陵香、玉竹、木兰皮、麝香、丁香、珍珠各30 g，葳仁、杏仁去皮尖各60 g，牛髓1000 mL，香油200 mL，炼过猪脂600 mL，鹿脑1具，羊脑1具。

制法：先用水浸牛髓使血色尽，与诸药、香油、鹿脑、羊脑一并用文火加热，至白芷色黄为止。乘热滤取药液，候冷，兑入麝香、珍珠研成的细粉，研匀，贮洁净容器中。

用法：作面脂常涂面。

功效：润肤增白，止风痒，祛疱瘩。

说明：该方取自《千金方》。原文赞此方用了两个字"甚妙"。

治面生疱瘩黑气皲裂方（二）

组成：香附30 g，白芷30 g，零陵香60 g，茯苓30 g，炼过猪脂400 mL，牛髓、羊髓各2000 mL，白蜡200 g，麝香15 g。

制法：用清水将诸髓漂洗干净，与其他药、猪脂一同用文火缓缓加热，至白芷色黄为止，乘热滤取清液，候冷，兑入麝香，研匀，贮洁净容器中。

用法：作面脂常涂面。

功效：润肤增白，止风痒，祛疱瘩。

说明：该方取自《千金翼方》。

洗面药方

组成：玉竹、商陆、瓜蒌、滑石各240 g，土瓜根、川芎、辛夷、甘松各90 g，白茯苓、白芷各500 g，瓜蒌仁150 g，木兰皮、零陵香各90 g，冬瓜仁150 g，麝香60 g，猪蹄3具。

制法：猪蹄刮洗洁净煮浓汤，麝香研细，备用。其他药共研细粉，用猪蹄汤和作饼子，晒干。如此反复至猪蹄汤用尽，研细粉兑入麝香，研匀。贮洁净容器中。

用法：取上药少许以洗手面，天天用之。

功效：润面祛皱，芳香宜人。

说明：该方取自《外台秘要》。

护肤手脂

组成：猪胰腺1具，白芷、桃仁去皮、细辛各30 g，辛夷、冬瓜仁、瓜蒌仁捣碎各60 g，60% 乙醇400 mL。

制法：上药加水适量，煮透，滤去渣，浓缩成膏状，置洁净器皿中，备用。

用法：作护肤脂用，洗手面后涂之。

功效：润肤护肤，增加皮肤弹性，使之白细光润。

说明：该方取自《外台秘要》。

猪蹄汤洗手面方

组成：猪蹄1具，桑白皮、川芎、玉竹各90 g，白术60 g，白茯苓90 g，商陆60 g，白芷90 g。

制法：猪蹄刮洗洁净，与上药一起置锅中，兑水6000 mL，文火煎煮，至煎液剩2000 mL时，滤至洁净容器中。

用法：取上液200 mL，加热至温，洗手面，日1～2次，常用益佳。

说明：该方取自《千金方》。

疗面晦暗枯皱方

组成：细辛、玉竹、黄芪、白附子、山药、辛夷、川芎、白芷各8 g，瓜蒌、木兰皮各15 g，炼成猪脂400 mL，白芷150 g（后入）。

制法：上药用60% 的乙醇适量拌润一宿，加入猪脂，用文火加热至白芷色黄。再另外加入白芷150 g，文火加热至黄，乘热滤取药液，贮洁净容器中。

用法：作面脂常涂面。

说明：该方取自《外台秘要》。

使面皮白细方

组成：鹿角尖5 g，干姜30 g，白蜜适量。

制法：前两味药共研极细粉，用白蜜调成膏状，贮洁净容器中。

用法：每晚睡前先用温水洗净面部，取上药少许涂面，次晨用温水洗净。

功效：祛面上黑气，使面皮光润细腻。

说明：该方取自《外台秘要》，略有改动。原方在描述其疗效时写道：（用药后）"二三日颜色惊人（指漂亮）。"

净面润肤洗散

组成：猪胰腺1具，去脂膜豆末500 g，细辛、土瓜根、白术、藁本、防风、白芷、茯苓、商陆、白附子、杏仁、桃仁各120 g，瓜蒌3枚，皂荚5枚（炙，去子），冬瓜仁120 g，雀屎30 g，菟丝子60 g。

制法：猪胰腺捣烂，杏仁、桃仁去皮尖与诸药共研细粉。上药中加入面粉1000 g，用水和成团，做成饼状，晒干，再研细粉贮洁净容器中。

用法：作香肥皂用，每用少许洗手面。

说明：该方取自《外台秘要》。

洁面白玉散

组成：豆末120 g，白附子、川芎、赤芍、白术、瓜蒌、商陆、桃仁（去皮）、冬瓜仁各60 g。

制法：共研细粉，贮洁净容器中。

用法：作香皂用，每用少许洗手面。

功效：洁面白面，润肤护肤。

说明：该方取自《外台秘要》，略有改动。原方中有"此方甚妙"四字赞其疗效。

祛皱润肤洗散

组成：白茯苓、土瓜根、商陆、玉竹、白术、川芎、白芷、瓜蒌、藁本、桃仁（去皮）各180 g，皂荚5枚（去皮子），豆末200 g，猪胰腺3具，曝干猪蹄4具，面粉1000 g。

制法：猪蹄与上药共研细粉，与面粉研匀，猪蹄刮洗干净，加水煮烂，取其浓汁拌和药粉，做成饼状，晒干，研细粉，贮洁净容器中。

用法：作香皂用，每用少许洗手面。

说明：该方取自《外台秘要》。

疗皲裂使润泽方

组成：白芷 120 g，川芎、藁本、玉竹、冬瓜仁、楝仁各 90 g，桃仁 120 g（去皮），枣肉 20 枚，酒肉 10 枚，瓜蒌子 150 g，猪胰腺 4 具，冬瓜瓤汁 200 mL。

制法：猪胰腺去脂膜，捣烂；桃仁研细，成泥状。余药加水适量煎煮，取浓煎液 400 mL，兑入 60% 乙醇 600 mL，再入捣烂的猪胰腺，搅匀，放置 24 小时滤取清液。将桃仁研入上提取液中，贮洁净容器中。

用法：作香皂用，每用少许以洗手面。

功效：治疗皮肤皲裂粗厚，使光滑润泽。

说明：该方取自《外台秘要》。

第七章　令面色红白、驻颜方

去皱琼浆

组成：猪蹄 1 具。

制法：使用前，使洁净，加水适量，文火煮烂，使汤凝如胶状，贮洁净容器中备用（注意防腐）。

用法：晚睡觉前，洗净面后用上药涂面，次晨洗去。

功效：润肤去皱，增加皮肤弹性。老年人面部皮肤松弛、起皱用之最好。

说明：该方取自《本草纲目》。

沙苑美容茶

沙苑子不拘多少，淘洗干净，晾晒至干燥。至锅中文火翻炒，至爆裂有声，香气大出为止。摊纸上，置地板上凉透，收贮备用。

每天取制好的沙苑子 30 g，白糖少许，沸水泡之，代茶饮。常服有补肾益精、明目悦颜、延缓衰老之效。

相传唐玄宗的女儿永乐公主面容枯涩晦暗，肌肤不丰。因战乱避居沙苑，常以沙苑子泡水代茶，两三年后竟出落得健美艳丽，楚楚动人。

太真红玉膏

组成：轻粉、滑石、去皮杏仁各 20 g，冰片 1.5 g，鸡子清适量。

制法：前三味，共研极细粉，置笼中蒸至沸后 30 分钟，取出，晾凉。将冰片研细兑入上药，共研匀。用鸡子清将上药粉调成糊状，贮洁净容器中，密封勿使泄气。

用法：作面脂涂面。

功效：养肤润面，常用可使面如红玉。

说明：本方取自《永乐大典》。相传该方为唐朝贵妃杨太真所用，故名。原方有麝香少许，因价昂难购，故删去。

祛风润面散

组成：绿豆白粉 6 分，山柰 4 分，白附子 4 分，白僵蚕 4 分，冰片 2 分，麝香 1 分。

制法：上药共研极细面，兑胰皂适量，共捣匀，作洗面皂用。常用以洗面能滋润肌肤，去皱去斑。

说明：该方取自《验方新编》，为慈禧美容所用。

童颜永驻方

组成：枸杞根 5000 g，生地 1500 g。

制法：共研细粉，贮洁净容器中。

用法：空腹（饭前）酒调服 3 g，日 3 次。

功效：常服使面红白润泽，颜如童子。

说明：该方取自《千金方》，为说明该方珍贵，原文注有"秘之"字样。即秘而不传之意。

令人面似玉色光润方

组成：炼过羊脂、炼过猪脂各 300 mL，白芷 150 g，乌头 80 g，大枣 10 枚，桃仁 20 g，甘草 10 g，生半夏 10 g。

制法：上八味共置容器中，用文火缓缓加热，至白芷色黄为之，趁热滤去清液，贮洁净瓶中。

用法：作面脂涂面。

功效：营养皮肤，能使面色洁白、细腻、光润，原方在述其疗效时写道："涂面二十日即变，五十日如玉光泽，妙。"

说明：该方取自《外台秘要》，根据需要，做了一些修改。

令人面洁白润泽、颜色红润方

组成：猪胰腺 5 个，蔓荆子 40 g，瓜蒌子 100 g，桃仁 60 g，60% 乙醇适量。

制法：猪胰腺去掉筋膜，其他三味药研极细粉，加乙醇适量，反复捣至极匀极细，成膏状，贮洁净容器中，备用。

用法：每晚睡前洗脸后，取上药少许涂面上，次日清晨洗去，可连续长期使用。

　　功效：润肤养颜，常用能使皮肤白嫩、细腻、红润如桃花。

　　说明：该方取自《千金方》。

第八章　生眉黑眉方

生眉毛方（一）

组成：铁锈30 g，炼过猪脂适量。

制法：铁锈研成极细粉，与猪脂调成膏状，贮洁净瓶中，备用。

用法：取少许涂患处，日3~5次，连用1个月。

功效：该方能促使毛发再生，可治疗眉毛脱落，也可治疗脱发。

说明：该方取自《外台秘要》。

生眉毛方（二）

组成：雄黄30 g，醋适量。

制法：雄黄研成极细粉，用醋调成糊状，贮洁净瓶中，备用。

用法：用时搅匀，取少许涂患处，日3~5次，连用1个月。

功效：该方能促使眉毛再生，对眉毛脱落有一定治疗作用。

说明：该方取自《本草纲目》。

生眉毛方（三）

组成：垂柳叶阴干30 g，姜汁适量。

制法：垂柳叶研成极细粉，与姜汁在铁器中调成糊状，贮洁净瓶中，备用。

用法：每晚取少许涂患处，并用手轻轻按摩，助药力渗入皮下，连用1个月。

功效：该方能促使眉毛再生，对眉毛脱落有一定治疗作用。

说明：垂柳叶以夏季树木繁茂时采摘最好。该方取自《本草纲目》。

生眉毛方（四）

组成：麻花阴干30 g，香油30 mL。

制法：麻花研成极细粉，与香油调成糊状，贮洁净瓶中，备用。

用法：用时搅匀，取少许涂患处，日3~5次，连用1个月。

功效：该方能促使眉毛再生，对眉毛脱落有较好的治疗作用。原方在述其疗效时写道"涂眉即生，妙"。

说明：麻花为桑科植物大麻的雄株花枝。农历七月采。该方取自《外台秘要》。

生眉毛方（五）

组成：芥菜子30 g，生半夏30 g，姜汁适量。

制法：芥菜子、生半夏共研极细粉，贮洁净瓶中，备用。

用法：取上述药粉少许，姜汁适量，调成糊状，涂患处，日1次，连用1个月。

功效：该方能促使眉毛再生，对眉毛脱落有较好的治疗作用。原方述其疗效时写道"调搽数次即生"。

说明：芥菜子有两种，黄芥子、白芥子均可，白芥子中药房有售。该方取自《本草纲目》。

生眉毛方（六）

组成：蔓荆子120 g，醋适量。

制法：蔓荆子置锅内，炒至香气出，研极细粉，用醋调成糊状，贮洁净瓶中，备用。

用法：取少许涂患处，日3~5次，连用1个月。

功效：该方能促使眉毛再生，对眉毛脱落有一定治疗作用。

说明：该方取自《本草纲目》。

画眉集香丸

制法：自做油灯一盏，灯芯须粗大，用香油作燃油。将油灯置一容器内，周围加水，但不能使水进入灯内。点燃后，火焰上复一光滑器皿承烟，烟凝器上，随时扫下。另取冰片、麝香少许，与香油适量研匀，与烟黑调成膏状，贮洁净容器中，密封，勿使泄气。取以描眉，黑亮可爱，幽香宜人。

说明：该方取自《永乐大典》。

第九章 唇 膏

甲煎唇脂

组成：①甘松 150 g，艾纳香、苜蓿香、茅香各 30 g，藿香 90 g，零陵香 120 g。②沉香 1500 g，雀头香 90 g，苏合香 90 g，白胶香 150 g，白檀香 150 g，丁香 30 g，麝香 30 g，甲香 30 g。辅料：蜜、酒、香油、蜡。其他：紫草 360 g，朱砂 180 g。

制法：选取容量大于 2000 mL 的瓷坛两个，用麻捣泥泥上半寸厚的一层，晒干。用酒 200 mL、水 1000 mL 兑在一起，把①组药洗净，另用酒、水各 200 mL 浸润一宿，次晨用 3000 mL 香油缓缓煎之。油热则下火，晾凉则上火，如此三上三下。滤取清液，贮一瓷坛内。油不能满坛。

用处理①组药的方法，用酒、水将②组药洗净、捣碎，加入蜜 400 mL、酒 200 mL，调匀，装入另一瓷坛中，并压紧。用纱布封住瓶口。

将装油的坛子埋入地下，使瓶口与地相平，把盛药的坛子口向下复油坛口上，并用麻捣泥封严坛口。用糠把坛子埋起来，至五寸厚，烧之，并不断加糠，烧至三日三夜停火。晾三日，取出下面的坛子备用。注意不要让泥土落入坛内。

取蜂蜡 4000 g，加热熔化，加入紫草 360 g，煎数十沸，至紫色尽熔出为止，滤去渣，与坛中煎炼所得的药相合，调匀。再兑入朱砂极细粉 180 g，搅匀，倾模内，冷凝沥取出，即可用之。

用法：洗面后涂唇。

功效：使口唇红润鲜泽，治疗唇裂口臭。

说明：该方取自《千金方》。

疗唇干裂方

组成：桃仁（去皮）30 g，炼成猪脂适量。

制法：桃仁捣研成泥，用猪脂调匀成膏状，贮洁净瓶中，备用。

用法：取少许涂唇，日数次。

功效：该方活血润燥，能改善局部血循环，使口唇红润。对秋冬两季口唇干裂、出血，有较好的疗效。

说明：该方取自《千金方》。

第十章 疗粉刺、青春痘、酒渣鼻、妊娠斑及去毛方

去毛粉饼

组成：黄芪、白术、白蔹、玉竹、土瓜根、商陆、鹰屎白各 30 g，防风 45 g，白芷、细辛、青木香、川芎、白附子、杏仁各 60 g，鸡子白适量。

制法：上药共研细末，用鸡子白和成团，做成条状，阴干，备用。

用法：晚上洗脸后，用上药蘸水在石上研磨，用磨成浆水涂面，次晨用清水洗净。经常使用，疗效益佳。

功效：去面上茸毛、粉刺、黑气、皲裂等症。原方赞其疗效时写道："令面悦泽光润如十四五岁时"。

说明：该方取自《千金方》，略有改动。

治面粉刺验方

1. 枯矾研细粉，以 60% 乙醇调成糊状，早晚涂之。

2. 鲜菟丝子苗，捣汁，早晚涂之。

3. 鸬鹚屎研细粉，用腊月猪脂调成膏状，睡前涂之。

4. 羊胆、牛胆各 1 具，50% 乙醇 200 mL，共煮三至五沸，贮洁净容器中，早晚涂之。

5. 黑牵牛子适量，用 60% 乙醇渍三宿，晾干，研细末。先用姜汁搽面，后牵牛末涂之。

6. 生大黄、硫黄各等份，共研细末，令匀。早晚用凉水将上药调成糊状，涂之。

说明：1~4 方取自《千金方》，5 方取自《本草纲目》，6 方取自《医宗金鉴》。

疗粉刺面黑气方

组成：黄芪、白术、白蔹、玉竹各60 g，商陆、鹰屎白各30 g，防风、川芎、白芷、细辛、炮白附子、杏仁（去皮尖）、青木香各45 g，鸡子白适量。

制法：上药共研细粉，以鸡子白和成团，做成条状，晒干备用。

用法：晚上睡前，取上药一块，蘸浆水在乳钵中研之，取研浆涂面，次晨洗去。

说明：该方取自《外台秘要》。

疗粉刺面黑气验方

1. 山慈菇研细末，夜涂面，次晨洗净。
2. 浮萍研细末，日日涂之。
3. 杏花、桃花各60 g，水浸七日，洗面，连用三至七天。"极妙"。
4. 白僵蚕、黑牵牛、细辛等份，研细粉。取少许洗面，日日用之。
5. 皂角子、杏仁等份，共研细末，夜以水调涂面。

上方皆取自《本草纲目》。

治粉刺黑斑方

组成：白蔹15 g，白石脂7.5 g，鸡子白适量。

制法：上药共研细粉，用鸡子白调匀，贮洁净容器中。

用法：晚上睡前，洗面后取上药涂面，次晨用清水洗净。

说明：该方取自《千金方》。《外台秘要》载一方与上方相似。方用白蔹、白石脂、杏仁等份，共研细粉，鸡子白调匀涂面。

天然美容剂——丝瓜水

组成：尚未成熟的盛夏丝瓜，或成熟的秋季丝瓜。

制法：清晨多给丝瓜浇水，次日傍晚把丝瓜主茎在它高出地面60 cm处切断，让切口朝地向下弯曲，插入洁净的玻璃瓶内，瓶口用胶布封严，瓶身埋入土内固定。两天后取出瓶子置冰箱中冷藏一夜，用纱布滤取清液，加少量甘油、硼酸和乙醇，以增强润滑和防腐作用。保存于冰箱中，可长期使用。

用法：每天清晨蘸制得的丝瓜水擦脸，常年坚持不断。

功效：防皱祛斑，疗粉刺疮疹。

说明：日本女作家平林英子，年逾80岁，脸上没有一丝皱纹，而她却说自己从未用过美容霜、珍珠霜、抗皱剂之类的化妆品。她青春常驻的奥秘只是因为她每天清晨用丝瓜水擦脸，几十年如一日，坚持不断。她还说："这是家母传授的，她老人家活到九十岁，脸上皱纹也很少。"近年来在日本效法者成千上万，丝瓜水成为风靡一时的美容佳品。该方取自《中国中医报》（1988 - 09 - 15）。

疗青春痘方（一）

组成：胡粉15 g，水银30 g，腊月猪脂适量。

制法：用猪脂将前二味药调成糊状，置乳钵中反复研至水银消散，贮洁净容器中。

用法：晚上取上药涂面，次晨用布擦净，且勿用水洗，至晚再取上药涂之。

说明：该方取自《千金方》。

疗青春痘方（二）

组成：大黄、黄柏、苦参、黄芩各等份。

制法：上药共研细末，加水和碳酸调。

用法：涂患处，日1次。

说明：相传清代有一位皇太子长了一脸青春痘，羞于见人而闭居深宫。后来一位御医得知此事，便予上方治疗，几天后脸上便光滑如初了。

疗青春痘、色斑方（一）

组成：冬瓜子、冬葵子、柏子仁、茯苓各等份。

制法：上药共研细粉，贮洁净容器中。

用法：每服3~5 g，饭后服，日3次。

说明：该方取自《外台秘要》。

疗青春痘、色斑方（二）

组成：黄连500 g，木兰皮300 g，猪肚1具。

制法：前二味共研粗末，放入漂洗干净的猪肚中，蒸于 1000 g 米下，米熟药成，取出。切碎晒干，共研细粉，贮洁净瓶中备用。

用法：每服 3 g，日 2 次，饭前服。

功效：治疗青春发育期面生粉刺、疙瘩、色斑等。

说明：该方取自《外台秘要》。

疗青春痘、色斑方（三）

组成：麻黄 90 g，炙甘草 60 g，杏仁 90 g（去皮尖）。

制法：上药共研细粉，贮洁净容器中。

用法：酒调服，每服 3 g，日 3 次。

说明：该方取自《外台秘要》。

疗青春痘、色斑外用方

1. 黄连 60 g，蛇床子 60 g，共研细粉，用普通面脂调匀涂面，日 2 次。

2. 鸡子 1 枚浸醋中三宿，取出，去壳，取鸡子液于睡前涂面，次晨洗净。

以上两方取自《外台秘要》。

3. 紫背浮萍 120 g、防己 30 g，煎浓汁洗之。同时取浮萍在患摩擦至热，日三至五次。

上方取自《本草纲目》。

疗妊娠斑方

组成：羊胆 1 枚，炼过猪脂 20 mL，细辛 8 g。

制法：取羊胆汁，与猪脂、细辛共置文火上，缓缓煎之，至水气尽，滤去细辛渣，贮洁净容器中。

用法：晚上睡前取上药涂面，次晨洗去。

功效：治疗妊娠斑，面生疙瘩、黑气。

说明：该方取自《外台秘要》。

生姜酊

组成：干姜 25 g（或用鲜姜 50 g），50% 乙醇 500 mL。

制法：干姜洗净晾干装入瓶中，加入乙醇，密封浸泡 15 天，滤去清液使用。

用法：温开水洗净面部、擦干，蘸药液涂患处，早晚各 1 次。忌食辛辣食物。

功效：治疗雀斑。

说明：该方取自《中国医药报》（1988 - 08 - 07）。

木兰膏

组成：木兰皮、防风、白芷、青木香、牛膝、独活、藁本、赤芍、白附子、杜衡、当归、细辛、川芎各 30 g，麝香 15 g，腊月猪脂 400 mL。

制法：上药除麝香外，共研粗末，以猪脂缓缓煎之，锅热极则端下，晾凉则端上，如此三上三下，滤去渣，待药将凝未凝之时，兑入研细的麝香，调匀备用。

用法：洗面后涂面，日 2 次。

功效：治疗酒渣鼻。

说明：该方取自《外台秘要》。

疗酒渣鼻、面黑气方

组成：蒺藜、栀子仁、淡豆豉各 60 g，醋适量。

制法：上药共研细粉，醋调如泥，贮洁净容器中。

用法：临卧涂面上，次晨洗净。

说明：该方取自《外台秘要》。

悦容洗面方

组成：白术、白芷、白及、白蔹、茯苓、藁本、玉竹、山药、土瓜根、天门冬、百部根、辛夷仁、瓜蒌、藿香、零陵香、鸡舌香各 90 g，香附、阿胶各 120 g，炒白面 1500 g，川楝子 300 枚，白扁豆 150 g，皂荚 10 枚（去皮子）。

制法：上面共研细粉，贮洁净容器中。

用法：①取上药少许洗面；②用水调成粥状，晚上洗面后涂面，次晨温水洗净。

功效：去面上诸疾、黑气风痒，使面色光润细嫩。

说明：该方取自《外台秘要》。

疗酒渣鼻方

1. 花椒、雄黄、枯矾、硫黄、天仙子、山奈各 30 g，轻粉、麝香各少许。上药共为细末，香油调搽患处。

2. 草乌尖 7 个，明矾 1.5 g，麝香 0.5 g，猪牙皂 3 g。上药共研细末，用大枫子油调成膏状备用。先以鲜姜擦患处，再用手指蘸药擦之，日 3 次。无不效。

3. 硫黄 9 g，黄连、白矾、乳香各 4.5 g，轻粉 1.5 g。上药共研细末，用唾液蘸药擦之，日 2 次。病愈方可停药。

4. 草乌 1 个（研末），轻粉 3 g，麝香 0.5 g（研末），大枫油适量。先将草乌粉倒入大枫油内，搅匀，熬数沸，晾凉后兑入轻粉、麝香末搅匀。每用少许，涂擦患处使有热感。十日可愈。另一方与上方相似，方中少轻粉一味。用法是先用鲜姜擦患处再涂药。

5. 硫黄 15 g，杏仁 7.5 g，轻粉 3 g。上药共研细粉，用酒调成膏状，夜晚睡前涂患处，次晨洗去，数次绝根。

6. 肺风鼻赤最难医，我有良方付与伊，但用硫矾为细末，茄汁调涂始见奇。

说明：即用硫黄、明矾等份，共研细末，用茄子汁调匀涂于患处。可在睡前涂药，次晨洗去，连续应用，病愈为止。

1~6 方均取自《奇效良方》。

7. 冰片、蟾酥等份，研匀，频搽患处。

8. 食盐常擦之。

9. 硫黄、鸡心、槟榔等份，冰片少许，共研细末，绢包，每日涂擦患处。若用蓖麻油调匀再涂患处则疗效更好。

10. 黄丹、雄黄等份，研细末，用桐油调匀，涂患处。

11. 蜀葵花研细末，腊月猪脂和匀，夜涂患处，次晨洗净。

12. 凌霄花 15 g，硫黄 30 g，胡桃 4 个（取仁），腻粉 3 g。上药共捣，研成膏状，绢包涂擦患处。

13. 硫黄研细末，冷水调涂患处。

14. 密陀僧 60 g，研细粉，人乳调匀，晚睡前涂患处，次晨洗去。

15. 没食子水磨成膏，每晚涂之。

16. 白芨、白石脂、杏仁各 15 g，共研细末，鸡子清调匀，夜涂患处，次晨洗去。

17. 雄黄、硫黄各 15 g，水粉 6 g，人乳汁调匀，涂患处，三五次即愈。

18. 硫黄、枯矾等份，黄丹少许，共研细末，以津液调和、涂患处。1个月见效。

7～18 方皆取自《本草纲目》。

疗面黑气、暗疮方

1. 茅苞、肉桂各 30 g，共研细末。每服 3 g，醋水调下，日服 1 次。该方对瘢痕也有治疗作用。

2. 杏仁去皮、研细，用鸡子白调匀，晚上睡前涂之，次晨在温水中加乙醇少许，洗净。

3. 鹿角尖磨浓汁，厚涂面上。有神效。

4. 用鹿脂涂面，日 2 次。

5. 枸杞子 5000 g，生地 1500 g，共研细末，每服 3 g，温酒调下，日服 3 次。久服面如童子。

6. 乌蛇肉 60 g，炒炭存性，研细粉，腊月猪脂调匀，涂面。

以上各方均取自《本草纲目》。

疗面生小疙瘩方

土瓜根研细末，水调成糊状。睡前洗面后涂药，次晨洗净。连用百日，可使面部光彩照人，甚至变得"夫妻不相识也"。

该方取自《本草纲目》。

第十一章　灭瘢痕方

1. 用猪脂 1500 g，喂养乌鸡一只，3 日喂完。取白鸡屎，加入白芷、当归各 30 g，煎至白芷色黄，去渣，兑入研成细末的鹰屎白 15 g，搅匀，敷瘢痕上，日 3 次。

2. 禹余粮、半夏等份研细末，用鸡子黄调成膏状。先以新布擦瘢至色呈红色，用上膏涂之，避风，日 2 次。原方载："十日瘥，十年者亦灭。"

3. 鹰屎白 30 g，辛夷 30 g，白附子、杜若、细辛各 15 g。共研粗末，用酒 100 mL 拌匀，闷一宿。用羊髓 150 g 微火煎，锅热极则端下，晾凉则端上，煎之三上三下，去渣。敷瘢上，日 3 次。

4. 鹰屎白 30 g，衣白鱼 27 枚。共研细粉，蜜调敷瘢上，日 3～5 次。

5. 鹰屎白 60 g，白僵蚕 75 g。共研细末，蜜调敷瘢上，日 3 次，忌食辛辣及生菜。

6. 腊月猪脂 800 mL，煎大鼠一只，使鼠熔化。用新布擦瘢上使发红，涂药上。原方载"不过四五上"即愈。

7. 蒺藜、栀子仁、淡豆豉各 30 g。研细末，醋调如泥状，夜涂瘢上，次晨用温水洗净。

8. 玉屑、密陀僧、珊瑚各 60 g，白附子 90 g。共研细末，醋调，夜敷瘢上，次晨洗之。

1～8 方皆取自《千金方》。

9. 斑蝥去翅足（炒）、巴豆去心皮（炒）各 3 枚，胡粉、鹅脂、金洮沙、密陀僧、高良姜、海蛤各 90 g。共研细粉，用鹅脂调和夜半涂瘢上，次晨用甘草汤洗净。原方载："治面疙瘩瘢三十年以上，并冷疮虫瘢令灭。"

10. 衣鱼 2 枚，白石脂 7.5 g，鹰屎 22 g，白附子 7.5 g，白僵蚕 15 g。共研细末，腊月猪脂调敷患处。忌食生冷食物及风吹日晒。该药涂手面，也能使肌肤细腻。

11. 丹参 100 g，置 150 g 羊脂中煎，去渣，敷瘢上。原文载："灭瘢神妙。"

9~11 方皆取自《千金翼方》。

12. 蒺藜、栀子各等份，研细粉，醋调成糊状，睡前涂患处，次晨洗净。

13. 真玉日日磨之，久则自灭。

14. 马齿苋 50 g，煎浓汤，日洗 2 次。

15. 鹰屎白、白附子各 30 g，研细末、醋调敷，日 3~5 次，瘢痕平为止。

16. 鸡子 7 枚煮熟取黄，炒黑取油，涂瘢上，瘢痕平为止。

12~16 方均取自《本草纲目》。

第十二章　生发方

生发洗液（一）

组成：火麻仁 250 g，花椒 250 g，米泔水适量。

制法：上药装纱袋中，置米泔水中浸泡 12 小时，炉上温热，去纱袋。

用法：用上药液洗头，日 1 次，连用 12 日。

功效：促使毛发生长，治疗脱发。

说明：该方取自《千金翼方》。

生发洗液（二）

组成：火麻仁 250 g，白桐叶 300 g，米泔水适量。

制法：上药用米泔水煮至沸后 30 分钟，滤去渣。

用法：趁热用上药液洗头，日 1 次，连用 20 日。

功效：促使毛发生长，治疗脱发。

说明：该方取自《千金翼方》。

生发洗液（三）

组成：桑白皮 500 g。

制法：取上药加水适量，煮至沸后 30 分钟，滤取清液。

用法：趁热用上药液洗头发，隔日洗一次，一次洗 30 分钟，连用 1 个月。

功效：促使毛发生长，治疗脱发。

说明：该方取自《千金翼方》。

生发洗膏

组成：生侧柏叶 120 g，生附子 60 g，炼过猪脂适量。

制法：上药共研细末，用猪脂调匀，成稠膏状。贮洁净容器中，密封备用，勿使泄气。

用法：取上药如鸡子黄大一团，用热米泔水化开，洗发30分钟。1~2日一次，连用1个月。

功效：促使毛发生长，预防脱发。

说明：该方取自《千金翼方》。

生发止痒洗方

组成：蔓荆子90 g，防风90 g，桑寄生90 g，花椒30 g，火麻仁90 g，白芷90 g，芒硝30 g。

制法：上药加水3000 mL，文火煮取2000 mL，滤取清液。

用法：趁热用上煎液洗头发，隔日洗一次。每次洗30分钟左右，连洗1个月。

功效：促使毛发生长、去头屑止痒，治疗脱发、头生白屑风痒。

说明：该方取自《外台秘要》。

生发液

组成：蔓荆子680 g，生附子45 g，60%乙醇2500 mL。

制法：上药研粗末，投乙醇中浸泡，密封，每日振摇一次，20日后滤取清液。贮洁净瓶中，备用。

用法：清晨或晚上，蘸上清液梳理头发（注意不要使药液接触面部皮肤）。或取少许药液涂脱发处，连用1个月。

功效：促使毛发生长，治疗脱发。

说明：该方取自《千金翼方》，并做了部分调整。

侧柏酊

组成：鲜侧柏叶100 g，60%乙醇500 mL。

制法：将侧柏叶和乙醇共置大口瓶中，加盖密封，每天振摇1次，7天后滤去药液，贮洁净瓶中，备用。

用法：取药液擦毛发脱落部位，每日3次。

功效：治疗脱发。

说明：用该方治疗13例脱发，均为前额、头顶至后枕部脱发（斑秃不在此例），治后全部见毛发生长。如能坚持连续涂擦并酌量增加药液浓度，则毛发生长可较密，同时也不易脱落。

该方取自《中药大辞典》。

生秃乌云油

组成：花椒、白芷、川芎各30 g，蔓荆子、零陵香、生附子各15 g，香油500 g。

制法：上药共研粗末，装入纱袋内，连同香油共置带盖容器内浸泡，每日搅动一次。21日后滤取清液，贮洁净瓶中。

用法：取少许涂搽无发处，日3次。注意不可将油滴在其他皮肤上。连用1个月。

功效：生发、治脱发。

说明：该方取自《永乐大典》，原方在述其功效时写道："七日见效"。

生发乌发油

组成：黄芪、当归、独活、川芎、白芷、赤芍、防风、辛夷、生地、藁本、蛇衔草各30 g，薤白60 g，芝麻油900 mL，炼过猪脂400 mL。

制法：上药取净饮片，置入芝麻油和猪脂中，浸48小时，置炉上以文火煎，锅热极冒青烟时端下，候冷再端上继续加热，经三上三下白芷色变黄时，趁热滤取清液，收取洁净容器中备用。

用法：洗发后，取少许涂发上。

功效：生发黑发，可用以治疗头发稀少，色黄白不黑，干枯不泽。

说明：该方取自《外台秘要》。原方中有莽草，因其有大毒，故删去；原方有马鬐膏，因难以搜求，故以作用相近的猪脂代替。相传该方被魏文帝用来养护发，疗效极佳，故秘而不传，后来几经辗转，流传到民间。

蔓荆子膏

组成：蔓荆子20 g，生附子30 g，羊踯躅花15 g，葶苈子10 g，零陵香10 g，墨旱莲50 g，芝麻油500 mL。

制法：上药取净饮片，装纱袋中，用芝麻油浸10日，每日搅动一次。10日后滤去清液，贮洁净瓶中，备用。

用法：作发油梳头用。

功效：促使毛发生长，去头屑，止风痒。

说明：该方取自《外台秘要》。

生发膏（一）

组成：蔓荆子、青葙子、墨旱莲各 10 g，生附子 15 g，血余炭 15 g，60% 乙醇适量，炼过猪脂适量。

制法：上药共研细粉，加乙醇适量，调成稠膏状，密封 15 天，加入猪脂适量，搅匀，调成膏状，贮洁净容器中备用。

用法：将头发洗净，取上药膏少许涂脱发处及发上，1～2 日一次，连用 1 个月。

功效：促使毛发生长，治疗脱发。

说明：该方取自《外台秘要》，略有改动。原方在述其功效时写道："……敷之，数日生长一尺"。

生发膏（二）

组成：大黄 45 g，蔓荆子 60 g，白芷、防风、生附子、川芎、辛夷、细辛、花椒、当归、黄芩各 30 g，炼过猪脂 1000 mL。

制法：上药与猪脂共置锅中，用文火缓缓加热，至白芷色黄，滤取清液，贮洁净容器中备用。

用法：洗净头发，取上药少许涂擦脱发处及发上。

功效：促使毛发生长，治疗脱发。

说明：该方取自《外台秘要》，略有改动。原方有莽草一两，马鬐膏五合，猪膏为三升。

生发膏（三）

组成：松叶、墨旱莲、炼成马鬐膏、枣根皮各 100 g，韭根、蔓荆子各 50 g，竹沥、猪脂各 400 mL，防风、白芷各 60 g，辛夷仁、大青叶、升麻、川芎、独活、寄生、藿香、沉香、零陵香各 30 g。

制法：以枣根皮煮浓汁，与竹沥合，投入诸药拌匀，焖润一宿。再加入马鬐膏，猪脂，用文火缓缓煎之。候白芷变黄，滤去渣，贮洁净容器中。

用法：用上药涂发及发根处，轻轻按摩，使药力透入皮下。日涂 3～5 次。

功效：凉血祛风，治疗风热脱发。

说明：该方取自《外台秘要》。

生发膏（四）

组成：细辛、防风、续断、川芎、皂荚、柏叶、辛夷仁各40 g，桑寄生70 g，泽兰、零陵香各80 g，蔓荆子100 g，桑根汁200 mL，韭根汁60 mL，竹叶30 g，松叶150 g，乌麻油800 mL，白芷200 g，醋适量。

制法：用桑根汁，韭根汁和醋将上药拌匀，焖润一宿，兑入乌麻油，以微火缓缓加热，至白芷色变黄滤去渣，贮洁净容器中。

用法：上药涂发及发根处，轻轻按摩，使药力透入皮下。日涂2～3次。

功效：促使毛发生长。

说明：该方取自《外台秘要》。

生发膏（五）

组成：香油200 mL，雁脂20 mL，丁香、甘松各45 g，泽兰、白芷、牡荆子、苜蓿草、火麻仁各30 g，川芎、防风、莽草（有大毒）、杏仁去皮各90 g，竹叶45 g，醋适量。

制法：上药用醋拌匀，焖润一宿，兑入香油、雁脂，用微火缓缓煎之，至白芷色黄，滤去渣贮洁净容器中。

用法：用上药膏涂发及发根处，轻轻按摩，使药力透入皮下。日涂3次。

功效：生发香发。

说明：该方取自《外台秘要》。

生发膏（六）

组成：乌喙、莽草、续断、皂荚子、泽兰、竹叶、细辛、白术各60 g，辛夷、防风各30 g，侧柏叶120 g，杏仁泥、松叶各90 g，猪脂3000 g。

制法：上药用米醋适量拌匀，焖一宿，用猪脂煎。锅热极冒青烟时将锅端下，晾凉，继续加热，如此三上三下，滤去药渣，贮洁净容器中。

用法：涂头皮毛囊处及头发上。

功效：促使毛发生长，并有乌发作用。

说明：该方取自《外台秘要》。方中乌喙，莽草有大毒，操作和使用都要注意。另外使用该药应注意避风。

长发膏

组成：蔓荆子、附子（去皮）、泽兰、防风、杏仁（去皮）、零陵香、藿香、川芎、天雄、辛夷各 60 g，马鬐膏（可用猪脂代之）、松叶、熊脂各 30 g，生麻油 800 mL。

制法：上药用醋适量拌匀焖润一宿，用马鬐膏、熊脂及生麻油煎。缓缓加热，至白芷色变黄，滤去渣，贮洁净容器中。

用法：取上药少许涂发根处，并轻轻按摩，使药力透入皮下，日 2 ~ 3 次。

功效：促使毛发生长，去头屑风痒。

说明：该方取自《外台秘要》。

松叶膏

组成：松叶、天雄（去皮）、松脂、杏仁（去皮）、白芷各 120 g，莽草、甘松、零陵香、甘菊花各 30 g，秦艽、独活、辛夷仁、香附、藿香各 60 g，乌头去皮、蜀椒、川芎、沉香、青木香、牛膝各 90 g，踯躅花 45 g，醋 600 mL，芝麻油 2000 mL。

制法：上药共研粗末，用醋拌匀，焖润一宿，兑入芝麻油，以微火煎，油热极即端下稍晾，凉再上火，如此三上三下，待醋味挥发尽滤去渣，贮洁净瓶中。

用法：取上药少许涂发根，并轻轻按摩，使药力透入皮下，日 3 次。

功效：治疗头旋发落，头生白屑风痒。

说明：该方取自《外台秘要》。

附子松子膏

组成：附子、松脂各 60 g，蔓荆子 120 g，乌鸡脂、马鬐膏适量。

制法：前三味共研细粉，以乌鸡脂调匀，盛瓷器内，密封，置背阴处阴干。百日后用马鬐膏调成膏状，贮洁净容器中。

用法：取上药少许涂发及发根处，轻轻按摩，使药力透入皮下，每日 1 次。注意不要使药物接近面部。

功效：促使毛发生长。

说明：该方取自《外台秘要》。

生发、去头屑风痒方

组成：乌喙、莽草、细辛、续断、石南草、辛夷仁、皂荚、泽兰、白术、防风、白芷各 60 g，柏叶、竹叶各 50 g，猪脂 1000 mL，生麻油 1400 mL，醋适量。

制法：上药用醋拌匀，焖润一宿，用生麻油、猪脂煎。用文火煎至白芷色黄，滤去渣，贮洁净容器中。

用法：取上药少许涂发及发根处，轻轻按摩，使药力透入皮下。

功效：促使毛发生长，去头屑止风痒。

说明：该方取自《外台秘要》。方中乌喙，莽草有大毒，用药均需注意。

茯苓术散

组成：白术 500 g，茯苓、泽泻、猪苓各 120 g，肉桂 250 g。

制法：上药共研细粉。

用法：每服 3 g，日 3 次，饭后服。

功效：乌发，生发。

说明：该方取自《外台秘要》。

疗重症脱发方

组成：蜀椒 105 g，莽草 60 g，干姜、半夏、肉桂、闾茹、附子、细辛各 30 g，生猪脂 600 g。

制法：上药共研细末，猪脂剥去筋膜，与药末合捣至匀而不见脂，至洁净容器中贮存。

用法：先用米泔水洗发至极净，取上药于头皮上轻轻摩之。每晚 1 次。

功效：疗发秃落、头顶如剥似铜盆者。原方载："经四五日，即毛孔渐渐日生软细白皮毛。十五日后渐渐变作黑发。"

说明：该方取自《外台秘要》。

治疗脱发验方

1. 侧柏叶阴干，研细粉，和麻油涂发根处。

2. 梧桐叶一把，火麻仁 120 g，用米泔水煮五六沸，滤去渣，日日洗发。

3. 疗疖疮疤上不生须发。先用竹刀将患处刮至色红，用莴苣子和骨碎补共研细末，频频擦之。

4. 病后发落：骨碎补、野蔷薇嫩枝，煎浓汁，刷涂患处。

5. 取待开放的桃花阴干，与桑椹等份，研细末，用猪脂调成膏状。洗发后涂之。

6. 细柳枝一握，取皮用，水银如豆大一粒，皂荚一枚捣碎。上三味用醋煎浓汤涂脱发处。

说明：1～4方均出自《本草纲目》，5～6方均出自《外台秘要》。

第十三章　乌发、美发、去头屑

乌发洗膏

组成：生侧柏叶 500 g，炼过猪脂 500 g。

制法：生侧柏叶研细粉，以猪脂和，搅匀，使成稠膏状，贮洁净容器中备用。

用法：取上药如鸡子黄大一团，纱布包好，用热米泔水化开，洗发。1～2 日一次。连用 1 个月。

功效：该方养发润发乌发，能治疗头发黄赤，干枯不泽。

说明：该方取自《本草纲目》，该方在述其疗效时写道："沐之，一月色黑而润矣"，可见疗效之著。

乌发油（一）

组成：乌梅 30 g，芝麻油 100 mL。

制法：乌梅投芝麻油中浸泡 15 天，每天搅动 1 次，届时滤去清液，贮洁净瓶中，备用。

用法：洗发后取少许涂发。

功效：乌发养发，治疗发白不泽。

说明：该方取自《外台秘要》。

乌发油（二）

组成：瓦松 750 g，芝麻油 1500 g。

制法：取芝麻油 1000 g 煎瓦松，文火煎至瓦松黑焦，取出瓦松研细粉。另取芝麻油 500 g，与焦瓦松粉调匀，贮洁净容器中，备用。

用法：洗后取少许涂发（或胡须），用时搅匀。

功效：乌发养发，治疗须发早白。

说明：该方取自《本草纲目》。原方在述其疗效时仅用了两个字"甚妙"。

乌发油（三）

组成：附子一枚，米醋 100 mL，明矾如棋子大一枚，炼过猪脂 90 g。

制法：附子捣碎，与醋在铜器中共煮两三沸，去渣，加入明矾，溶化后再加入猪脂，加热至溶化，离火，贮洁净容器中，搅至冷凝。

用法：拔去白发，以膏涂毛囊处。

功效：生黑发。

说明：该方取自《千金翼方》。

荣发油

组成：桑叶 100 g，芝麻油 250 g。

制法：用芝麻油煎桑叶，文火缓缓加热至桑叶焦黑，滤去清液，贮洁净瓶中，备用。

用法：洗发后取少许涂发。

功效：养发、荣发、黑发，主治毛发稀疏、干枯不泽、色黄白。

说明：该方取自《本草纲目》，原方在述其疗效时写道："沐发，令长数尺"，常用可使毛发生长茂盛，柔软光润，黑亮。

荣发干洗剂

组成：血余炭、芝麻油适量。

制法：血余炭研细粉，加麻油调匀，贮洁净容器中，备用。

用法：每晚取上药少许与头发掺匀，用手掌缓缓揉搓数分钟，然后用篦子将头发篦干净。

功效：养发荣发黑发，主治毛发稀疏，干枯不泽，色黄白。

说明：该方取自《本草纲目》，常用可使毛发旺盛，柔软黑亮。

令白发还黑方

组成：白芷 120 g，旋覆花 60 g，花椒 90 g，肉桂 15 g。

制法：上药共研细粉，贮洁净瓶中。

用法：每服 2~3 g，白开水调下，日 3 次。

功效：治疗须发早白。

说明：服药期间禁止同房。该方取自《千金翼方》，原方在述其功效时写道"三十日还黑"。

黑须乌发方

组成：茜草 500 g，生地 1500 g。

制法：茜草、生地置锅中，加水适量，加热至沸，再用文火煎煮 1 小时，滤取煎液。再加水煎 1 小时。共煎煮 3 次，合并煎液，浓缩成膏状，加蜂蜜少许调匀，贮洁净容器中。

服法：清晨空腹服，每服一汤匙加黄酒一汤匙，温服，服药期间忌食萝卜、辛辣食物。

功效：补肾凉血，黑须乌发，主治须发早白。

说明：该方取自《本草纲目》，略有改动。原方在述其功效时写道："一月髭发如漆也"。

乌发丸

组成：黑芝麻、枣泥各适量。

制法：黑芝麻九蒸九晒，研细粉，用枣泥调和为丸如鸡子黄大。

用法：每服 2 丸，日服 2～3 次，长期服用。

功效：使白发变黑。

说明：该方取自《千金翼方》。

服食甘菊乌发方

甘菊三月上寅日采苗，名叫玉英；六月上寅日采叶，名叫容成；九月上寅日采花，名叫金精；十二月上寅日采根茎，名叫长生。上四物，阴干，各等份，研细粉，炼蜜为丸如梧桐子大，每服 7 丸，日服 3 次。服百日皮肤润泽，一年白发变黑，两年齿落复生，三年八十老翁面如童子。

说明：上方取自《外台秘要》。

染发方

组成：石榴 3 枚，针砂 30 g，醋 1200 mL，水 600 mL。

制法：石榴捣碎，并针砂一起置锅中，兑入醋、水，加热至沸，然后用文火加热 30 分钟，滤取煎汁，备用。

用法：用碱或肥皂、洗发膏等洗净头发，晾干，取上煎液染之。

功效：染白发使黑。

说明：针砂即制造钢针时磨下的细屑。该方取自《千金翼方》，由天然药物组成，不含有毒物质，没有不良反应，欲染发者，可试用此方。

乌发验方

1. 黑桑椹适量，泡水洗发。

2. 淡盐汤洗发。

3. 经霜梧桐叶及子适量，捣碎煎汤洗发。

4. 徐发黄吃变黑方：鲜地黄 500 g，生姜 250 g，洗净、切细，榨自然汁，药汁及药渣分放留用。取大皂角 10 条，去皮弦，蘸上药汁于火上烘烤，干则蘸药汁再烤，至药汁用完。将吸足药汁的皂角与上药渣共置坩埚中煅存性，取出，共研细粉，备用。每用药粉 9 g，置铁器中，水适量调匀，放置 2 天，临睡前蘸此液刷染须发。

5. 蔓荆子适量，研细粉，用等量熊脂，加醋至适量调成稀粥状，涂发上。

说明：1 ~ 2 方取自《外台秘要》，3 ~ 5 方均取自《本草纲目》。

养发洗方（一）

组成：生侧柏叶 250 g。

制法：将上药装入纱袋内，置锅中加水适量，加热至沸后 30 分钟，取出药袋。

用法：趁热用上煎液洗发，冷则温之，一次洗 30 分钟左右，数日洗一次。该方可长期使用。

功效：该方有凉血燥湿、散风止痒、养发护发的作用。常用能使头发色黑如漆、柔软光亮。

说明：该方取自《外台秘要》。

养发洗方（二）

组成：桑根白皮 150 g，生侧柏叶 150 g。

制法：上药装纱袋内，置锅中，加水适量，加热至沸后 30 分钟。取出纱袋。

用法：趁热用上煎液洗发，冷则温之，一次洗 30 分钟左右，数日洗一次。该方可长期使用。

功效：该方有养发润燥作用，主治发枯槁不泽，常用能使头发润泽、柔软。

说明：该方取自《本草纲目》，对方中剂量做了调整。

养发洗方（三）

组成：零陵香50 g，白芷50 g，鸡子3枚取白用。

制法：上药煎两遍，共取煎液500 mL，候煎液温时，兑入鸡子白搅匀，备用。

用法：用上液反复洗头，30分钟后用温清水洗净。5～7日洗一次，连用5日为1个疗程，也可长期应用。

功效：养发香发，润燥去头屑，止痒。

说明：该方取自《太平圣惠方》，原方在述其功效时写道："（用药）数十次，终身不生（头屑）"。常用不仅能去头屑止痒，而且能头发黑亮柔软、爽滑润泽。零陵香可以藁本代之。

鸡子洗发液

组成：鸡子3枚。

制法：开水1000 mL，用勺扬之，使微温，破鸡子入水中，搅匀，贮洁净瓶中备用。

用法：取上液1/3洗发。

功效：生发，护发，去头屑，去风止痒。

说明：该方取自《外台秘要》。该液只宜温用或凉用，且不可加热，冲净时也只宜温水。

令发易长方

组成：桑叶200 g，麻叶200 g。

制法：上药装纱袋中，加水适量，煎至沸后25分钟，取出药袋。

用法：趁热用上煎液洗头，凉则温之，洗至30分钟可止，数日一洗，该方可长期使用。

功效：可促使毛发生长。

说明：该方取自《验方新编》，为慈禧太后所用的洗发方。原方在述其功效时写道："洗发七次，可长数尺"，虽然有些夸张，但这确是疗效极好的方子。

令发不落方

组成：榧子3个，核桃2个，侧柏叶30 g，雪水600 mL。

制法：上药共捣烂，浸雪水中，每日振摇一次，半个月后滤其清液，贮洁净瓶中，备用。

用法：蘸上药少许，梳理头发，日1～3次。

功效：养发护发，预防脱发。

说明：该方取自《验方新编》。为慈禧太后所用护发方。可长期使用，疗效愈久愈佳。

惜发神梳散

组成：土当归、荆芥、黑牵牛子、白芷、威灵仙、侧柏叶、诃子各20 g。

制法：上药共为细末，贮洁净瓶中，备用。

用法：晚上睡前，取上药适量掺入发中，揉搓使匀，次晨梳理头发时，将其取出。

功效：该方能去头屑、除污腻、解毡结。有洁发护发之效，常用可使头发清洁滑爽、润泽有光。

说明：方中土当归可用当归代替，疗效更好。该方取自《永乐大典》。

香发去屑散

组成：山柰、甘松、零陵香各10 g，樟脑2 g，滑石粉50 g。

制法：上药共研细粉，贮密封盒中，勿使泄气，备用。

用法：睡前掺头皮及发上，揉搓使匀，次晨篦去，每日一次，连用十日，也可长期用。

功效：香发爽神，去头屑止痒。

说明：该方取自《本草纲目》。

老佛爷香发方

组成：零陵香30 g，辛夷15 g，玫瑰花15 g，檀香18 g，大黄12 g，甘草 12 g，丹皮 12 g，山柰 9 g，丁香 9 g，细辛 9 g，苏合油 9 g，白芷 90 g。

制法：上药（苏合油除外）共研细粉，用苏合油拌匀，晾干，再研细粉，贮洁净瓶中，备用。

用法：发有油腻，勿用水洗，将上药适量与头发掺匀，揉搓，用篦子将其篦干净。

功效：该方既可香发，又可防白，久用头发光洁柔润，至老不白。发落者可使重生。

说明：该方为清代慈禧太后日常所有，疗效极佳。该方取自《验方新编》。

洁发威仙油

组成：威灵仙 30 g，侧柏叶 30 g，猪牙皂 30 g，黑牵牛子 10 g，黄柏 10 g，芝麻油 1000 g。

制法：上药共研粗末，盛纱袋中与芝麻油一同置带盖容器中，每日搅动一次，二十日后滤取清液，贮洁净瓶中。

用法：作发油梳理头发用。

功效：除发及头皮中垢腻，洁发长发，使发光润柔软。

说明：该方取自《永乐大典》。

金主绿云油

组成：蔓荆子、南没石子、诃子肉、踯躅花、白芷、沉香、生附子、卷柏、覆盆子、生地、零陵香、芒硝、墨旱莲、丁香皮、防风各 3 g，香油 1250 g。

制法：上药洗净，晾干，研粗末，至锅内炒成黑色，隔纸摊在地上晾凉，装入纱袋，置带盖容器中，兑入香油浸泡，每日搅动一次，七日后滤出清液，贮洁净瓶中。

用法：每晚净手蘸油按摩头皮，使热气透入毛囊，可经常使用。

功效：该方有生发黑发的作用，可疗秃发及发色不黑。据传该方为金国君主及后妃护发所用，原方在述其功效时写道"不十日（指用药不到十天）秃者生发，赤者亦黑。妇人用，不秃发，黑如漆；已秃者，旬日生发。"久用愈佳。方中丁皮可用丁香代替。

说明：该方取自《永乐大典》。

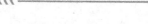

宫制蔷薇油

组成：香油250 g，降香30 g，柚花蕾（或茉莉花蕾）10 g。

制法：把香油置瓷瓶中，降香劈成碎块（越碎越好）也装入瓶中，加盖密封，置笼中蒸2小时取出。3日后打开瓶盖，滤除降香，并于清晨摘取半开的柚花（或茉莉花）投入瓶中，加盖密封10日。滤取清液，贮洁净瓶中，备用。

用法：作发油使用。

功效：养发护发，香发长发。

说明：该方取自《永乐大典》，原为明朝后宫佳丽常用之物，原方在述其功效时写道"取之以理发，经月常香，又能长鬓"。

擦头竹油

组成：香油500 g，枣根1尺，鲜嫩竹1尺，鲜荷叶120 g，百药煎120 g，白芷、玫瑰花各10 g。

制法：枣根，鲜嫩竹劈作碎片，与鲜荷叶同置锅内，兑入香油，加热，至油耗去一半，滤去渣。再入百药煎，煎数沸后停止加热，候油冷兑入研成细粉的白芷、玫瑰花，搅匀，贮洁净容器中密封，勿使泄气。

用法：洗发净，晾干，蘸上药擦之。

功效：乌发，香发，养发。

说明：该方取自《永乐大典》。

乌头麝香油

组成：①香油1000 g，没石子6个，百药煎90 g，五倍子15 g，诃子皮45 g，酸石榴皮15 g，鲜猪胆2个，胆矾3 g，墨旱莲15 g，王不留行15 g。
②零陵香、藿香叶、白芷、甘松各9 g，麝香3 g，共研细粉。

制法：①组药除香油、猪胆外，共研粗末。先将香油置锅内熬数沸，然后投入药末，待药炸透，把油滤在罐中，凉至微温兑入猪胆汁，搅匀，待凉透，投入②组药，搅匀，密封罐口。每日早、午、晚各搅一次，搅后封口，10日后药成。

用法：睡前将头发洗净，次晨发干蘸上药擦之。

功效：乌发，香发，养发。原方说用药"不待数日，其发黑绀，光泽香滑，用不染尘垢"。

说明：该方取自《永乐大典》。

去头屑验方

1. 山豆根不拘多少，研细末，香油适量浸泡十日。每日蘸油涂头皮及发上。

2. 薄荷100 g，装纱袋中，煮汤，洗头发。此方可常用。

3. 鲜牛蒡叶不拘多少，煎汁，浓缩成膏。睡前涂头发上，次晨用皂荚水洗去（可用肥皂水洗）。

4. 王不留行、白芷等份，研细粉，睡前掺发上头上，揉搓使匀，次晨篦去。

5. 藜芦研细末，洗头后掺头发上，戴帽或包头避风两天，篦去。

6. 羊蹄根晒干研细末，用羊胆汁调成膏状，涂头及发上。

7. 瓦松晒干，烧灰淋汁，加热后洗头发。

8. 桑叶或桑枝，烧灰淋汁，加入后洗头发。

9. 蚕沙烧灰淋汁，加热后洗头发。

10. 狗头骨烧灰淋汁，加热后洗头发。

11. 藁本、白芷等份，研细末，睡前掺发上，次晨篦去。

上方均引自《本草纲目》。

第十四章 去口体臭令香方

十香丸

组成：沉香、麝香、白檀香、青木香、零陵香、白芷、甘松、藿香、细辛、川芎、槟榔、豆蔻各 30 g，香附 15 g，丁香 22 g。

制法：共研细粉，炼蜜和丸，如梧桐子大。

用法：每用 1 丸，含之咽津，日数次。忌食辛辣食物。

功效：使人身体百处皆向外散发淡淡幽香。

说明：该方取自《千金翼方》。

五香丸

组成：豆蔻、丁香、藿香、零陵香、青木香、白芷、肉桂各 30 g，香附 60 g，甘松、当归各 15 g，槟榔 2 枚。

制法：共研细末，炼蜜为丸如大豆大。

用法：每含 1 丸，咽津。日 3 次，夜 1 次，也可常含。忌食辛辣食物。

功效：治疗口臭及身臭，可使口中、身上散发出淡淡幽香。

说明：该方取自《千金方》，原方记载用药后"五日口香，十日体香，二七日衣被香，三七日下风人闻香，四七日洗手水落地香，五七日把他手亦香。慎五辛。"

治七孔臭气皆令香方

组成：沉香 150 g，藁本 90 g，白瓜瓣 250 g，丁香、甘草、当归、川芎、麝香各 60 g。

制法：共研细末，炼蜜为丸，如小豆大。

用法：饭后服 5 丸，日服 3 次。

功效：祛除七窍臭气，使散发幽香。

说明：该方取自《千金方》，原方说："久服令举身皆香。"

含香丸

以下四方均治口气臭秽，常用可使口生香气。

1. 丁香 15 g，甘草 90 g，细辛、肉桂各 45 g，川芎 30 g。上药共研细末，炼蜜为丸如鸡子黄大。每日睡前服 2 丸。

2. 肉桂、甘草、细辛、橘皮各等份，共研细末。每晚睡前酒调服 3 g。

3. 川芎、白芷、橘皮、肉桂各 120 g，枣肉 240 g，蜜适量。前四味共研细末，枣肉和丸，若干加蜜适量，制丸如大豆大。饭前饭后，或含化，或吞服，日服十丸。原方说服药"七日大香"。

1～3 方均取自《千金方》。

4. 鸡舌香、川芎各 30 g，藿香、甘松、当归、桂花、肉桂、白芷各 15 g，零陵香、木香各 20 g，肉豆蔻、白槟榔各 5 枚，丁香、麝香各 7.5 g。共研细末，炼蜜和丸，如芡实大，常含化 1 丸咽津。

该方取自《奇效良方》。

使口香去臭方

1. 甘草 38 g，川芎 30 g，白芷 22 g。共研细末，每服 3 g，酒调服，日 3 次。原方说服药"三十日口香"。

2. 松根白皮、瓜子仁、大枣各 30 g。共研细末，每服 3 g，酒调服。日 3 次。原方说服药"一百日衣被香"。

3. 瓜子仁、川芎、藁本、当归、杜衡各 75 g，细辛 15 g，防风 60 g。共研细粉，饭后服 3 g，日 3 次。原方说服药"五日口香，十日身香，二十日肉香，三十日衣被香，五十日远闻香"。还有一方与该方相似，仅方中加白芷 22 g，余皆同。

4. 橘皮 25 g，肉桂 22 g，木兰皮 30 g，大枣 20 枚。共研细末，每服 3 g，酒调服，日 3 次。久服身香。上方也可用枣肉和丸如梧桐子大。每服 20 丸，慢慢加至 30 丸。还有一方与该方相似，仅多川芎 22 g，余皆同。

5. 香薷煎汁，频频含漱。

6. 甜瓜子研细末，炼蜜和丸如枣核大。每日空腹洗漱完毕，含化 1 丸。

7. 肉桂、甘草各等份，共研细末，睡前服 3 g，酒调服。二十日口香。

8. 细辛、豆蔻，含口中。

9. 花椒、肉桂等份，共研细末，酒调服 2 g，睡前服。

1～9方均取自《千金方》。

10. 炙甘草 90 g，细辛 60 g，共研细末，睡前酒调服 1 g。

该方取自《外台秘要》。

11. 鸡舌香，含口中。原方载："抱朴子云：'应劭汉官侍中，年老口臭，帝赐鸡舌香含之……侍郎曰含鸡舌香，欲其奏事对答，其气芬芳也'。"

12. 丁香丸：丁香 9 g，川芎 6 g，白芷 1.5 g，炙甘草 3 g。共研细末，炼蜜和丸如弹子大，每日用 1 丸，含化咽津，日 2 次。

13. 豆蔻丸：肉豆蔻、红豆蔻去皮、白豆蔻去皮、草豆蔻去皮、赤茯苓去皮、丁香、人参、炙甘草各 15 g，细辛 7.5 g，肉桂 30 g。共研细末，炼蜜和丸如芡实大。每服 1 丸，含化咽津，日 2 次。

11～13方均取自《奇效良方》。

14. 食韭菜口臭，砂糖可解。

15. 小茴香煮汤或生食。可辟除口臭。

14～15方均取自《本草纲目》。

沾身体臭令香方

1. 白芷、柑子皮各 45 g，瓜子仁 60 g，藁本、当归、细辛、肉桂各 30 g。共研细末，酒调服 3 g，日 3 次。原方载服药"五日口香，三七日身香。"

2. 甘草，松根皮，甜瓜子，大枣。共研细末，饭后服 3 g，日 3 次。原方载服药"七日知，一百人大香。"

1～2方均取自《千金方》。

3. 竹叶 300 g，桃白皮 120 g。上药煎汤 10 000 mL 浴身即香。

该方取自《千金方》。

疗腋臭方

1. 枯矾研细粉，绢囊盛之，常粉腋下。原方载用药"不过十度"即效。

2. 青木香 60 g，附子 30 g，枯矾 15 g，白灰 45 g。共研细末，盛绢囊中，常粉腋下，汗出后立即粉腋下。

3. 青木香 500 g，石灰 250 g（炒）。共研细末，盛绢囊中，常粉腋下。

4. 干姜、胡粉、白灰等份。共研细末，盛绢囊中，常粉腋下。

5. 辛夷、川芎、细辛、杜衡、藁本各 22 g。共研细末，用醋没一宿，水煎浓汁，外敷腋下。

6. 辛夷、细辛、川芎、青木香各等份。共研细末，盛绢囊中，常粉腋下。

7. 鸡舌香、藿香、青木香、胡粉各 60 g。共研细末，盛绢囊中，常粉腋下。

1～7 方均取自《外台秘要》。

8. 枯矾、轻粉、蛤粉、密陀僧、麝香各等份。共研细末，调匀，每用少许粉腋下。该方取自《奇效良方》。

9. 姜汁频涂腋下。原方载此方疗腋下狐臭，可"断根"。该方取自《本草纲目》。

熏衣香方

1. 零陵香、藿香各 120 g，甘松、茅香各 90 g，丁香 30 g，苜蓿香 60 g，泽兰叶 120 g。共捣粗末，装入纱袋，置衣箱中。

2. 零陵香 60 g，藿香、甘松、苜蓿香、白檀香、沉香、煎香各等份 30 g，麝香 15 g。共捣粗末，装入纱袋，置衣箱中。

3. 藿香 120 g，丁香 7 枚，甘松 100 g，麝香、沉香、煎香各 30 g，共捣粗末，加炼蜜适量，和成香丸，装入纱袋，置衣箱中。

上方均出自《千金方》。

慈禧太后沐浴方

1. 谷精草 36 g，茵陈 36 g，草决明 36 g，桑枝 36 g，白菊花 36 g，木瓜 45 g，桑叶 45 g，青皮 45 g。共研为末，盛布袋内，熬水浴之。常用此方沐浴可防治皮肤病，保护皮肤健康。

2. 宣木瓜 30 g，薏苡仁 30 g，桑枝 30 g，桑叶 30 g，茵陈 18 g，甘菊花 30 g，青皮 30 g，净蝉衣 30 g，萸黄连 12 g。共研为末，盛布袋中，熬水浴之。常用此方可防治皮肤病，使皮肤滋润光泽、富有弹性。

此二方均取自《验方新编》。慈禧一生之所以能保持其皮肤光洁细嫩，与她常年用中药沐浴是分不开的。慈禧八大女官之一的德龄公主在《御香缥缈录》中记述：年逾 70 的那拉氏，体态与肌肤仍然保持着少妇般的丰腴和柔嫩。她的身段不肥也不瘦，肉色出奇得鲜嫩，白得毫无半点瘢痕，十分柔滑，这样的躯体，寻常只有 20 岁左右的少女才能如此。由此可见药浴之效。

第十五章　白牙固齿方

白牙散

组成：细辛、荜茇、防风、白芷、茯苓、川芎、升麻、甘松、香附各10 g，生石膏30 g。

制法：上药共研细粉，贮洁净瓶中，加盖，勿使泄气。

用法：作牙粉刷牙用。

功效：该方有白牙洁齿、散风清热的作用，其气芳香宜人，能去口臭。可用以治疗牙齿不洁、龋齿口臭、牙痛等。

说明：该方取自《奇效良方》。

沉香散

组成：沉香、麝香各3 g，升麻、藁本、藿香、甘松、白芷各7.5 g，细辛15 g，生石膏120 g，生寒水石60 g。

制法：上药共研极细粉，贮洁净瓶中，加盖，勿使泄气。

用法：作牙粉刷牙用。

功效：该方有香口去臭、清洁牙齿、清热散风止痛的作用。可以治疗口臭、龋齿、胃火牙痛等症。常用可使牙齿洁白晶莹。

说明：麝香价高难购，可以舍去，对疗效影响不大。该方取自《奇效良方》。

石膏散

组成：生石膏、白芷、沉香各30 g，生寒水石30 g，升麻、藁本、细辛各15 g，朱砂0.3 g。

制法：上药共研极细粉，研匀，贮洁净瓶中，加盖，勿使泄气。

用法：做牙粉刷牙用。

功效：有洁齿去臭、清热散风的作用。可用以治疗牙齿黑黄、口臭、牙痛等症。

说明：该方取自《奇效良方》。

沉香固齿散

组成：沉香、诃子皮、青盐、青黛各 7.5 g，白檀香、母丁香各 4.5 g，当归、香附（炒、去毛）、细辛各 15 g，荷叶灰、乳香各 3 g，炒苦楝子 15 g，冰片 1.5 g，麝香 1.5 g，酸石榴皮 75 g。

制法：上药共研极细粉，研匀，贮洁净瓶中，加盖，勿使泄气。

用法：作牙粉以温水刷牙，日 2 次。

功效：该方有温肾固齿、营养须发、香口去臭的作用。可用于牙齿松动、须发干枯、口中不爽等症。尤宜于老年人使用。

说明：麝香价高难购，可用白芷 5 g 代替，青盐可用食盐代替。该方取自《奇效良方》。

朱砂散

组成：朱砂（细研），茅香、藿香、丁皮、香附、甘松、白芷、升麻、黄丹各 30 g，生石膏 120 g，生寒水石 240 g，猪牙皂 60 g，白檀香、零陵香各 15 g。

制法：上药共研极细粉，研匀，贮洁净瓶中，加盖。勿使泄气。

用法：做牙粉刷牙用。

功效：方中丁皮不易购到，以等量丁香代替，黄丹含铅，可略去不用。该方取自《奇效良方》。

固齿方

组成：荆芥、川芎、细辛、当归各等份。

制法：共研极细粉，贮洁净容器中，密封，勿使泄气。

用法：早晚取上药搽牙，至药气进入牙内，10 分钟后漱去。

功效：守固牙齿，常用至老，牙不动摇。

说明：该方取自《寿亲养老新书》。

固齿乌须方

组成：墨旱莲 75 g，芝麻草 90 g，诃子 20 个，皂角 3 枚，蚕沙 60 g，青盐 105 g，升麻 105 g。

制法：共研细末，醋打薄面糊为丸，烘干，装耐火瓷器中，置煻灰火中烧，至烟淡药尚存性时，取出，密封，候冷，研极细粉，贮洁净容器中。

用法：早晚取上药搽牙，10 分钟后用温水漱洗干净。

功效：固齿乌须。

说明：该方取自《寿亲养老新书》，由南宋理宗时蒙古行省相公纳合买传入中原。时纳合买年逾 70，鬓发髭须皆不白，问其原因，回答：皆得盖于此方。芝麻草即芝麻压去油后的麻枯饼，青盐可用食盐代替。

固齿乌须验方

1. 每用净熟地约 6 g 大一块，含口中咽津，日 2 次，含完 2500 g 为止。原方说："一治齿痛，二生津液，三变白须，其功效妙。"

2. 胡桃仁炒熟，加等量川贝，共研细粉，每日搽牙。

3. 大瓜蒌一个开顶，加入青盐 60 g，杏仁去皮尖 37 粒，复盖原顶，煅存性研末。每日取此药搽牙 3 次，使发热，百日有验。

4. 夏季采带根墨旱莲 500 g，洗净，加入青盐 120 g，白酒少许，拌匀，焖 3 日夜。同汁一块置锅中，炒炭存性，研细末。日用搽牙，连津咽之。

说明：上方均取自《本草纲目》。

第十六章　服食美容方

白菊茯苓散

农历九月采白菊花，阴干。每日用白菊花 1000 g，配茯苓 500 g，共研细末，瓶贮备用。

每服 6 g，温酒调下，日 3 服。久服令人颜色不老，青春永驻。

该方取自《本草纲目》。

服莲驻颜法

农历七月采莲花，八月采莲藕，九月采莲实，分别阴干，研细末。按"莲花：莲藕：莲实 ＝7：8：9"的比例配在一起，研匀，瓶贮备用。每服 3 g，温酒调下。

该方有增白润面、美颜色的作用。

该方取自《本草纲目》。

服胡桃法

服胡桃不可一次过多，须渐渐增量。开始一日服一颗，每五日加服一颗，加至二十颗止。再从一日一颗服起，如此周而复始。常服能使人"骨肉细腻光润，须发黑泽"。

该方取自《本草纲目》。

黑芝麻丸

黑芝麻淘洗干净，蒸至沸后 25 分钟，晒干，用水淘去沫再蒸，如此 9 次。热汤脱去皮，簸净，炒香，研细末，炼蜜或用枣糕和丸如鸡子黄大。每服 1 丸，温酒润下，日服 3 次。忌食毒鱼、狗肉、生菜。久服有润肤乌发固齿之效。原方载："一年身面光泽不饥，二年白发返黑，三年齿落更生。"

该方取自《本草纲目》。

柏子仁散

农历八月采取柏实，去壳研末，每服 6 g，温酒调下，日服 3 次。或用柏子仁加等量菊花，共研细末，炼蜜为丸如鸡子黄大，每服 1 丸，日服 3 次。

常服可使人面部润泽、细腻。

该方取自《本草纲目》。

酒浸茯苓块

鲜茯苓洗净，削去皮，切成枣一般大的方块，装入新坛子内，加好酒至没过茯苓块为止。密封百日，其色如饴糖。每日服 1 块，连续服用。百日后肌体润泽，富有弹性；1 年后，面如童子。

该方取自《本草纲目》。

天冬地黄丸

天门冬 1000 g，熟地 500 g，共研细末，炼蜜为丸如鸡子黄大。每用温酒化服 3 丸，日服 3 次。原方载："服至十日，身轻目明；二十日，百病愈，颜色如花；三十日发白更黑，齿落更生；五十日，行及奔马；百日，延年。"

该方取自《本草纲目》。

首乌乌发丸

生何首乌饮片 1500 g，牛膝 500 g，黑豆、大枣适量。上药洗净，一层黑豆，一层首乌、牛膝，层层铺至笼中。大火蒸至豆熟。取出黑豆晒干，换豆再蒸，如此 3 次。取出首乌、牛膝晒干，研细粉，大枣蒸熟去皮核、取肉，共和丸如梧桐子大。晒干，瓶贮备用。

每服 30～50 丸，空腹温酒送下。忌食诸血、无鳞鱼、蒜、葱，忌用铁器。久服"黑须发、坚阳道、令人多子、轻身延年。"

该方取自《本草纲目》。

冬瓜仁增白法

取冬瓜仁适量，洗净晒干，装沙袋内，投入沸水锅中，煮十分钟捞出晒干。再投沸水中，如此反复 3 次。晒干后用醋适量拌匀，焖一宿，晒干研细粉。每服 3 g，开水调下。或用冬瓜仁去皮后研细粉，炼蜜为丸如梧桐子大，每日清晨空腹服三十丸。

上两方久服均有增白润肤，益寿延年之效。原方载："令人肥悦明目，延年不老""令人白净如玉"。

该方取自《本草纲目》。

蒺藜散

农历七、八月采收成熟的蒺藜子，晒干，碾去刺，研细粉，瓶贮备用。

每服 6 g，温开水调下，日三次。常服有乌发固齿之效。原方载连续服用"勿令中绝……一年以后，冬不寒、夏不热。二年，老者复少，发白复黑，齿落更生。"

该方取自《本草纲目》。

地黄丸

鲜地黄洗净，切碎，榨其汁，浓缩成稠膏，烘干，研细粉，炼蜜为丸如梧桐子大。（或用干地黄、生地研细粉，炼蜜为丸）。

每天清晨温酒送下 30 丸，日 3 次。常服能润皮肤、美颜色。原方载服药"百日面如桃花，三年身轻不老。《抱朴子》云：楚文子服地黄八年，夜视有光。"

该方取自《本草纲目》。

玉竹丸

农历二月、九月采玉竹根，洗净、切碎，以水煮透，滤去渣，浓缩成流浸膏。其渣晒干，研细粉。流浸膏与渣粉相合为丸，使大如鸡头米。晒干或烘干，瓶贮备用。

每服 1 丸，开水调下，日 3 次。久服能去面部皱纹、滋润皮肤、悦泽颜色，并有却病延年之效。

该方取自《本草纲目》。

第三篇
美容养颜药膳

第十七章 总 论

第一节 概 述

药膳发源于我国传统的饮食和中医食疗文化，是在中医学、烹饪学和营养学理论指导下，严格按药膳配方，将中药与某些具有药用价值的食物相配伍，采用我国独特的饮食烹调技术和现代科学方法制作而成的具有一定色、香、味、形的美味食品（简言之，药膳即药材与食材相配伍而做成的美食）。

药膳是中国传统的医学知识与烹调经验相结合的产物。"寓医于食"，既将药物作为食物，又将食物赋以药用，药借食力，食助药威，二者相辅相成，相得益彰；既具有较高的营养价值，又可防病治病、保健强身、延年益寿。

因此，药膳既不同于一般的中药方剂，又有别于普通的饮食，是一种兼有药物功效和食品美味的特殊膳食。它可以使食用者得到美食享受，又在享受中使其身体得到滋补，疾病得到治疗。因而，中国传统药膳的制作和应用，不但是一门科学，更可以说是一门艺术。

药膳食品，不是一般的营养食品，是现代所称的功能性食品。中药与食物相配，经过特殊的"食品化炮制"就能做到药借食味，食助药性，变"良药苦口"为"良药可口"。所以说药膳是充分发挥中药效能的美味佳肴，特别能满足人们"厌于药，喜于食"的天性。

药膳既是一种功能性食品，也可以说它是中药的一种特殊的、受人们喜爱的剂型。宋代，陈直在《养老奉亲书》中说："缘老人之性，皆厌于药，而喜于食。""贵不伤其脏腑也。"其实，不只是老人"厌于药"，中青年、儿童也一样。

"药王"孙思邈在《备急千金要方》中指出："夫为医者，当须先洞晓病源，知其所犯，以食治之，食疗不愈，然后命药"，将食疗列为医治疾病诸法之首。"食能排邪而安脏腑，悦脾爽志以资血气"，食养即可调整脾胃功能，使气血生化有源，泉源不竭，精血充盈。

明清时期是中医食疗药膳学进入更加完善的阶段，几乎所有关于本草的著作都注意到本草与食疗学的关系，对于药膳的烹调和制作也达到了极高的水平，且大多符合营养学的要求。在人们的生活中，药膳也得到了空前的普及，并在国外也享有盛誉，备受青睐。药膳是中国传统饮食和传统医学的重要内容。今天，它已成为一门独具特色的科学、艺术和文化走进千家万户，传遍世界各地。

第二节　药膳的特点

（一）注重整体，辨证施食

所谓"注重整体""辨证施食"，即在运用药膳时，首先要全面分析患者的体质、健康状况、患病性质、季节时令、地理环境等多方面情况，判断其基本证型；然后再确定相应的食疗原则，给予适当的药膳治疗。如慢性胃炎患者，证属胃寒者，宜服良附粥；证属胃阴虚者，则服玉石梅楂饮等。

（二）防治兼宜，效果显著

药膳既可治病，又可强身防病，这是有别于药物治疗的特点之一。药膳尽管多是平和之品，但其防治疾病和健身养生的效果比较显著。如山东中医药大学根据古代食疗和清宫保健经验研制而成的"八珍食品"，含有山药、莲子、山楂等 8 种食用中药，幼儿食用 30 天后食欲增加者占 97%，生长发育也有改善；再如，莱阳梨香菇补精，是由莱阳梨汁和香菇、银耳提取物制成。服用后，中老年慢性病患者能显著改善各种症状，高脂血症者血脂下降，并可使免疫功能得到改善。

（三）良药可口，服食方便

由于中药汤剂多具苦味，故民间有"良药苦口"之说，特别是儿童多畏其苦而拒绝服药。而药膳使用的多为药食两用之品，且具有食品的色、香、味等特性。在制备的同时，注意药物性味的选择，通过与食物的调配及精细的烹调，制成美味可口的药膳，故谓"良药可口，服食方便"。

第三节　药膳的分类

药膳目前被越来越多的人熟知，在日常使用时，按照功效及原料性质分类。

一、根据功效分类

（一）养生保健延寿类

1. 补益气血药膳：适用于平素体质虚或病后气血亏虚之人，如十全大补汤、八珍糕等。

2. 调补阴阳药膳：适用于机体阴阳失衡之人，如具有补阴作用的桑椹膏、补阳作用的冬虫夏草鸭等。

3. 调理五脏药膳：适用于心、肝、脾、肺、肾五脏虚弱、功能低下之人，用酸、苦、甘、辛、咸来补养肝、心、脾、肺、肾五脏，如健脾膏、补肾膏。

4. 益智药膳：适用于老年智力低下，以及各种原因所导致的记忆力减退之人，如酸枣仁粥、柏子仁炖猪心等。

5. 明目药膳：适用于视力低下、视物昏花之人，如黄连羊肝丸、决明子鸡肝汤等。

6. 聪耳药膳：适用于老年耳聋、耳鸣，以及各种原因所导致的听力减退之人，如磁石粥、清肝聪耳李实脯等。

7. 延年益寿药膳：适用于老年平素调养，以及强身健体、养生防病之人，如清宫寿桃丸、茯苓夹饼等。

（二）美容美发类

1. 增白祛斑药膳：适用于皮肤上有黑点、黑斑、色素沉着之人，如白芷茯苓粥、珍珠拌平菇等。

2. 润肤美颜药膳：适用于老年皮肤老化、松弛，面色无华之人，具有美容抗衰功效，如沙苑甲鱼汤、笋烧海参等。

3. 减肥瘦身药膳：适用于肥胖之人，如荷叶减肥茶、参芪鸡丝冬瓜汤等。

4. 乌发生发药膳：适用于脱发、白发及头发稀少之人，如黑芝麻山药米糕、《积善堂经验方》中的乌发蜜膏等。

5. 固齿药膳：适用于老年体虚、牙齿松动、掉牙之人，如滋肾固齿八宝鸭、金髓煎等。

二、根据原料性质

1. 菜肴类：是食疗中应用最多的形式，以蔬菜、肉类、蛋类、水产品等为主料，配以一定比例的药材，保留原有风味特点加工制成。可以制成热菜、蒸菜、炖菜、炒菜、卤菜等各种菜肴。如"银香洋参羹"用银耳、香菇、西洋参煮成，有润肺、益气、养阴的作用，香鲜味美，受人喜爱。

2. 粥食类：以米、豆、麦、蔬菜等食材为基本原料，再加入所需的中药成分合制而成。如清代顾仲所写《养小录》记载的"安香粥"是用落梅花瓣和米共同煮粥，可起到疏肝解郁、开胃生津的效果。

3. 汤类：以肉类、蛋类、奶、水产品、食用菌等食物原料为主，然后加入一定量的药物，经过几步加工而成的较稠厚的汤液。食用汤液多用文火煎煮，所煮的食材亦可食用。如《千金方》中的葱枣汤、治疗产后乳少的猪蹄通乳羹等。

4. 饭食类：是以米和面粉为基本原材料，加入某些具有补益作用且性味平和的药物制成的米饭和面食类食品，包括米饭、面食、糕点等。如《山家清供》中的"百合面"。

5. 蜜饯类：以植物的果肉或果皮为原料，加入药粉或药汁，再加入适量的蜂蜜或糖制成的固态或半固态食品。这类药膳能保持原料的一定新鲜成色和味道，适合儿童及不愿服药的患者。如丁香姜糖、蜜糖百合、梨膏糖等。

6. 膏类：亦称"膏滋""蜜膏"，将药材和食物加水一同煎煮，去渣、浓缩，然后加入糖或蜂蜜、阿胶等熬成黏稠的半流质，在低温状态下凝成冻状，具有防病治病、滋补强身等功效。如"十全大补膏""胎盘膏""秋梨膏"等属之。

7. 粉散类：是将作为药膳的中药细粉加到富含淀粉的食物细粉中，或直接将可药食两用的药材研成细末，经加工处理后制成的干品。食用时以开水冲调成糊状即可。如现代常用的山药粉、红豆薏仁粉等。

第十八章　各　论

百合大枣银杏羹

组成：百合 50 g，大枣 10 枚，白果 50 g，牛肉 300 g，生姜 2 片，盐少许。

制法：将新鲜牛肉用滚水洗干净之后，切薄片；白果去壳，用水浸去外层薄膜，再用清水洗净；百合、大枣和生姜分别用清水洗干净，大枣去核，生姜去皮，切 2 片。瓦煲内加入适量清水，先用猛火煲至水滚，放入百合、大枣、白果和生姜片，改用中火煲百合至将熟，加入牛肉，继续煲至牛肉熟，即可放入盐少许，盛出即食。

功效：补血养阴，滋润养颜，润肺益气，止喘，涩精。

土茯苓炖乌龟

组成：鲜土茯苓 250 g，乌龟一只（约 500 g），生姜 2 片。

制法：先将乌龟用开水烫死后剖杀，去除内脏，洗净血污，砍成粗块备用；茯苓洗净、切块；生姜洗净。以上汤料准备就绪后，同放进炖盅内，加适量清水，隔水炖 3～4 小时。待温后，调味饮食。

功效：解决妇女月经不调，内分泌紊乱。

胡桃芝麻饮

组成：胡桃 30 g，芝麻 20 g，牛乳、豆浆各 200 mL，白糖适量。

制法：将胡桃仁、芝麻研为细末，与牛乳、豆浆混匀，煮沸饮服，白糖调味。分作 2 份，早晚各 1 份，每日 1 剂。

功效：补益虚损，生津润肠，润肤消斑。

茯苓消斑汤

组成：白茯苓、白僵蚕、白菊花、丝瓜络各 10 g，珍珠母 20 g，玫瑰花

3 朵，大枣 10 枚。

制法：上药同置锅中，加清水适量水煎取汁。分作 2 份，饭后饮用，每日 1 剂，连续 7～10 天。

功效：健脾消斑，祛风通络。

柏子仁蒸仔鸡

组成：柏子仁 10 g，麦冬 10 g，党参 15 g，童子鸡 1 只，绍酒 10 g，酱油 10 g，生姜 5 g，葱 10 g，盐 5 g，上汤 300 mL。

制法：把童子鸡宰杀后，去毛、内脏及爪；麦冬洗净去心，党参切片。把鸡放入蒸盆内，加入绍酒、酱油、姜、葱及柏子仁、麦冬、党参，加入上汤；把蒸盆置武火大气蒸笼内，蒸 50 分钟，加盐即成。每日 1 次，每次食鸡肉 50 g，吃党参、麦冬，喝汤。

功效：滋阴补气，宁心安神。

银耳炖木瓜

组成：银耳 15 g，木瓜中等大小（自然成熟者最好 1 只），北杏仁 10 g，南杏仁 12 g，冰糖适量。

制法：银耳用清水发开，洗净；木瓜去子，切成小块；南、北杏仁去衣，洗净。共入炖煲内，加适量开水炖煮 20 分钟即可食用。每日 1 剂，连食数日。

功效：滋润养颜，养阴润肺。

海参烧笋片

组成：水发海参 200 g，鲜笋 100 g（罐头笋也可），猪瘦肉少许，调味品适量。

制法：海参与笋切成片，与瘦肉同入锅中煨熟，加适量调味品即可食用。

功效：滋阴养血，养颜润肤。

蹄筋鱼鳔煲

组成：牛蹄筋 500 g 或猪前蹄 1 个，鱼鳔胶 6 g 或大黄鱼、小黄鱼的鱼鳔 10 g。

制法：牛蹄筋或带蹄筋的猪蹄洗净，加鱼鳔（或鱼鳔胶）。加水，用文火煨煲，至烂熟后加调料食之。

功效：美容养颜。

玉竹煲鸡脚

组成：玉竹30 g，鸡脚2对，食盐、料酒等调料各适量。

制法：玉竹根洗净后切成片或段；选肥大的鸡脚脚板烫去粗皮和爪甲，入砂锅与玉竹片加水1000 mL，大火煮沸后加料酒5 g，食盐1.5 g，再小火煨煲，直至鸡脚上肉与骨轻拨即脱离。吃时放几滴醋，以喝汤为主，玉竹、鸡脚肉一齐吃下。

功效：滋阴润肺，养胃生津。

番茄炒牛肉

组成：番茄250 g，牛肉50～100 g，食盐适量。

制法：番茄洗净，用开水烫一下，去皮，切成细条；鲜牛肉洗净，切成丝。油下锅烧至六成熟，下牛肉丝快炒，肉变色后加盐，再下番茄，均匀起锅。

功效：补血，强体，美容。

栗子炖白菜

组成：栗子200 g，白菜200 g，调料适量，鸭汤适量。

制法：栗子去壳，切成两半，加鸭汤煨至熟透，加白菜，调料适量，炖熟即可食用。

功效：适于阳虚所致的面色黄黑，消除皮肤黑斑和黑眼圈。

当归鸡蛋汤

组成：当归10 g，鸡蛋2个，饴糖10 g。

制法：将当归洗净置锅中熬出汁后去渣，再加入饴糖搅匀，然后打入鸡蛋，煮熟即可食用。

功效：适于头昏，疲倦气虚血少的血虚证。

大枣莲子汤

组成：大枣（去核）15 g，莲子肉15 g，花生15 g。

制法：先将莲子肉、花生浸泡1~2小时，然后将3种原料一同置锅内，加水适量，冰糖调味，煮熟匀可食。

功效：益气养血，安神。

龙眼枸杞饮

组成：龙眼15 g，枸杞10 g。

制法：用开水冲泡代茶饮，连渣带茶均可食用。

功效：适于肝肾阴虚、气血不足的血虚证。

阿胶红糖羹

组成：阿胶30 g，红糖适量。

制法：将阿胶烊化后加红糖调味饮之。

功效：适于治疗血虚所致之面色萎黄、口唇苍白、眩晕等症。

首乌汤

组成：首乌30 g，大枣10 g。

制法：先将首乌熬出汁，去渣后，再放入大枣煮20分钟，即可取出食用。

功效：适于头晕耳鸣、失眠健忘的肝肾两虚、精亏血虚证。

乌鸡汤

组成：乌鸡1只（500 g），巴戟天20 g，肉苁蓉10 g。

制法：乌鸡宰杀干净后，切块，置煲中，加入巴戟天、肉苁蓉，加水适量，盐少许，隔水炖1~2小时。

功效：养肝美容，延年益寿。

黄精粟子

组成：黄精15 g，粟子肉50 g，瘦肉250 g。

制法：将瘦肉切块，置锅中，加黄精、粟子肉，再放酒、盐少许，加水适量，蒸 1 小时，取出食之。

功效：滋阴养血，补气健脾。

紫河车汤

组成：净紫河车 1 个，黄芪 30 g。

制法：将紫河车漂洗干净，黄芪熬出汁去渣，紫河车放入黄芪汁中，加黄酒少许，炖 1 小时，取出食之。

功效：适于气血不足所致的虚损消瘦、体倦乏力等虚证。

燕窝蜜枣汤

组成：红糖、燕窝、蜜枣适量。

制法：将燕窝用清水泡开，除去杂质，然后与蜜枣（去核）同放入锅内，加水适量，煮至蜜枣烂熟，再入红糖调味食用。

功效：养颜，祛皱纹，滋润皮肤。

银耳枸杞羹

组成：银耳 15 g，枸杞子 25 g，蜂蜜适量。

制法：将银耳、枸杞子同入锅内，加适量水，用文火煎成浓汁后，加入蜂蜜，再煎 5 分钟即可服用。隔日 1 次，温开水兑服。

功效：滋阴补肾，益气和血，润肌肤，好颜色。

姜枣茶

组成：生姜 200 g，大枣 200 g，盐 20 g，甘草 30 g，丁香、沉香各 30 g。

制法：将上药共捣成粗末和匀。每天晨取 10 ~ 15 g，沸水泡 10 分钟即可代茶饮用。

功效：使容颜红润、肌肤光滑。

美容羹

组成：新鲜成熟的木瓜、鲜牛奶、水各适量。

制法：将木瓜切细，加水适量，与砂糖一同煮至木瓜烂熟，再将鲜牛奶对入煮沸，即可服用。

功效：美容护肤，乌发。常饮可使皮肤光洁、柔嫩、细腻，皱纹减少，面色红润。

三味美颜汁

组成：藕、胡萝卜、苹果、蜂蜜适量。

制法：将藕、胡萝卜、苹果切成小块，一同放入果汁机内绞成汁，再用少许蜂蜜调味饮用。

功效：光泽皮肤，美容养颜。

银耳大枣羹

组成：银耳 25 g，大枣 15 g，陈皮 6 g，鸡蛋 1 个，冰糖适量。

制法：先将大枣去核与银耳同煮 30 分钟，然后放陈皮再煮 10 分钟，加冰糖，打入鸡蛋，拌匀即可食用。

功效：养颜美肤，祛皱纹，消色斑。常饮可使皮肤白嫩、细腻、富有弹性。

山楂赤豆汤

组成：山楂 15 g，金银花 5 g，赤小豆 200 g，冰糖 100 g。

制法：先将山楂、金银花同入锅内，加水适量，煮 20 分钟后，滤去渣质，入赤小豆同煮至烂熟，放少量冰糖调味食用。

功效：开胃，健脾，清热，养颜，美容。

阿胶益寿粥

组成：小米 100 g，阿胶 15 g，冰糖适量。

制法：先将小米煮粥，将熟时加入捣碎的阿胶和冰糖，边煮边搅，煮沸即可服食。

功效：补血益肾，乌发美容，延年益寿。

阿胶鹿茸炖甲鱼

组成：甲鱼肉 300 g，阿胶 15 g，鹿茸 5 g，淮山药 10 g，盐、油各适量。

制法：甲鱼切成大块，沸水去其血污；淮山药浸透洗净，桂圆肉洗净。

将所用的材料置于炖盅内，加入半碗沸水，隔水炖之。待锅内水开后，先用中火炖 1 小时，然后再用小火炖 2 小时即可。将药渣捞出，放少许熟油、盐，咸淡随意。

功效：补血通脉，驻容养颜。

三七阿胶鸡

组成：母鸡 1 只（约 750 g），阿胶 25 g，三七 10 g，葱、姜、盐各适量。

制法：鸡斩块，用沸水除去血污，与阿胶、三七、葱、姜放入高压锅内，添适量清水，烧开后压 20 分钟即可，食用时加盐调味。

功效：活血化瘀，调经，美容颜。

杏仁茯苓饼

组成：杏仁 100 g，茯苓 100 g，面粉 200 g。

制法：将杏仁、茯苓磨成细粉，加面粉，加水适量，调成糊，以微火在平锅里摊烙成薄饼即可。

功效：脾肺同治，健脾利水，宣通肺气。

薏米杏仁粥

组成：薏苡仁 40 g，杏仁 15 g，粳米 80 g。

制法：薏苡仁、粳米煮粥，待半熟时加入杏仁，煮至粥成。

功效：健脾除湿，止咳化痰，润肠通便。

参苓焖鸭

组成：鸭 1 只，大枣 100 g，党参 6 g，茯苓 5 g，陈皮 5 g，苍术 3 g，厚朴 3 g，甘草 2 g，黄酒 1000 g，菜油 1000 g，姜 10 g，葱 10 g，盐 5 g，酱油 15 g，味精 3 g，白糖 10 g，水豆粉 30 g，鸡汤 1500 g。

制法：鸭清内脏、去毛、洗净备用，加黄酒、酱油腌制 30 分钟，将党参、茯苓、陈皮、苍术、厚朴、甘草洗净后放入布袋备用，姜、葱洗净备用。锅内油至 5 成热时放入鸭至皮上色，肉收缩时，捞出控油，将鸭子置于砂锅内，加入鸡汤、大枣、药袋、各种调料，武火煮沸，文火焖至熟烂。

功效：滋阴健脾除湿。

贝母银耳冰糖粥

组成：川贝 10 g，百合 10 g，银耳 10 g，冰糖适量。

制法：川贝用冷水浸泡 1 小时后取出备用，将银耳去蒂，用手撕成大小适中的块状，放入锅内加水淹满，加入川贝中火煮约 15 分钟，再加入冰糖煮溶，放入百合略煮 1 分钟，即可。

功效：养阴清肺，生津止咳，滋养肌肤。

薏仁粥

组成：薏苡仁 60 g，粳米 60 g，盐 5 g，味精 2 g，香油 3 g。

制法：薏苡仁、粳米洗净放入锅中，文火煮成粥，加入调料味，温热后即可食用。

功效：健脾补中，渗湿消肿。

红豆鲤鱼汤

组成：红豆 100 g，鲤鱼 250 g，生姜 1 片，料酒适量。

制法：红豆洗净浸泡 30 分钟，生姜洗净，鲤鱼清洗干净去内脏。将鲤鱼油煎过后加入清水，放入红豆、生姜、料酒，先武火后文火至红豆熟烂，加入调味品即可。

功效：利水消肿。

荷叶茶

组成：干荷叶 50 g，生山楂 10 g，薏米 10 g，橘皮 5 g。

制法：把干荷叶、生山楂、薏米、橘皮研末，混合冲服。用沸水冲泡即可。每日 1 剂，不拘时代茶饮。

功效：理气行水，降脂化浊。

柚子炖鸡

组成：新鲜柚子 1 个，新鲜鸡肉 500 g，姜片、葱白、百合、味精、盐等适量。

制法：将柚子剥皮、去筋皮、去核，取肉 500 g；将鸡肉洗净、切块、焯去血水。将鸡肉、柚子肉同放入砂锅内，置姜片、葱白、百合于鸡肉，调味后，加开水适量，文火炖 4 小时即可。

功效：健脾消食，化痰止咳。

玉米须肉

组成：玉米须 50 g，茯苓 6 g，竹笋 150 g，猪五花肉 500 g，葱、姜各 10 g，盐、料酒、胡椒粉、鸡精、鸡汤适量。

制法：将猪肉洗净、切块，将洗好的玉米须、茯苓用纱布包好，竹笋洗净、切块，葱、姜洗净，各切段、切片备用。炒锅内入油加热至七成热时，加入切好的葱、姜煸炒，加入猪肉同炒，加入盐、料酒、胡椒粉、鸡精、鸡汤同煮，去浮沫，小火慢煮至六成熟时，加入竹笋和药包煮至猪肉熟烂。

功效：健脾祛湿。

山药瘦肉粥

组成：山药 10 g，大枣 10 枚，瘦肉二两，粳米 50 g。

制法：将粳米淘洗干净，山药、瘦肉洗净，削去外皮，切成丁块。取锅加入冷水，下入粳米，用旺火烧沸，搅拌几下，改用小火熬煮至半熟时，加入大枣、山药丁、肉丁，续煮至粥成，最后加入盐调味，即可盛起食用。

功效：益气健脾。

鲢鱼黄芪汤

组成：鲢鱼 1 条，黄芪、糯米适量。

制法：将黄芪、糯米洗净；鲢鱼去鳞、鳃及内脏后洗净。把糯米放入鱼肚内，起油锅，用姜把鲢鱼爆至微黄，把鲢鱼与黄芪一齐放入锅内，加清水适量，武火煮沸后，文火煮 3 小时，调味即可。

功效：益气健脾。

陈皮茯苓粉

组成：陈皮 300 g，茯苓 450 g，薏苡仁 300 g。

制法：将陈皮、茯苓、薏苡仁分别拣去杂质，洗净，晒干或烘干，共研磨成细粉，装瓶，防潮，备用。每日 2 次，每次 15 g，用温开水送服。

功效：化痰化脂降浊。

山药芡实薏仁粥

组成：芡实 15 g，山药 30 g，薏苡仁 30 g，大枣 20 g。

制法：将薏苡仁泡水中 3 小时后捞出，山药去皮。放入所有食材，文火煮沸后继续焖半小时即可。

功效：补气血，清热祛湿，健脾益胃。

荔枝山药

组成：荔枝 300 g，山药 100 g，橙子 1 个。

制法：将山药去皮切块并置于盐醋水里浸泡，捞出装盘，用高压锅蒸熟，将蒸熟的山药压成泥备用；将荔枝洗净去壳、去核，放在淡盐水中浸泡 5 分钟后捞出，沥干水备用；将橙子榨汁备用。将山药泥塞入荔枝内，淋上橙汁即可。

功效：益气温中，健脾开胃。

大枣蒸山药

组成：大枣、山药适量。

制法：山药洗净，去皮，切段；大枣去核，切丁备用。将上两味食材放入锅中蒸，撒上大枣丁，蒸 30 分钟左右即可。

功效：健脾益气。

第四篇

常用美容中药

（按汉语拼音顺序排序）

白 及

【来源】本品为兰科植物白及 *Bletilla striata*（Thunb.）Reichb. f. 的干燥块茎。夏、秋二季采挖，除去须根，洗净，置沸水中煮或蒸至无白心，晒至半干，除去外皮，晒干。

【性状】本品呈不规则扁圆形，多有 2～3 个爪状分枝，少数具 4～5 个爪状分枝，长 1.5～6 cm，厚 0.5～3 cm。表面灰白色至灰棕色，或黄白色，有数圈同心环节和棕色点状须根痕，上面有突起的茎痕，下面有连接另一块茎的痕迹。质坚硬，不易折断，断面类白色，角质样。气微，味苦，嚼之有黏性。（引自《中国药典》）

【鉴别】

1. 本品粉末呈淡黄白色。表皮细胞表面观垂周壁波状弯曲，略增厚，木化，孔沟明显。草酸钙针晶束存在于大的类圆形黏液细胞中，或随处散在，针晶长 18～88 μm。纤维成束，直径 11～30 μm，壁木化，具人字形或椭圆形纹孔；含硅质块细胞小，位于纤维周围，排列纵行。梯纹导管、具缘纹孔导管及螺纹导管直径 10～32 μm。糊化淀粉粒团块无色。

2. 取本品粉末 2 g，加 70% 甲醇 20 mL，超声处理 30 分钟，滤过，滤液蒸干，残渣加水 10 mL 使溶解，用乙醚振摇提取 2 次，每次 20 mL，合并乙醚液，挥至 1 mL，作为供试品溶液。另取白及对照药材 1 g，同法制成对照药材溶液。照薄层色谱法（《中国药典》通则 0502）试验，吸取供试品溶液 5～10 μL、对照药材溶液 5 μL，分别点于同一硅胶 G 薄层板上，以环己烷－乙酸乙酯－甲醇（6∶2.5∶1）为展开剂，展开，取出，晾干，喷以 10% 硫酸乙醇溶液，在 105 ℃ 加热数分钟，放置 30～60 分钟。供试品色谱中，在与对照药材色谱相应的位置上，显相同颜色的斑点；置紫外光灯（365 nm）下检视，显相同的棕红色荧光斑点。（引自《中国药典》）

【检查】

水分：不得过 15.0%（《中国药典》通则 0832 第二法）。

总灰分：不得过 5.0%（《中国药典》通则 2302）。

二氧化硫残留量：按照二氧化硫残留量测定法（《中国药典》通则 2331）测定，不得过 400 mg/kg。

【炮制】洗净，润透，切薄片，晒干。

【性味与归经】苦、甘、涩，微寒。归肺、肝、胃经。

【功能与主治】收敛止血，消肿生肌。用于咯血，吐血，外伤出血，疮疡肿毒，皮肤皲裂。

【用法与用量】6~15 g；研末吞服 3~6 g。外用适量。

【使用注意】不宜与川乌、制川乌、草乌、制草乌、附子同用。

【贮藏】置通风干燥处。

（引自《中国药典》）

【本草沿革】

1. 《神农本草经》："主痈肿，恶创，败疽，伤阴，死肌。"

2. 《名医别录》："除白癣疥虫。"

3. 《药性论》："治面上䵟疱，令人肌滑。"

4. 《新修本草》："手足皲坼，嚼以涂之。"

5. 《本草纲目》："洗面黑，去䵟黯。"

6. 《本草从新》："去腐，逐瘀，生新，除面上䵟疱，涂手足皲裂，令人肌滑。"

7. 《得配本草》："敷手足皲裂，汤火灼伤。"

【附方】

1. 玉容丸（《外科百效全书》）

配方：铅粉三两，白及、白蔹各五钱，干胭脂一个。

制法：共研为末，鸡子白调丸，如肥皂大，日日洗，面容白嫩。

功用：润肤白面。

2. 玉容散（《御药院方》）

配方：白及一两半，白蔹、白僵蚕、炼钟乳粉各半两，白附子（生）、冬瓜子、樟脑（别研）各二钱半，楮桃儿二钱，麝香一钱（别研）。

制法：同为极细末。用玉浆调匀，稀稠得所，临卧涂患处，明旦用温淡浆水洗去。

功用：治面上䵟黯及灭瘢痕。

3. 钱王红白散（《事林广记》）

配方：白及、石榴皮、白附子、冬瓜子、笃褥香各 30 g。

制法：上药为细末，即以法酒浸 3 日。早起洗面毕，敷之。

功用：润肤香肤，悦白面容。

4. 红玉散 (《古今图书集成·医部全录》)

配方：白及 0.9 g，白芷、藿香、牙皂各 6 g，甘松、木贼、细辛、三奈子、白丁香、杏仁、密陀僧各 3 g，花粉、白茯苓各 4.5 g，樟脑 1.5 g。

制法：为末，临卧以津唾或乳汁调，敷面，次早温水洗去。

功用：治面上酒刺、风刺、黑靥斑子。

【化学成分】白及含有糖类、联苄类及其衍生物、菲类、二氢菲类、菲醌类、联菲类、双菲醚类、甾体及三萜等有效成分。

【药理作用】

1. 促进胃肠道黏膜的修复：白及可以促进胃肠道黏膜和消化道溃疡的修复愈合，保护胃黏膜功能。研究人员通过建立葡聚糖硫酸钠诱导的溃疡性结肠炎小鼠模型，发现白及多糖能减少炎性细胞浸润并修复肠道黏膜的损伤。

2. 美白：研究发现白及须根乙醇提取物具有强大的抗 1,1 - 二苯基 - 2 - 三硝基苯肼自由基、2,2' - 二氮 (3 - 乙基苯并噻唑 - 6 - 磺酸) 二铵盐自由基清除活性和铁离子还原活性。

3. 抗肿瘤：从白及中提取得到的 2 种菲醌类化合物能够诱导 A549 细胞产生大量活性氧自由基，从而减缓癌细胞周期、导致癌细胞凋亡，最终抑制肿瘤的生长。

4. 增强免疫：有研究表明，通过白及多糖腹腔注射四氧嘧啶诱导的 2 型糖尿病小鼠模型，发现小鼠的脾脏和胸腺指数都有不同程度的升高，表明白及多糖对机体免疫有增强的作用。

参考文献

[1] 李雨芯，余雪嫣，黄雪. 白及多糖上调溃疡性结肠炎小鼠肠黏膜紧密连接蛋白 occludin 的表达 [J]. 基础医学与临床，2021，41 (7)：941 - 945.

[2] LUO Y Y, WANG J, LI S, et al. Discovery and identification of potential anti-melanogenic active constituents of Bletilla striata by zebrafish model and molecular docking [J]. BMC Complement Med Ther, 2022, 22 (1)：9.

[3] SUN A J, LIU J Q, PANG S Q, et al. Two novel phenanthraquinones with anti-cancer activity isolated from Bletilla striata [J]. Bioorg Med Chem Lett, 2016, 26 (9)：2375 - 2379.

[4] 马小双，蒋倩，李文艳. 白及粗多糖功效研究 [J]. 绿色科技，2019 (20)：153 - 155.

【食用指南】

（一）茶饮

1. 旱莲白及茶

配方：墨旱莲 30 g，白及 15 g，甘草 10 g，大枣 8 个。

制作：将大枣泡开，去核，与上述前三味药一同煎沸，焖 15 分钟后，取汁代茶频饮，血止后停用。

功用：补虚益脾止血。

2. 白及茶

配方：白及 6 g。

制作：将白及捣碎，放入杯中，用沸水冲泡，加盖焖 15 分钟后，代茶饮用。每日 1~2 剂。

功用：生肌补肺，止血抑菌。

（二）食疗

1. 白及炖猪肺：冲尽猪肺肺叶中的血液，控去水分，投入沸水锅中汆透捞出，洗净血沫。白及用清水浸软，洗净、切片；姜洗净、切片。将炖锅置于火上，倒入清水 1200 mL，将猪肺、白及、植物油倒入锅中，先用武火，水沸后改用文火，然后加姜、料酒、精盐炖煮 40 分钟即成。具有益气、润肤、美白之效。

2. 白及炖鹌鹑：将白及用清水浸软，洗净，切片；鹌鹑宰杀后去毛、内脏和爪，洗净；姜洗净、切片，葱洗净、切段。将白及、鹌鹑、葱、姜同放炖锅内，加入清水 1000 mL，先用武火烧沸，再用文火炖煮 35 分钟，加入精盐、味精、植物油即可。具有润肺美白、活血行气之效。

3. 白及糯米粥：白及粉 15 g，蜂蜜 10 g，糯米 100 g，大枣 5 个。用糯米、大枣、蜂蜜加水煮粥至将熟时，将白及粉入粥中，改小火稍煮片刻，待粥汤稠黏时即可。具有补肺止血、养胃生肌之效。

【现代应用】

白及美白面膜：具有滋润肌肤、令肌肤光滑如玉的作用。白及富含淀粉、葡萄糖、挥发油、黏液质等，外用涂擦，可消除脸上痤疮留下的痕迹，让肌肤光滑无痕。

白 蔹

【来源】本品为葡萄科植物白蔹 *Ampelopsis japonica*（Thunb.）Makino 的干燥块根。春、秋二季采挖，除去泥沙和细根，切成纵瓣或斜片，晒干。

【性状】本品纵瓣呈长圆形或近纺锤形，长 4～10 cm，直径 1～2 cm。切面周边常向内卷曲，中部有 1 突起的棱线。外皮红棕色或红褐色，有纵皱纹、细横纹及横长皮孔，易层层脱落，脱落处呈淡红棕色。斜片呈卵圆形，长 2.5～5 cm，宽 2～3 cm。切面类白色或浅红棕色，可见放射状纹理，周边较厚，微翘起或略弯曲。体轻，质硬脆，易折断，折断时有粉尘飞出。气微，味甘。（引自《中国药典》）

【鉴别】

1. 粉末淡红棕色。淀粉粒单粒，长圆形、长卵形、肾形或不规则形，直径 3～13 μm，脐点不明显；复粒少数。草酸钙针晶长 86～169 μm，散在或成束存在于黏液细胞中。草酸钙簇晶直径 25～78 μm，棱角宽大。具缘纹孔导管，直径 35～60 μm。

2. 取本品粉末 2 g，加乙醇 30 mL，加热回流 1 小时，滤过，滤液蒸干，残渣加乙醇 2 mL 使溶解，作为供试品溶液。另取白蔹对照药材 2 g，同法制成对照药材溶液。照薄层色谱法（《中国药典》通则 0502）试验，吸取上述两种溶液各 5 μL，分别点于同一硅胶 G 薄层板上，以三氯甲烷－甲醇（6∶1）为展开剂，展开，取出，晾干，喷以 10% 硫酸乙醇溶液，在 105 ℃加热至斑点显色清晰。供试品色谱中，在与对照药材色谱相应的位置上，显相同颜色的斑点。（引自《中国药典》）

【检查】

杂质：不得过 3%（《中国药典》通则 2301）。

水分：不得过 15.0%（《中国药典》通则 0832 第二法）。

总灰分：不得过 12.0%（《中国药典》通则 2302）。

酸不溶性灰分：不得过 3.0%（《中国药典》通则 2302）。

【炮制】除去杂质，洗净，润透，切厚片，干燥。

【性味与归经】苦，微寒。归心、胃经。

【功能与主治】清热解毒，消痈散结，敛疮生肌。用于痈疽发背，疔疮，瘰疬，烧烫伤。

【用法与用量】5~10 g。外用适量，煎汤洗或研成极细粉敷患处。

【使用注意】不宜与川乌、制川乌、草乌、制草乌、附子同用。

【贮藏】置通风干燥处，防蛀。

（引自《中国药典》）

【本草沿革】

1. 《神农本草经》："主痈肿疽疮，散结气，止痛，除热，目中赤，小儿惊痫，温疟，女子阴中肿痛。"

2. 《药性论》："治面上疱疮。"

3. 《日华子本草》："止惊邪，发背、瘰疬、肠风、痔漏、刀箭疮、仆损。温热疟疾，血痢，烫火伤，生肌止痛。"

4. 《萃金裘本草述录》："清少阳上逆之火，泄厥阴亦郁之热，治虚风劳热，消败浊瘀脓，收敛疮口，解散风毒，消瘰疬，开结滞，平痔漏，清赤目，理痈脓，收带浊，止血痢，除酒闭，灭粉刺。"

5. 《本草图经》："今医治风、金疮及面药方多用之。"

【附方】

1. 白蔹散（《太平圣惠方》）

配方：白蔹、炮天雄各 150 g，商陆、踯躅花（酒拌炒）各 50 g，黄芩、炮干姜各 100 g。

制法：捣筛为细散，每于食前以温酒调下 10 g。

功用：治白癜风，遍身斑点瘙痒。

2. 玉龙膏（《普济方》）

配方：白蔹、白芷、茅香、零陵香各等份，瓜蒌仁 25 g，麝香少许。

制法：上药前三味，以香油煎令稍焦，去滓，与其他药以蜡少许调匀，用度极妙。

功用：可令面光润不皱，退黠。

【化学成分】主要含有多酚类、蒽醌类、黄酮类、甾醇类、有机酸类、三萜类、挥发油类和木脂素类等化合物。

【药理作用】

1. 抑菌：研究表明，白蔹水煎液对金黄色葡萄球菌、绿脓杆菌、福氏痢疾杆菌和大肠杆菌均有体外抑菌作用。白蔹正丁醇萃取物对金黄色葡萄球菌、大肠杆菌和串珠镰孢菌具有很好的抑菌活性，且具有浓度剂量依赖性。

2. 抗肿瘤：利用乙醚和乙酸乙酯洗脱从白蔹中分离出的没食子酸、白藜芦醇、齐墩果酸均可显著抑制人肝癌细胞 HepG2 的增殖，并具有浓度依赖性。

3. 免疫调节：白蔹多糖 AJP-4 和 AJP-7 可以使免疫低下小鼠模型体内免疫活性明显增强，且不同量级的白蔹多糖活性不同。

参考文献

[1] 李媛媛，宫小勇，晁旭，等. 白蔹的化学成分、质量控制及药理作用研究进展[J].沈阳药科大学学报，2020，37（10）：956-960.

[2] 杭佳. 白蔹抗肿瘤活性部位化学成分及其含量测定研究 [D].武汉：湖北中医药大学，2013.

[3] 李岩. 白蔹多糖的结构特征及免疫活性研究 [D].佳木斯：佳木斯大学，2017.

【食用指南】

茶饮

玫瑰白蔹茶

配方：白蔹 6 g，玫瑰花 3 朵，大枣 5 枚。

制法：将诸物混合后用沸水冲泡 15 分钟即成。

功用：排毒散瘀，润肤养颜。

白 芷

【来源】本品为伞形科植物白芷 *Angelica dahurica*（Fisch. ex Hoffm.）Benth. et Hook. f. 或杭白芷 *Angelica dahurica*（Fisch. ex Hoffm.）Benth. et Hook. f. var. formosana（Boiss.）Shan et Yuan 的干燥根。夏、秋间叶黄时采挖，除去须根和泥沙，晒干或低温干燥。（引自《中国药典》）

【性状】本品呈长圆锥形，长 10～25 cm，直径 1.5～2.5 cm。表面灰棕色或黄棕色，根头部钝四棱形或近圆形，具纵皱纹、支根痕及皮孔样的横向突起，有的排列成四纵行。顶端有凹陷的茎痕。质坚实，断面白色或灰白色，粉性，形成层环棕色，近方形或近圆形，皮部散有多数棕色油点。气芳香，味辛、微苦。（引自《中国药典》）

【鉴别】

1. 本品粉末黄白色。淀粉粒甚多，单粒圆球形、多角形、椭圆形或盔帽形，直径 3 ~ 25 μm，脐点点状、裂缝状、十字状、三叉状、星状或人字状；复粒多由 2 ~ 12 分粒组成。网纹导管、螺纹导管直径 10 ~ 85 μm。木栓细胞多角形或类长方形，淡黄棕色。油管多已破碎，含淡黄棕色分泌物。

2. 取本品粉末 0.5 g，加乙醚 10 mL，浸泡 1 小时，时时振摇，滤过，滤液挥干，残渣加乙酸乙酯 1 mL 使溶解，作为供试品溶液。另取白芷对照药材 0.5 g，同法制成对照药材溶液。再取欧前胡素对照品、异欧前胡素对照品，加乙酸乙酯制成每 1 mL 含 1 mg 的混合溶液，作为对照品溶液。照薄层色谱法（《中国药典》通则 0502）试验，吸取上述三种溶液各 4 μL，分别点于同一硅胶 G 薄层板上，以石油醚（30 ~ 60 ℃）- 乙醚（3：2）为展开剂，在 25 ℃以下展开，取出，晾干，置紫外光灯（365 nm）下检视。供试品色谱中，在与对照药材色谱和对照品色谱相应的位置上，显相同颜色的荧光斑点。（引自《中国药典》）

【检查】

水分：不得过 14.0%（《中国药典》通则 0832 第四法）。

总灰分：不得过 6.0%（《中国药典》通则 2302）。

重金属及有害元素：照铅、镉、砷、汞、铜测定法（《中国药典》通则 2321 原子吸收分光光度法或电感耦合等离子体质谱法）测定，铅不得过 5 mg/kg；镉不得过 1 mg/kg；砷不得过 2 mg/kg；汞不得过 0.2 mg/kg；铜不得过 20 mg/kg。

【炮制】除去杂质，大小分开，略浸，润透，切厚片，干燥。

【性味与归经】辛，温。归胃、大肠、肺经。

【功能与主治】解表散寒，祛风止痛，宣通鼻窍，燥湿止带，消肿排脓。用于感冒头痛，眉棱骨痛，鼻塞流涕，鼻鼽，鼻渊，牙痛，带下，疮疡肿痛。

【用法与用量】3 ~ 10 g。

【贮藏】置阴凉干燥处，防蛀。

（引自《中国药典》）

【本草沿革】

1. 《神农本草经》："长肌肤，润泽。可作面脂。"

2. 《名医别录》："主治风邪……可作膏药面脂，润颜色。"

3. 《本草求真》："色白味辛，气温力浓，通窍行表，为足阳明经祛风散湿主药，故能治阳明一切头面诸疾……面黑瘢疵者是也。"

4.《日华子本草》："止痛生肌，去面皯疵瘢。"

5.《本草蒙筌》："作面脂去面瘢，散目痒止目泪。"

6.《本草纲目》："去面黑。"

7.《本草正义》："气味辛温，芳香特甚，最能燥湿。《本经》所谓长肌肤而润泽颜色者，以温养为义。"

【附方】

1. 玉肌散（《外科正宗》）

配方：绿豆半升，滑石、白芷、白附子各二钱。

制法：共为细末，每用三匙，早晚洗面时汤调洗患上。

功用：治雀斑，酒刺，白屑风皮肤作痒。

2. 白芷膏（《刘涓子鬼遗方》）

配方：白芷、蔓荆子、附子、防风、川芎、莽草、细辛、黄芩、当归、蜀椒各一两（去汗闭口），大黄一两半，马髻膏五合（此所用无多）。

制法：上十二味切，以腊月猪脂三升合诸药，微火煎三上三下，白芷色黄膏成。洗发。勿近面。

功用：长发泽发。

3. 决效散（《普济方》）

配方：贯众三两，白芷一两。

制法：为细末。油调涂之。

功用：治风痒头疮。

【化学成分】主要含香豆素类、挥发油类、苷类、生物碱类、多糖类、氨基酸类等多种化学成分。

【药理作用】

1. 抗感染：有研究利用 RAW 264.7 细胞对白芷醇提物的抗感染活性进行分析，结果表明白芷醇提物通过抑制核转录因子 – κB（nuclear factor-κB，NF-κB）通路起到抗感染作用。

2. 镇痛：研究发现白芷总挥发油可提高甲醛所致疼痛模型大鼠痛阈，并认为白芷总挥发油是通过显著降低外周血中单胺类神经递质的含量，升高中枢多巴胺、5 – 羟色胺含量，降低去甲肾上腺素和 5 – 羟吲哚乙酸含量从而发挥镇痛作用。

3. 美白：研究发现白芷主要是通过抑制酪氨酸酶活性而发挥美白功效。此外，有研究者利用水蒸气蒸馏法提取白芷中的挥发油成分，证明挥发油具有良好的美白功效。

4. 抑菌：研究表明白芷提取物对金黄色葡萄球菌、表皮葡萄球菌、变形杆菌、乙型副伤寒沙门菌、枯草芽孢杆菌、铜绿假单胞菌、大肠杆菌、克雷伯菌、卟啉单胞菌、厌氧消化链球菌及阴道加德纳菌等多种细菌均有抑制作用。

参考文献

[1] LEE M Y, LEE J A, SEO C S, et al. Anti-inflammatory activity of Angelica dahurica ethanolic extract on RAW 264. 7 cells via up regulation of heme oxygenase-1 [J]. Food Chem Toxicol, 2011, 49 (5): 1047 – 1055.

[2] 聂红, 沈映君, 曾南, 等. 白芷总挥发油对疼痛模型大鼠的神经递质的影响 [J]. 中药药理与临床, 2002, 18 (3): 11 – 14.

[3] 杨笑. 中药美白成分的筛选及美白霜的制备研究 [J]. 中国处方药, 2017, 15 (10): 37 – 38.

[4] 徐广, 任星宇, 罗敏, 等. 鲜白芷挥发油提取工艺优化、成分分析及其抑制酪氨酸酶活性研究 [J]. 时珍国医国药, 2018, 29 (8): 1854 – 1856.

[5] 吉庆, 马宇衡, 张烨. 白芷的化学成分及药理作用研究进展 [J]. 食品与药品, 2020, 22 (6): 509 – 514.

【食用指南】

（一）茶饮

银花白芷茶
配方：银花 20 g，白芷 6 g。
制法：水煎，代茶饮。
功用：疏风清热，散邪通窍。

（二）食疗

1. 白芷虾仁粥：白芷 15 g，当归 10 g，黄芪 10 g，桔梗 6 g，虾仁 50 g，粳米 50 g。将虾仁、粳米洗净。将白芷、当归、黄芪、桔梗用纱布包扎，放入砂锅中，加清水 800 mL 武火烧沸后，改用文火煮 30 分钟。将虾仁、粳米放入砂锅中，熬 15 分钟成粥即可。具有调补气血、健胸丰乳之效。

2. 白芷鲤鱼汤：白芷 20 g，鲤鱼 1 条（约重 250 g），味精 1 g，盐 2 g，姜 5 g。将鱼刮鳞、洗净，白芷洗净，姜洗净、切片。将白芷布包，与鲤鱼、姜片同放入锅中，加清水 1000 mL，共煮 30 分钟至鱼熟。加味精、盐适量调味即成。具有调养气血、丰满乳房之效。

3. 白芷烧兔肉：白芷 15 g，兔肉 500 g，莴苣头 300 g，料酒 10 mL，白糖 15 g，生姜 15 g，葱 15 g，精盐 5 g，味精 2 g，芝麻油 3 mL，酱油 3 mL，食用油 100 mL。将白芷洗净、润透、切块，莴苣头去皮、洗净、切块，兔肉洗净，切 5 cm 见方的块，姜洗净、切片，葱洗净、切段。将炒锅置武火上烧热，加入食用油，烧至六成热，下入酱油、白糖、葱、姜炒香，加入兔肉、白芷、莴苣、清水 1000 mL，烧 60 分钟至熟。加入盐、味精调味即成。具有补中益气、养容驻颜之效。

白 术

【来源】本品为菊科植物白术 *Atractylodes macrocephala* Koidz. 的干燥根茎。冬季下部叶枯黄、上部叶变脆时采挖，除去泥沙，烘干或晒干，再除去须根。（引自《中国药典》）

【性状】本品为不规则的肥厚团块，长 3 ~ 13 cm，直径 1.5 ~ 7 cm。表面灰黄色或灰棕色，有瘤状突起及断续的纵皱和沟纹，并有须根痕，顶端有残留茎基和芽痕。质坚硬不易折断，断面不平坦，黄白色至淡棕色，有棕黄色的点状油室散在；烘干者断面角质样，色较深或有裂隙。气清香，味甘、微辛，嚼之略带黏性。（引自《中国药典》）

【鉴别】

1. 本品粉末淡黄棕色。草酸钙针晶细小，长 10 ~ 32 μm，存在于薄壁细胞中，少数针晶直径至 4 μm。纤维黄色，大多成束，长梭形，直径约至 40 μm，壁甚厚，木化，孔沟明显。石细胞淡黄色，类圆形、多角形、长方形或少数纺锤形，直径 37 ~ 64 μm。薄壁细胞含菊糖，表面显放射状纹理。导管分子短小，为网纹导管及具缘纹孔导管，直径至 48 μm。

2. 取本品粉末 0.5 g，加正己烷 2 mL，超声处理 15 分钟，滤过，取滤液作为供试品溶液。另取白术对照药材 0.5 g，同法制成对照药材溶液。照薄层色谱法（《中国药典》通则 0502）试验，吸取上述新制备的两种溶液各 10 μL，分别点于同一硅胶 G 薄层板上，以石油醚（60 ~ 90 ℃）- 乙酸乙酯（50 : 1）为展开剂，展开，取出，晾干，喷以 5% 香草醛硫酸溶液，加热至斑点显色清晰。供试品色谱中，在与对照药材色谱相应的位置上，显相

同颜色的斑点，并应显有一桃红色主斑点（苍术酮）。（引自《中国药典》）

【检查】

水分：不得过 15.0%（《中国药典》通则 0832 第二法）。

总灰分：不得过 5.0%（《中国药典》通则 2302）。

二氧化硫残留量：照二氧化硫残留量测定法（《中国药典》通则 2331）测定，不得过 400 mg/kg。

色度：取本品最粗粉 1 g，精密称定，置具塞锥形瓶中，加 55% 乙醇 200 mL，用稀盐酸调节 pH 至 2～3，连续振摇 1 小时，滤过，吸取滤液 10 mL，置比色管中，照溶液颜色检查法（《中国药典》通则 0901 第一法）试验，与黄色 9 号标准比色液比较，不得更深。

【炮制】

白术：除去杂质，洗净，润透，切厚片，干燥。

麸炒白术：将蜜炙麸皮撒入热锅内，待冒烟时加入白术片，炒至黄棕色、逸出焦香气，取出，筛去蜜炙麸皮。每 100 kg 白术片，用蜜炙麸皮 10 kg。

【性味与归经】苦、甘，温。归脾、胃经。

【功能与主治】健脾益气，燥湿利水，止汗，安胎。用于脾虚食少，腹胀泄泻，痰饮眩悸，水肿，自汗，胎动不安。

【用法与用量】6～12 g。

【贮藏】置阴凉干燥处，防蛀。

（引自《中国药典》）

【本草沿革】

1.《神农本草经》："作煎饵久服，轻身延年不饥。"

2.《药性论》："主面光悦，驻颜去䵟。"

3.《新修本草》："利小便。及用苦酒渍之，用拭面䵟黯，极效。"

【附方】

1. 白术酒（《普济方》）

配方：白术二十五斤。

制法：洗净，以东流水二石五斗，于不津器中，渍之二十日，去渣，内汁于大盆中五夜，汁当变如血，取以渍麴，如家酿法，造酒熟取清，任性饮之，十日万病除。

功用：令白发返黑，齿去更生，面有光泽。

2. 七元归真膏（《遵生八笺·饮馔服食笺》）

配方：白术（去粗皮）1 kg，苍术 500 g，琥珀（饭上蒸一炊许，为末）30 g。

制法：前二味水煎去渣熬膏，入琥珀。日 15 g，开水调下或含化。

功用：悦泽润色

【化学成分】主要包含倍半萜和三萜类、聚乙炔类、多糖类、香豆素和苯丙素类、黄酮和黄酮苷类、苯醌类、甾体类等化合物。

【药理作用】

1. 保肝：研究发现急性肝损伤小鼠经过白术挥发油预处理可降低血液中谷丙转氨酶和谷草转氨酶水平，以及提高肝脏内谷胱甘肽（Glutathione，GSH）水平。

2. 抗感染：研究表明白术内酯 I 可以抑制氧化低密度脂蛋白诱导的血管平滑肌细胞的增殖和迁移，并减少炎症细胞因子的产生以及人单核细胞趋化蛋白 – 1 的表达，对血管平滑肌炎症有一定影响。

3. 抑菌：研究发现白术挥发油对大肠杆菌、铜绿假单胞菌、沙门菌、金黄色葡萄球菌和枯草芽孢杆菌的生长均有抑制作用，最低抑菌浓度为 0.5 ~ 2.0 mg/mL。

参考文献

[1] 李铮. 白术挥发油对小鼠急性肝损伤的作用及其机制 [D]. 长春：吉林大学，2020.

[2] 顾思浩，孔维崧，张彤，等. 白术的化学成分与药理作用及复方临床应用进展 [J]. 中华中医药学刊，2020，38（1）：69 – 73.

[3] WU Y X, LU W W, GENG Y C, et al. Antioxidant, antimicrobial and anti-inflammatory activities of essential oil derived from the wild rhizome of atractylodes macrocephala [J]. Chem Biodivers, 2020, 17 (8): e2000268.

【食用指南】

（一）茶饮

白术甘草茶

配方：白术 15 g，甘草 3 g，水 600 mL，绿茶 3 g。

制法：将白术、甘草加水，煮沸 10 分钟，加入绿茶即可。分 3 次温饮，再泡再服，日服 1 剂。

功用：健脾补肾，益气生血。

（二）食疗

1. 白术糕：白术粉 150 g，糯米粉 500 g，白糖 30 g。将白术粉、糯米粉、白糖和匀，加清水适量，揉成面团。将面团放笼内，用武火蒸 20 分钟，出笼即成。具有补脾健胃、益气养颜之效。

2. 芪术鸡翅：白术 6 g，黄芪 6 g，净鸡翅 250 g，料酒 10 mL，葱 10 g，姜 10 g，大料 5 g，食盐 3 g，清汤 800 mL。将鸡翅洗净，放入锅中。姜洗净、切片，葱洗净、切段。锅内倒入清汤，置于火上。将黄芪、白术、葱段、姜片、大料、料酒、食盐放入锅中，武火烧开后，改用文火炖 90 分钟至熟即成。具有补气健脾、生肌丰乳之效。

【现代应用】

白术祛斑面膜：将白术粉用水、适量白醋调匀，均匀涂抹于脸上，15 ~ 30 分钟洗去即可，可治雀斑和黑斑。

百 合

【来源】本品为百合科植物卷丹 *Lilium lancifolium* Thunb.、百合 *Lilium brownii* F. E. Brown var. viridulum Baker 或细叶百合 *Lilium pumilum* DC. 的干燥肉质鳞叶。秋季采挖，洗净，剥取鳞叶，置沸水中略烫，干燥。（引自《中国药典》）

【性状】本品呈长椭圆形，长 2 ~ 5 cm，宽 1 ~ 2 cm，中部厚 1.3 ~ 4 mm。表面黄白色至淡棕黄色，有的微带紫色，有数条纵直平行的白色维管束。顶端稍尖，基部较宽，边缘薄，微波状，略向内弯曲。质硬而脆，断面较平坦，角质样。气微，味微苦。（引自《中国药典》）

【鉴别】取本品粉末 1 g，加甲醇 10 mL，超声处理 20 分钟，滤过，滤液浓缩至 1 mL，作为供试品溶液。另取百合对照药材 1 g，同法制成对照药材溶液。照薄层色谱法（《中国药典》通则 0502）试验，吸取上述两种溶液各 10 μL，分别点于同一硅胶 G 薄层板上，以石油醚（60 ~ 90 ℃）– 乙酸乙酯 – 甲酸（15∶5∶1）的上层溶液为展开剂，展开，取出，晾干，喷以 10% 磷钼酸乙醇溶液，加热至斑点显色清晰。供试品色谱中，在与对照药材色谱相应的位置上，显相同颜色的斑点。（引自《中国药典》）

【检查】

水分：不得过 13.0%（《中国药典》通则 0832 第二法）。

总灰分：不得过 5.0%（《中国药典》通则 2302）。

【炮制】

百合：除去杂质。

蜜百合：取净百合，照蜜炙法（《中国药典》通则 0213）炒至不黏手。每 100 kg 百合，用炼蜜 5 kg。

【性味与归经】甘，寒。归心、肺经。

【功能与主治】养阴润肺，清心安神。用于阴虚燥咳，劳嗽咯血，虚烦惊悸，失眠多梦，精神恍惚。

【用法与用量】6～12 g。

【贮藏】置通风干燥处。

（引自《中国药典》）

【本草沿革】

1.《神农本草经》："主邪气腹胀心痛，利大小便，补中益气。"

2.《日华子本草》："安心，定胆，益志，养五脏。"

【附方】

百合散（《疡医大全》）

配方：百合、黄柏各 30 g，白及 0.6 g，轻粉 5 L，蓖麻仁 50 粒。

制法：为细末，搽用或以朴硝调和作饼贴用。

功用：治独骨疮，即颐颏生疮，津淫不止。

【化学成分】主要含甾体皂苷类、酚酸类、生物碱类、多糖类和氨基酸类等化合物。

【药理作用】

1. 抑菌：从百合中分离得到的甾体糖苷生物碱和呋喃甾醇皂苷对灰霉病菌均有一定的抑制作用，通过抑制灰霉病菌对甾体糖苷生物碱和呋喃甾醇皂苷的代谢速率，从而达到抗真菌作用。

2. 抗氧化：细叶百合多酚提取物对 DPPH 自由基、超氧阴离子自由基和羟自由基这三种自由基均具有较好的清除能力，并且在测试浓度范围之间，细叶百合的抗氧化活性始终强于常见的抗氧化剂芦丁。

3. 免疫调节：研究发现百合多糖能显著促进正常小鼠及免疫功能低下的小鼠巨噬细胞的吞噬能力，表明其能够促进小鼠的非特异性免疫功能。

参考文献

[1] 孙佳宁, 连希俪, 孙伶俐, 等. 百合主要成分及药理作用研究进展 [J]. 中国野生植物资源, 2022, 41 (7): 45–50.

[2] 靳磊, 刘师源, 张萍. 细叶百合鳞茎多酚类物质组成及其抗氧化活性 [J]. 湖北农业科学, 2015, 54 (20): 5103–5107.

[3] 李新华, 弥曼, 李汾, 等. 百合多糖免疫调节作用的实验研究 [J]. 现代预防医学, 2010, 37 (14): 2708–2709.

【食用指南】

（一）茶饮

百合茶饮

配用：新鲜百合 400 g，大枣 20 g。

制法：将大枣放入锅中，加清水煮沸，除去渣，放入泡过的百合，煮熟后即可饮用。

功用：宁心安神，用于治疗失眠。

（二）食疗

1. 百合玉竹牛肉汤：牛肉 300 g，玉竹 30 g，百合 10 g，桃仁 5 g，生姜 5 g，植物油 10 mL，食盐 4 g。将牛肉洗净后切成片，用沸水拖过备用；姜洗净、切片；将百合、玉竹分别洗净备用；桃仁用沸水烫一下，去衣备用。将上述材料一起放进砂锅中，加清水 1200 mL，用大火煮沸 5～10 分钟后，改用文火煮 120 分钟，加食盐调味后即可。具有滋阴养血、润肤增白之效。

2. 百合大枣粥：百合（干品）、甘草（干品）各 10 g，小麦米 60 g，大枣 12 枚，红糖 30 g。将百合、甘草（研粉）、小麦米、大枣、红糖一起放入砂锅内，同煮成粥。每日 1～2 次，温热服食。具有益气健脾、宁心安神、除烦润肤之效。久服可改善不良情绪，增进食欲，使皮肤红润细白，还可防止皮肤衰老，减少皮肤皱纹。

柏子仁

【来源】本品为柏科植物侧柏 *Platycladus orientalis*（L.）Franco 的干燥

成熟种仁。秋、冬二季采收成熟种子，晒干，除去种皮，收集种仁。（引自《中国药典》）

【性状】本品呈长卵形或长椭圆形，长4~7mm，直径1.5~3mm。表面黄白色或淡黄棕色，外包膜质内种皮，顶端略尖，有深褐色的小点，基部钝圆。质软，富油性。气微香，味淡。（引自《中国药典》）

【鉴别】本品粉末深黄色至棕色。种皮表皮细胞长条形，常与含棕色色素的下皮细胞相连。内胚乳细胞类多角形或类圆形，胞腔内充满较大的糊粉粒和脂肪油滴，糊粉粒溶化后留有网格样痕迹。子叶细胞呈长方形，胞腔内充满较小的糊粉粒和脂肪油滴。（引自《中国药典》）

【检查】

酸败度：照酸败度测定法（《中国药典》通则2303）测定。

酸值：不得过40.0。

羰基值：不得过30.0。

过氧化值：不得过0.26。

黄曲霉毒素：照真菌毒素测定法（《中国药典》通则2351）测定。

本品每1000g含黄曲霉毒素B_1不得过5μg，黄曲霉毒素G_2、黄曲霉毒素G_1、黄曲霉毒素B_2和黄曲霉毒素B_1总量不得过10μg。

【炮制】

柏子仁：除去杂质和残留的种皮。

柏子仁霜：取净柏子仁，照制霜法（《中国药典》通则0213）制霜。

【性味与归经】甘，平。归心、肾、大肠经。

【功能与主治】养心安神，润肠通便，止汗。用于阴血不足，虚烦失眠，心悸怔忡，肠燥便秘，阴虚盗汗。

【用法与用量】3~10g。

【贮藏】置阴凉干燥处，防热，防蛀。

（引自《中国药典》）

【本草沿革】

1.《日华子本草》：“治内润皮肤。”

2.《本草纲目》：“其可烧沥治疥癣。”

【附方】

柏子仁丸（《太平圣惠方》）

配方：柏子仁、炒秦艽各三两，酸石榴皮、何首乌、马齿苋、莲子草、旋覆花各二两。

制法：捣罗为末，炼蜜合丸，如梧桐子大，每服 30 丸，空腹热水下，日 2 次。

功用：壮血脉，黑髭鬓，治髭鬓早白。

【化学成分】主要包含油脂、氨基酸、皂苷和萜类等化学成分。

【药理作用】

1. 镇静安神：研究发现柏子仁油能不同程度地增加小鼠睡眠指数，柏子仁皂苷能明显延长小鼠睡眠时间。柏子仁油能不同程度地增加小鼠睡眠指数。

2. 改善阿尔茨海默病：有研究报道，柏子仁苷具有对阿尔茨海默病模型大鼠的行为改善作用。应用 Morris 水迷宫实验测定阿尔茨海默病模型大鼠的学习与记忆功能，结果显示柏子仁苷可以通过抑制阿尔茨海默病模型大鼠海马体氧化应激反应，提高抗氧化系统活性，从而改善模型大鼠的认知功能，对模型大鼠具有神经保护作用。

参考文献

[1] 周静，许一凡. 柏子仁化学成分与药理活性研究进展 [J]. 化学研究，2019, 30
　　(4)：429 – 433.

[2] 索金红，牟海军，刘晓娟，等. 柏子仁苷对阿尔茨海默病模型大鼠的行为改善作用
　　及其相关作用机制 [J]. 中国比较医学杂志，2018, 28（6）：84 – 88, 95.

【食用指南】

（一）茶饮

柏子仁茶

配方：炒柏子仁 15 g，冰糖适量。

制法：将炒柏子仁和冰糖一起放入杯中，冲入沸水，盖焖 15～20 分钟即可饮用。

功用：养心安神，益智，润肠。

（二）食疗

1. 柏子仁粥：柏子仁 15 g，粳米 100 g，蜂蜜 3 g。柏子仁去杂质，洗净，稍捣烂；粳米洗净。将柏子仁、粳米放入锅中，加清水 800 mL，武火

煮沸后，改用文火煮 30 分钟，加入蜂蜜调味即成。具有养心舒肝、滋补益寿之效。

2. 柏子仁烧猪蹄：柏子仁 50 g，猪蹄 250 g，生姜 5 g，葱 5 g，味精 2 g，精盐 3 g，大蒜 5 g。将猪蹄去毛洗净，剁成 5 cm 见方小块，放入沸水中过水，弃水取出；姜洗净、切片，葱洗净、切段。加入清水 1200 mL 炖 45 分钟至半熟时，加入柏子仁继续炖 50 分钟，到快烂熟时加入葱、姜、蒜、盐、味精，再炖 15 分钟即可。具有滋肾润燥、防皱去皱之效。

【现代应用】

药枕：柏子仁枕头的功效与作用是润肠通便、养心安神。这是因为其中所含的松萜、柠檬萜等，能够起到松弛神经、稳定情绪的作用，做成枕头以后就能够发挥作用。比较适合工作压力过大，从而导致失眠、焦虑、多梦及睡眠不安的症状出现者，能够有效地起到安神、缓解焦虑及帮助睡眠的作用。

侧柏叶

【来源】 本品为柏科植物侧柏 *Platycladus orientalis*（L.）Franco 的干燥枝梢和叶。多在夏、秋二季采收，阴干。（引自《中国药典》）

【性状】 本品多分枝，小枝扁平。叶细小鳞片状，交互对生，贴伏于枝上，深绿色或黄绿色。质脆，易折断。气清香，味苦涩、微辛。（引自《中国药典》）

【鉴别】

1. 本品粉末黄绿色。叶上表皮细胞长方形，壁略厚。下表皮细胞类方形；气孔甚多，凹陷型，保卫细胞较大，侧面观呈哑铃状。薄壁细胞含油滴。纤维细长，直径约 18 μm。具缘纹孔管胞有时可见。

2. 取本品粉末 3 g，置索氏提取器中，加乙醚适量，加热回流至提取液无色，弃去乙醚液，药渣挥干乙醚，加 70% 乙醇 50 mL，加热回流 1 小时，趁热滤过，滤液蒸干，残渣加水 25 mL 使溶解，加盐酸 3 mL，加热水解 30 分钟，立即冷却，用乙酸乙酯振摇提取 2 次，每次 20 mL，合并乙酸乙酯液，用水洗涤 3 次，每次 10 mL，水浴蒸干，残渣加甲醇 5 mL 溶解，作为供试品溶液。另取槲皮素对照品，加乙醇制成每 1 mL 含 0.1 mg 的溶液，作为对照品溶液。照薄层色谱法（《中国药典》通则 0502）试验，吸取上述供试品溶液和对照品溶液各 3 μL，分别点于同一高效硅胶 G 薄层板上，以甲苯 – 乙酸乙酯 – 甲酸（5：2：1）的上层溶液为展开剂，展开，取出，晾干，喷以 1% 三氯化铝乙醇溶液，置紫外光灯（365 nm）下检视。供试品色谱中，在与对照品色谱相应的位置上，显相同颜色的荧光斑点。（引自《中国药典》）

【检查】

杂质：不得过 6.0%（《中国药典》通则 2301）。

水分：不得过 11.0%（《中国药典》通则 0832 第四法）。

总灰分：不得过 10.0%（《中国药典》通则 2302）。

酸不溶性灰分：不得过 3.0%（《中国药典》通则 2302）。

【炮制】

侧柏叶：除去硬梗及杂质。

侧柏炭：取净侧柏叶，照炒炭法（《中国药典》通则 0213）炒至表面黑褐色，内部焦黄色。

【性味与归经】苦、涩，寒。归肺、肝、脾经。

【功能与主治】凉血止血，化痰止咳，生发乌发。用于吐血，衄血，咯血，便血，崩漏下血，肺热咳嗽，血热脱发，须发早白。

【用法与用量】6～12 g。外用适量。

【贮藏】置干燥处。

（引自《中国药典》）

【本草沿革】

1.《岭南采药录》："凉血行气，祛风，利小便，散瘀。"

2.《日华子本草》："治冻疮，烧取汁涂头，黑润鬓发。"

【附方】

1. 柏叶散方（《御药院方》）

配方：侧柏叶 200 g，何首乌、地骨皮、白芷各 100 g。

制法：上为粗末，每用 25 g，入生姜 5 kg，水一大碗，煎三七沸，去滓。

配方：淋洗髭须，临睡用，荣养髭须。

2. 三仙丸（《古今医鉴》）

配方：侧柏叶（焙干）400 g，当归全身 200 g。

制法：上忌铁器，为末，水糊为丸，如梧桐子大，每服五七十丸，早晚各一服，黄酒盐汤送下。

功用：治头发脱落。

3. 除头上白屑方（《必用全书》）

配方：侧柏叶 300 g，胡桃 7 个，好梨 1 个，诃子 5 个。

制法：上药捣烂，以华井水浸片刻，擦头。

功用：用于凉血润燥，止痒，除头上白屑。

【化学成分】主要化学成分为黄酮类、挥发油、鞣质等。

【药理作用】

1. 抑菌：侧柏叶提取物在体外具有较好的抑菌活性，对金黄色葡萄球菌、大肠杆菌、产气杆菌、四联球菌抑制作用最明显。

2. 抗感染：研究发现侧柏叶提取物能修复十二烷基硫酸钠损伤的 HaCaT 细胞的超氧化物歧化酶（superoxide dismutase，SOD）活性，抑制 RAW 264.7 细胞上清液中炎症因子的分泌。发现侧柏叶水煎液对耳郭炎症和腹腔炎症模型小鼠有抗急性炎症作用，其机制可能与降低肿瘤坏死因子 – α、白细胞介素 – 1 及酸敏感离子通道 1 因子有关。

3. 抗氧化：侧柏叶多糖对超氧阴离子有一定的清除作用，且其作用强度随侧柏叶多糖浓度增大而增加。侧柏叶乙醇提取物对羟自由基和超氧阴离子自由基的清除能力有显著的剂量效应关系，当质量浓度大于 0.5 mg/mL 时，50% 乙醇提取物对羟自由基的清除能力最强。

参考文献

［1］公衍玲，金宏，王宏波. 侧柏叶挥发油提取工艺及其抑菌活性研究 ［J］. 化学与生物工程，2009，26（2）：36 – 38.

［2］张瑞峰，曾阳，刘力宽，等. 侧柏叶的化学成分与药理学作用研究进展 ［J］. 中国野生植物资源，2021，40（4）：53 – 56.

［3］李远辉，文全泰，张照平，等. 侧柏叶多糖的提取及其抗氧化活性的研究 ［J］. 中国中医药科技，2016，23（1）：40 – 42，47.

［4］李雪，张建，徐瑞红，等. 侧柏叶乙醇提取物抗氧化性的研究 ［J］. 江西农业大学学报，2012，34（4）：805 – 808.

【食用指南】

（一）茶饮

当归黄精侧柏叶蜜饮

配方：当归 15 g，黄精 15 g，侧柏叶 15 g，楮实子 15 g，芝麻 20 g，核桃肉 20 g，制何首乌 20 g，冬虫夏草 10 g，蜂蜜适量。

制法：上药水煎取汁，调入蜂蜜。每日 1 剂，代茶饮。

功用：补肾养血生发，用于斑秃。

（二）食疗

侧柏桑椹膏：侧柏叶 50 g，桑椹 200 g，蜂蜜 50 g。水煎侧柏叶 20 分钟后去渣入桑椹，文火煎半小时后去渣，加蜂蜜成膏。每服 15～20 g，每日 2～3 次。

【现代应用】

侧柏叶洗发水：具有祛风止痒、清除头皮油腻等功效与作用。用侧柏叶洗头具有一定的祛风止痒效果，侧柏叶对脂溢性皮炎导致的头皮屑也具有一定的治疗效果。另外，皮脂溢出症等患者，使用侧柏叶洗头，具有清除头皮油腻的作用，而且侧柏叶具有凉血止血的功能，也可以治疗血热型脱发。

沉 香

【来源】本品为瑞香科植物白木香 *Aquilaria sinensis* （Lour.） Gilg 含有树脂的木材。全年均可采收，割取含树脂的木材，除去不含树脂的部分，阴干。（引自《中国药典》）

【性状】本品呈不规则块、片状或盔帽状，有的为小碎块。表面凹凸不平，有刀痕，偶有孔洞，可见黑褐色树脂与黄白色木部相间的斑纹，孔洞及凹窝表面多呈朽木状。质较坚实，断面刺状。气芳香，味苦。（引自《中国药典》）

【鉴别】

1. 本品横切面：射线宽 1～2 列细胞，充满棕色树脂。导管圆多角形，直径 42～128 μm，有的含棕色树脂。木纤维多角形，直径 20～45 μm，壁稍厚，木化。木间韧皮部扁长椭圆状或条带状，常与射线相交，细胞壁薄，非木化，内含棕色树脂；其间散有少数纤维，有的薄壁细胞含草酸钙柱晶。

2. 取"浸出物"项下醇溶性浸出物，进行微量升华，得黄褐色油状物，香气浓郁；于油状物上加盐酸 1 滴与香草醛少量，再滴加乙醇 1～2 滴，渐显樱红色，放置后颜色加深。

3. 取本品粉末 0.5 g，加乙醚 30 mL，超声处理 60 分钟，滤过，滤液蒸干，残渣加三氯甲烷 2 mL 使溶解，作为供试品溶液。另取沉香对照药材 0.5 g，同法制成对照药材溶液。照薄层色谱法（《中国药典》通则 0502）试验，吸取上述两种溶液各 10 μL，分别点于同一硅胶 G 薄层板上，以三氯甲烷–乙醚（10∶1）为展开剂，展开，取出，晾干，置紫外光灯（365 nm）下检视。供试品色谱中，在与对照药材色谱相应的位置上，显相同颜色的荧光斑点。（引自《中国药典》）

【炮制】除去枯废白木，劈成小块。用时捣碎或研成细粉。

【性味与归经】辛、苦，微温。归脾、胃、肾经。

【功能与主治】行气止痛，温中止呕，纳气平喘。用于胸腹胀闷疼痛，胃寒呕吐呃逆，肾虚气逆喘急。

【用法与用量】1~5 g，后下。

【贮藏】密闭，置阴凉干燥处。

（引自《中国药典》）

【本草沿革】

《日华子本草》：“调中，补五脏，益精壮阳，暖腰膝，去邪气止转筋吐泻冷气，破癥癖，冷风麻痹，骨节不任，风湿皮肤瘙痒，气痢。”

【附方】

1. 浥衣香方（《千金翼方》）

配方：沉香、苜蓿香各五两，丁香、甘松香、藿香、青木香、艾纳香、鸡舌香、雀脑香各一两，麝香半两，白檀香三两，零陵香十两。

制法：上药十二味，各捣为细末，混合。若置衣箱中，必须绵裹之，不得用纸。

功用：香衣，爽身。

2. 丁沉丸（《备急千金要方》）

配方：沉香五两，藁本三两，白瓜瓣半升，丁香五合，甘草二两，当归二两，川芎二两，麝香二两。

制法：上药为末，炼蜜为丸，如小豆大。食后服五丸，每日三次。

功用：久服令举身皆香。

【化学成分】主要含有单萜、倍半萜、二萜、三萜、甾醇、黄酮、色酮、酚酸和脂肪族化合物。其中，倍半萜和色酮类化合物分别占沉香总量的 25.6% 和 52.0%。

【药理作用】

1. 对平滑肌的作用：沉香水煎液对离体豚鼠回肠的自主收缩有抑制作用；对组胺、乙酰胆碱引起的痉挛性收缩有对抗作用。水煎酒沉液能明显减慢新斯的明引起的小鼠肠推进运动，呈现平滑肌解痉作用。

2. 抗氧化：研究发现沉香挥发油在一定程度上能减少细胞内活性氧水平，显著增强细胞内抗氧化酶 SOD、谷胱甘肽过氧化酶（glutathione peroxidase，GSH-Px）的活力，对 H_2O_2 诱导的鼠肾上腺嗜铬细胞瘤单克隆细胞系（PC12 细胞）氧化损伤具有保护作用。

3. 镇静：通体沉香醇提物和挥发油均可显著协同戊巴比妥钠增加小鼠入睡率和延长睡眠时间，显著减少运动路程和运动时间，降低平均速度，其中挥发油还能显著缩短入睡潜伏期。

参考文献

[1] 王帅，周岳，马富超，等. 通体沉香对小鼠催眠和自主活动抑制作用［J］. 国际药学研究杂志，2016，43（6）：1082 - 1087.

[2] 熊礼燕，李丽月，林励，等. 沉香挥发油对 H_2O_2 致 PC12 细胞氧化损伤的保护作用［J］. 中药新药与临床药理，2014，25（1）：28 - 32.

【食用指南】

（一）茶饮

沉香养颜茶

配方：生姜 500 g，大枣 250 g，盐 100 g，甘草 150 g，沉香、丁香各 25 g。

制法：清晨煎服或泡水代茶饮。

功用：补脾养血，健脾和胃，安神解郁。久服令人容颜白嫩、皮肤细滑。

（二）食疗

沉香粥：沉香（研粉）2 g，大米 10 g，白糖适量。煮粥服食。具有健脾行气、温补脾胃之效，治疗寒凝胃痛、脘腹胀满、恶心呕吐、咳嗽气喘等疾病。

【现代应用】

沉香皂：是以沉香木为主要成分，制成的一种洁肤用品，以其天然植物成分、净化肌肤、深层清洁、抑菌消炎、提高免疫力等特点备受青睐。

沉香精油：对人体有着多重功效，如改善气场、舒缓压力、安眠抗郁、调理身心和促进身体新陈代谢等。在泡脚的热水中滴入几滴沉香精油，可以达到活血经络的目的，还能达到去除脚气、脚臭的效果。

沉香香薰：通过散发香味能够安抚情绪，平神静气；对于压力过大的人来说，沉香熏香能够平缓压力，缓解情绪，舒缓紧张；对于失眠的人来说，沉香熏香能够释放紧张的情绪，舒缓神经，帮助安眠；对于疲乏倦怠的人来说，能够提神，改善压抑的情绪，克服不良情绪。

川 芎

【来源】 本品为伞形科植物川芎 *Ligusticum chuanxiong* Hort. 的干燥根茎。夏季当茎上的节盘显著突出，并略带紫色时采挖，除去泥沙，晒后烘干，再去须根。（引自《中国药典》）

【性状】 本品为不规则结节状拳形团块，直径 2~7 cm。表面灰褐色或褐色，粗糙皱缩，有多数平行隆起的轮节，顶端有凹陷的类圆形茎痕，下侧及轮节上有多数小瘤状根痕。质坚实，不易折断，断面黄白色或灰黄色，散有黄棕色的油室，形成层环呈波状。气浓香，味苦、辛，稍有麻舌感，微回甜。（引自《中国药典》）

【鉴别】

1. 本品横切面：木栓层为 10 余列细胞。皮层狭窄，散有根迹维管束，其形成层明显。韧皮部宽广，形成层环波状或不规则多角形。木质部导管多角形或类圆形，大多单列或排成 "V" 形，偶有木纤维束。髓部较大。薄壁组织中散有多数油室，类圆形、椭圆形或形状不规则，淡黄棕色，靠近形成层的油室小，向外渐大；薄壁细胞中富含淀粉粒，有的薄壁细胞中含草酸钙晶体，呈类圆形团块或类簇晶状。

粉末为淡黄棕色或灰棕色。淀粉粒较多，单粒椭圆形、长圆形、类圆形、卵圆形或肾形，直径 5~16 μm，长约 21 μm，脐点点状、长缝状或人字状；偶见复粒，由 2~4 分粒组成。草酸钙晶体存在于薄壁细胞中，呈类圆形团块或类簇晶状，直径 10~25 μm。木栓细胞深黄棕色，表面观呈多角形，微波状弯曲。油室多已破碎，偶可见油室碎片，分泌细胞壁薄，含有较多的油滴。导管主为螺纹导管，亦有网纹导管及梯纹导管，直径 14 ~ 50 μm。

2. 取本品粉末 1 g，加石油醚（30 ~ 60 ℃）5 mL，放置 10 小时，时时振摇，静置，取上清液 1 mL，挥干后，残渣加甲醇 1 mL 使溶解，再加 2% 3,5 - 二硝基苯甲酸的甲醇溶液 2 ~ 3 滴与甲醇饱和的氢氧化钾溶液 2 滴，显红紫色。

3. 取本品粉末 1 g，加乙醚 20 mL，加热回流 1 小时，滤过，滤液挥干，残渣加乙酸乙酯 2 mL 使溶解，作为供试品溶液。另取川芎对照药材 1 g，同法制成对照药材溶液。再取欧当归内酯 A 对照品，加乙酸乙酯制成每 1 mL 含 0.1 mg 的溶液（置棕色量瓶中），作为对照品溶液。照薄层色谱法（《中国药典》通则 0502）试验，吸取上述三种溶液各 10 μL，分别点于同一硅胶 GF_{254} 薄层板上，以正己烷 - 乙酸乙酯（3 : 1）为展开剂，展开，取出，晾干，置紫外光灯（254 nm）下检视。供试品色谱中，在与对照药材色谱和对照品色谱相应的位置上，显相同颜色的斑点。（引自《中国药典》）

【检查】

水分：不得过 12.0%（《中国药典》通则 0832 第四法）。

总灰分：不得过 6.0%（《中国药典》通则 2302）。

酸不溶性灰分：不得过 2.0%（《中国药典》通则 2302）。

【炮制】除去杂质，分开大小，洗净，润透，切厚片，干燥。

【性味与归经】辛，温。归肝、胆、心包经。

【功能与主治】活血行气，祛风止痛。用于胸痹心痛，胸胁刺痛，跌仆肿痛，月经不调，经闭痛经，癥瘕腹痛，头痛，风湿痹痛。

【用法与用量】3 ~ 10 g。

【贮藏】置阴凉干燥处，防蛀。

（引自《中国药典》）

【本草沿革】

1. 《神农本草经》："主中风入脑头痛，寒痹，筋挛，缓急，金创，妇人血闭无子。"

2. 《名医别录》："除脑中冷动，面上游风去来，目泪出，多涕唾，忽忽如醉，诸寒冷气，心腹坚痛，中恶，卒急肿痛，胁风痛，温中内寒。"

3. 《本草经集注》："齿根出血者，含之多瘥。"

4. 《日华子本草》："治一切风，一切气，一切劳损，一切血。补五劳，壮筋骨，调众脉，破癥结宿血，养新血，长肉。鼻衄、吐血及溺血，痔瘘，脑痈发背，瘰疬瘿赘，疮疥，及排脓消瘀血。"

5.《本草图经》："古方单用川芎含咀，以主口齿疾，近世或蜜和作指大丸，欲寝服之，治风疾殊佳。"

【附方】

1. 清肺汤（《梅氏验方新编》）

配方：川芎、连翘、白芷、黄连、黄芩、荆芥、桑枝、山栀、贝母、甘草。

制法：水煎服。

功用：香口除臭。

2. 治手足皲冻欲脱方（《千金翼方》）

配方：椒、川芎各半两，白芷一分，防风一分，姜一分作盐。

制法：上五味，以水四升煎令浓，涂洗之三数遍即瘥。

主治：手足冻伤。

3. 香身芎芷散（《千金翼方》）

配方：甘草（炙）五分，川芎一两，白芷三分。

制法：上三味，捣筛为散，以饮服方寸匕（1 g 左右），日三服，三十日口香，四十日身香。

主治：气血不调，全身不适，久服可以香身。

【化学成分】主要为挥发油、生物碱、多糖等，包含苯酞及其二聚体、生物碱、有机酸、多糖及脑苷脂和神经酰胺等类化学成分。

【药理作用】

1. 镇痛：动物实验表明，川芎素对慢性坐骨神经压迫损伤神经病理性痛有良好的镇痛作用，其机制可能与上调 γ - 氨基丁酸（γ-aminobutyric acid, GABA）通路中 GABA、谷氨酸脱羧酶表达和下调 γ - 氨基丁酸转运体 1 表达相关。

2. 抗肿瘤：研究表明川芎可以从抑制肿瘤细胞增殖、诱导肿瘤细胞凋亡，抑制癌基因的表达，改善血液高凝状态、抗肿瘤血管生成、改善乏氧微环境，影响肿瘤细胞侵袭、迁移及黏附能力，增强免疫监视和免疫调控、化疗药物增效减毒等方面防治恶性肿瘤的侵袭和转移。

3. 抗氧化：川芎醇提物中主要的活性组分川芎嗪、阿魏酸、游离酚及结合酚的含量分别为 55.7 g/kg、31.45 g/kg、177.38 g/kg 及 42.86 g/kg。川芎醇提物溶液稀释 100 倍后的还原力与 14.79 μg/mL 维生素 C 相当，总抗氧化能力为 4.46 U/mg。0.9 g/L 川芎醇提物对羟自由基的清除率为超氧阴离子自由基的 1.12 倍。

参考文献

[1] 敬晓鹏，保森竹．基于 GABA 通路研究川芎素对神经病理性痛大鼠模型的保护作用 [J]．山西医科大学学报，2019，50（6）：734 – 739.

[2] 迟笑怡，周天，胡凯文．川芎对恶性肿瘤侵袭与转移影响研究进展 [J]．中医学报，2019，34（3）：495 – 500.

[3] 葛慧芳，孙明飞，叶佳，等．川芎醇提物抗氧化活性及抗食源性致病菌特性分析 [J]．食品工业科技，2019，40（10）：127 – 132.

【食用指南】

（一）茶饮

川芎枸杞茶

配方：川芎 6 g，枸杞子 15 g，冰糖 15 g。

制法：将川芎研成细粉；枸杞子洗净，去杂质、果柄；冰糖打成屑。将川芎、枸杞子放入锅内，加水 300 mL，置武火烧沸，再用文火煮 25 分钟，加入冰糖屑即成。

功用：行气止痛，美容驻颜。

（二）食疗

川芎炖鹌鹑：川芎 10 g，鹌鹑 200 g（约 2 只），料酒 10 mL，精盐 2 g，葱 5 g，姜 3 g，味精 2 g，植物油 15 mL。将川芎用清水浸软，洗净，切片；鹌鹑宰杀后去毛、内脏和爪，洗净；姜洗净、切片，葱洗净、切段。将川芎、鹌鹑、料酒、葱、姜同放入炖锅内，加入清水 1000 mL，先用武火烧沸，再用文火炖煮 35 分钟，加入精盐、味精、植物油调味即成。具有活血行气、祛风止痛、清热减肥之效。

大　枣

【来源】本品为鼠李科植物枣 *Ziziphus jujuba* Mill. 的干燥成熟果实。秋季果实成熟时采收，晒干。（引自《中国药典》）

【性状】本品呈椭圆形或球形，长 2 ~ 3.5 cm，直径 1.5 ~ 2.5 cm。表面暗红色，略带光泽，有不规则皱纹。基部凹陷，有短果梗。外果皮薄，中果皮棕黄色或淡褐色，肉质，柔软，富糖性而油润。果核纺锤形，两端锐尖，质坚硬。气微香，味甜。（引自《中国药典》）

【鉴别】

1. 本品粉末棕色。外果皮棕色至棕红色；表皮细胞表面观类方形、多角形或长方形，胞腔内充满棕红色物，断面观外被较厚角质层；表皮下细胞黄色或黄棕色，类多角形，壁稍厚。草酸钙簇晶（有的碎为砂晶）或方晶较小，存在于中果皮薄壁细胞中。果核石细胞淡黄棕色，类多角形，层纹明显，孔沟细密，胞腔内含黄棕色物。

2. 取本品粉末 2 g，加石油醚（60 ~ 90 ℃）10 mL，浸泡 10 分钟，超声处理 10 分钟，滤过，弃去石油醚液，药渣晾干，加乙醚 20 mL，浸泡 1 小时，超声处理 15 分钟，滤过，滤液浓缩至 2 mL，作为供试品溶液。另取大枣对照药材 2 g，同法制成对照药材溶液。再取齐墩果酸对照品、白桦脂酸对照品，加乙醇分别制成每 1 mL 各含 1 mg 的溶液，作为对照品溶液。照薄层色谱法（《中国药典》通则 0502）试验，吸取供试品溶液和对照药材溶液各 10 μL、上述两种对照品溶液各 4 μL，分别点于同一硅胶 G 薄层板上，以甲苯 - 乙酸乙酯 - 冰醋酸（14：4：0.5）为展开剂，展开，取出，晾干，喷以 10% 硫酸乙醇溶液，加热至斑点显色清晰，分别置日光和紫外光灯（365 nm）下检视。供试品色谱中，在与对照药材色谱和对照品色谱相应的位置上，显相同颜色的斑点或荧光斑点。（引自《中国药典》）

【检查】

总灰分：不得过 2.0%（《中国药典》通则 2302）。

黄曲霉毒素：照真菌毒素测定法（《中国药典》通则 2351）测定。

本品每 1000 g 含黄曲霉毒素 B_1 不得过 5 μg，黄曲霉毒素 G_2、黄曲霉毒素 G_1、黄曲霉毒素 B_2 和黄曲霉毒素 B_1 的总量不得过 10 μg。

【炮制】除去杂质，洗净，晒干。用时破开或去核。

【性味与归经】甘，温。归脾、胃、心经。

【功能与主治】补中益气，养血安神。用于脾虚食少，乏力便溏，妇人脏躁。

【用法与用量】6 ~ 15 g。

【贮藏】置干燥处，防蛀。

（引自《中国药典》）

【本草沿革】

1.《神农本草经》："主心腹邪气，安中养脾，助十二经。平胃气，通九窍，补少气、少津液，身中不足，大惊，四肢重，和百药。久服轻身长年。"

2.《吴普本草》："主调中，益脾气，令人好颜色，美志气。"

3.《本草汇言》："补中益气，壮心神，助脾胃，养肝血，保肺气，调营卫，生津之药也。"

【附方】

连子胡同方（《景岳全书》）

配方：白芷、菊花各9 g，珍珠粉15 g，白果20 枚，大枣15 个，猪胰1 具。

制法：甘菊花去梗，珠儿粉细研。诸药捣烂和匀，外以蜜拌酒酿炖化，入前药蒸过。

功用：润泽肌肤，祛除雀斑。

【化学成分】主要有三萜类、皂苷类、生物碱类、黄酮类、糖苷类、核苷类、糖类、蛋白质、氨基酸类、维生素类、酰胺类、有机酸类、甾体类等化学成分。

【药理作用】

1. 增强免疫：研究发现大枣多糖可使气血双虚型大鼠的胸腺皮质和脾小节明显增厚、增大，胸腺皮质淋巴细胞数和脾淋巴细胞增多，从而使胸腺和脾脏萎缩情况达到好转。

2. 抑制肿瘤：动物实验表明，大枣多糖对S-180 瘤细胞具有一定的杀伤效应，且呈剂量依赖关系。此外，研究发现大枣中性多糖无直接杀肿瘤细胞作用，但可通过免疫调节作用，平衡细胞因子和炎症介质的含量，发挥间接的抗癌作用。

3. 抗氧化：研究发现大枣多糖具有清除氧自由基的作用，其活性大小与多糖的用量呈正相关。在全血生理环境下，对全血化学发光中活性氧的清除能力最强。

参考文献

[1] 苗明三，苗艳艳，方晓艳. 大枣多糖对大鼠气血双虚模型胸腺、脾脏中组织形态及

骨髓象的影响［J］.中药药理与临床，2010，26（2）：42-44.

［2］张仙土，付承林，陈灵斌，等．大枣多糖对 S-180 瘤细胞杀伤性实验研究［J］.中国现代医生，2012，50（12）：20-21.

［3］张庆，雷林生，杨淑琴，等．大枣中性多糖对小鼠腹腔巨噬细胞分泌肿瘤坏死因子及其 mRNA 表达的影响［J］.第一军医大学学报，2001，21（8）：592-594.

［4］李雪华，龙盛京．大枣多糖的提取与抗活性氧研究［J］.广西科学，2000（1）：54-56，63.

【食用指南】

（一）茶饮

桂圆大枣茶

配方：桂圆 50 g，大枣 100 g。

制法：将桂圆、大枣洗净，全部放入 1000 mL 的水中，煮沸之后，熄火焖 10 分钟。

功用：养心安神，滋阴补血，美容养颜。

（二）食疗

1. 大枣苡米粥：大枣 20 g，薏苡仁 20 g，粳米 100 g，冰糖 5 g。将薏苡仁、大枣（去核）、粳米洗净，放入砂锅中，加清水 800 mL，煮 60 分钟烂成粥。再加入冰糖，搅匀即可。具有补脾胃、养心气、悦颜色之效。

2. 大枣蒸乳鸽：大枣 20 g，乳鸽 1 只，料酒 4 mL，精盐、味精各 3 g。将大枣洗净、去核，乳鸽洗净，去掉内脏及鸽爪，切成小段，一起放入碗中，加入料酒、精盐和适量清水，进行蒸煮，待鸽肉熟烂，即可食用。具有补气血、美容颜之效。

【现代应用】

用几枚大枣与适量的枸杞一同泡酒，有健脾温胃、生津止渴、滋阴壮阳、延年益寿的功效。还可以用虫草 10 g，大枣 30 枚，同放入米酒 500 g 中，浸泡 3 天后即可饮用。有补虚损、益肾精的功效。

丹　参

【来源】本品为唇形科植物丹参 *Salvia miltiorrhiza* Bge. 的干燥根和根

茎。春、秋二季采挖，除去泥沙，干燥。（引自《中国药典》）

【性状】本品根茎短粗，顶端有时残留茎基。根数条，长圆柱形，略弯曲，有的分枝并具须状细根，长 10 ~ 20 cm，直径 0.3 ~ 1 cm。表面棕红色或暗棕红色，粗糙，具纵皱纹。老根外皮疏松，多显紫棕色，常呈鳞片状剥落。质硬而脆，断面疏松，有裂隙或略平整而致密，皮部棕红色，木部灰黄色或紫褐色，导管束黄白色，呈放射状排列。气微，味微苦涩。栽培品较粗壮，直径 0.5 ~ 1.5 cm。表面红棕色，具纵皱纹，外皮紧贴不易剥落。质坚实，断面较平整，略呈角质样。（引自《中国药典》）

【鉴别】

1. 本品粉末红棕色。石细胞类圆形、类三角形、类长方形或不规则形，也有延长呈纤维状，边缘不平整，直径 14 ~ 70 μm，长可达 257 μm，孔沟明显，有的胞腔内含黄棕色物。木纤维多为纤维管胞，长梭形，末端斜尖或钝圆，直径 12 ~ 27 μm，具缘纹孔点状，纹孔斜裂缝状或十字形，孔沟稀疏。网纹导管和具缘纹孔导管直径 11 ~ 60 μm。

2. 取本品粉末 1 g，加乙醇 5 mL，超声处理 15 分钟，离心，取上清液作为供试品溶液。另取丹参对照药材 1 g，同法制成对照药材溶液。再取丹参酮 IIA 对照品、丹酚酸 B 对照品，加乙醇制成每 1 mL 分别含 0.5 mg 和 1.5 mg 的混合溶液，作为对照品溶液。照薄层色谱法（《中国药典》通则 0502）试验，吸取上述三种溶液各 5 μL，分别点于同一硅胶 G 薄层板上，使成条状，以三氯甲烷 – 甲苯 – 乙酸乙酯 – 甲醇 – 甲酸（6:4:8:1:4）为展开剂，展开，展至约 4 cm，取出，晾干，再以石油醚（60 ~ 90 ℃）– 乙酸乙酯（4:1）为展开剂，展开，展至约 8 cm，取出，晾干，分别置日光及紫外光灯（365 nm）下检视。供试品色谱中，在与对照药材色谱和对照品色谱相应的位置上，显相同颜色的斑点或荧光斑点。（引自《中国药典》）

【检查】

水分：不得过 13.0%（《中国药典》通则 0832 第二法）。

总灰分：不得过 10.0%（《中国药典》通则 2302）。

酸不溶性灰分：不得过 3.0%（《中国药典》通则 2302）。

重金属及有害元素：照铅、镉、砷、汞、铜测定法（《中国药典》通则 2321 原子吸收分光光度法或电感耦合等离子体质谱法）测定，铅不得过 5 mg/kg；镉不得过 1 mg/kg；砷不得过 2 mg/kg；汞不得过 0.2 mg/kg；铜不得过 20 mg/kg。

【炮制】

丹参：除去杂质和残茎，洗净，润透，切厚片，干燥。

酒丹参：取丹参片，照酒炙法（《中国药典》通则 0213）炒干。

【性味与归经】 苦，微寒。归心、肝经。

【功能与主治】 活血祛瘀，通经止痛，清心除烦，凉血消痈。用于胸痹心痛，脘腹胁痛，癥瘕积聚，热痹疼痛，心烦不眠，月经不调，痛经经闭，疮疡肿痛。

【用法与用量】 10～15 g。

【注意】 不宜与藜芦同用。

【贮藏】 置干燥处。

（引自《中国药典》）

【本草沿革】

1.《神农本草经》："主心腹邪气，肠鸣幽幽如走水，寒热积聚；破癥除瘕，止烦满，益气。"

2.《名医别录》："养血，去心腹痼疾，结气，腰脊强，脚痹；除风邪留热，久服利人。"

3.《日华子本草》："养神定志，通利关脉。"

【附方】

1. 五参丸（《普济方》）

配方：人参、丹参各一钱，苦参、沙参、玄参各一两。

制法：为末。用胡桃仁五钱，重杵碎为丸，如梧桐子大。每服三十丸，食后茶汤送下，日进三服。

功用：治酒刺，面疮。

2. 丹羊脂（《肘后备急方》）

配方：丹参 240 g（剉）。

制法：以水微调，取羊脂 1 kg 煎三上三下，以涂疮上。

功用：治热油灭灼，除痛生肌。

3. 丹参汤（《疡科会粹》）

配方：丹参、蛇床子各 90 g，苦参 150 g，白矾末 60 g。

制法：除白矾外，筛为粗末，水 15 000 mL，煎 1000 mL，滤去渣，入白矾、搅匀，洗浴。

功用：治风癣瘙痒。

4. 丹参灭瘢方（《千金翼方》）

配方：丹参、羊脂。

制法：上二味和煎敷之。

功用：主治面部瘢痕及黄褐斑。

【化学成分】主要有二萜类、三萜类、酚酸类、黄酮类，以及含氮类化合物、内酯类化合物、多糖等。

【药理作用】

1. 抗心肌缺血：动物实验表明，腹腔注射丹参水提物对结扎大鼠左心室前降支冠状动脉，有明显的预防急性心肌缺血的作用。

2. 抗动脉粥样硬化：丹参水溶性化合物不仅可以从各个环节减缓动脉粥样硬化病程，也可改善粥样硬化引起的周围血管内皮细胞功能紊乱。丹酚酸 A 可降低高脂血症大鼠总胆固醇（total cholesterol，TC）、低密度脂蛋白（low density lipoprotein，LDL）水平，从根源上降低冠状动脉粥样硬化的发生风险。

3. 抗氧化：丹参中丹酚酸 B 能够增强 SOD 及 GSH-Px 活性，减少丙二醛（malondialdehyde，MDA）含量，降低肌酸激酶（creatine kinase，CK）和乳酸脱氢酶（lactate dehydrogenase，LDH）水平，清除体内多余的氧自由基，并抑制其过度生成和积累。丹酚酸 A 能够降低总抗氧化能力，降低 MDA、氧化型谷胱甘肽和 TNF-α 水平，抑制半胱氨酸天冬氨酸蛋白酶－3（cysteine aspartic acid specific protease，Caspase-3）活性，升高 SOD 水平，上调抗氧化基因 SOD、谷胱甘肽过氧化酶 1（glutathione peroxidase，GPX1）的表达。

4. 抗纤维化：丹参通过抑制肌成纤维细胞激活和细胞外基质沉积等，能够有效抵抗多种组织器官的纤维化，并在一定程度上恢复纤维化器官的病理生理状态。

参考文献

[1] 叶剑. 丹参的药用成分与药理作用探析 [J].陕西中医学院学报，2012，35（5）：71－73.

[2] 徐怡，陈途，陈明. 丹参的化学成分及其药理作用研究进展 [J].海峡药学，2021，33（5）：45－48.

[3] 冯科冉，李伟霞，王晓艳，等．丹参化学成分、药理作用及其质量标志物（Q-Marker）的预测分析［J］．中草药，2022，53（2）：609－618.

[4] 孙宁远，朱雪林，陈君．丹参化学成分抗纤维化药理作用及机制研究进展［J］．中国实验方剂学杂志，2020，26（22）：201－208.

【食用指南】

（一）茶饮

三花减肥茶

配方：玫瑰花、茉莉花、玳玳花、丹参、荷叶各等量。

制法：研粗末，每10 g一包，每次用一包开水泡，当茶饮。

功用：化湿浊，降血脂，减肥轻身。

（二）食疗

妇科保健汤：牡蛎粉12 g，鹿角胶6 g，鳖甲6 g，桑螵蛸6 g，人参6 g，黄芪10 g，当归10 g，白芍6 g，香附6 g，天门冬10 g，甘草3 g，生地黄15 g，熟地黄15 g，川芎6 g，丹参6 g，山药10 g，银柴胡5 g，鹿角霜6 g，墨鱼250 g，乌鸡肉250 g，姜6 g，葱10 g，芡实10 g，盐5 g，味精3 g，料酒10 mL，胡椒粉3 g，芝麻油3 g。人参碾成细末，其余药物用纱布包装扎好；墨鱼用温水洗净，发透，切2 cm宽、4 cm长的块；乌鸡肉洗净，切2 cm宽、4 cm长的块；姜切片，葱切段。将鸡肉、墨鱼、药包、姜、葱、料酒同放炖锅内，加水3500 mL，置武火上烧沸，再用文火炖煮50分钟，加入盐、味精、胡椒粉、芝麻油即成。具有养血补气、去黑增白之效。

【现代应用】

生发乌发：丹参提取物（维生素E，微量元素锌、铜、铁）加入洗发液、润发露中，洗发后涂润发露，每周2次。

当　归

【来源】本品为伞形科植物当归 *Angelica sinensis*（Oliv.）Diels 的干燥根。秋末采挖，除去须根和泥沙，待水分稍蒸发后，捆成小把，上棚，用烟火慢慢熏干。（引自《中国药典》）

【性状】本品略呈圆柱形，下部有支根 3～5 条或更多，长 15～25 cm。表面浅棕色至棕褐色，具纵皱纹和横长皮孔样突起。根头（归头）直径 1.5～4 cm，具环纹，上端圆钝，或具数个明显突出的根茎痕，有紫色或黄绿色的茎和叶鞘的残基；主根（归身）表面凹凸不平；支根（归尾）直径 0.3～1 cm，上粗下细，多扭曲，有少数须根痕。质柔韧，断面黄白色或淡黄棕色，皮部厚，有裂隙和多数棕色点状分泌腔，木部色较淡，形成层环黄棕色。有浓郁的香气，味甘、辛、微苦。柴性大、干枯无油或断面呈绿褐色者不可供药用。（引自《中国药典》）

【鉴别】

1. 本品横切面：木栓层为数列细胞。栓内层窄，有少数油室。韧皮部宽广，多裂隙，油室和油管类圆形，直径 25～160 μm，外侧较大，向内渐小，周围分泌细胞 6～9 个。形成层成环。木质部射线宽 3～5 列细胞；导管单个散在或 2～3 个相聚，呈放射状排列；薄壁细胞含淀粉粒。粉末淡黄棕色。韧皮薄壁细胞纺锤形，壁略厚，表面有极微细的斜向交错纹理，有时可见菲薄的横隔。梯纹导管和网纹导管多见，直径约至 80 μm。有时可见油室碎片。

2. 取本品粉末 0.5 g，加乙醚 20 mL，超声处理 10 分钟，滤过，滤液蒸干，残渣加乙醇 1 mL 使溶解，作为供试品溶液。另取当归对照药材 0.5 g，同法制成对照药材溶液。照薄层色谱法（《中国药典》通则 0502）试验，吸取上述两种溶液各 10 μL，分别点于同一硅胶 G 薄层板上，以正己烷 - 乙酸乙酯（4∶1）为展开剂，展开，取出，晾干，置紫外光灯（365 nm）下检视。供试品色谱中，在与对照药材色谱相应的位置上，显相同颜色的荧光斑点。

3. 取本品粉末 3 g，加 1% 碳酸氢钠溶液 50 mL，超声处理 10 分钟，离心，取上清液用稀盐酸调节 pH 至 2～3，用乙醚振摇提取 2 次，每次 20 mL，合并乙醚液，挥干，残渣加甲醇 1 mL 使溶解，作为供试品溶液。另取阿魏酸对照品、藁本内酯对照品，加甲醇制成每 1 mL 各含 1 mg 的溶液，作为对照品溶液。照薄层色谱法（《中国药典》通则 0502）试验，吸取上述三种溶液各 10 μL，分别点于同一硅胶 G 薄层板上，以环己烷 - 二氯甲烷 - 乙酸乙酯 - 甲酸（4∶1∶1∶0.1）为展开剂，展开，取出，晾干，置紫外光灯（365 nm）下检视。供试品色谱中，在与对照品色谱相应的位置上，显相同颜色的荧光斑点。（引自《中国药典》）

【检查】

水分：不得过 15.0%（《中国药典》通则 0832 第四法）。

总灰分：不得过 7.0%（《中国药典》通则 2302）。

酸不溶性灰分：不得过 2.0%（《中国药典》通则 2302）。

重金属及有害元素：照铅、镉、砷、汞、铜测定法（《中国药典》通则 2321 原子吸收分光光度法或电感耦合等离子体质谱法）测定，铅不得过 5 mg/kg；镉不得过 1 mg/kg；砷不得过 2 mg/kg；汞不得过 0.2 mg/kg；铜不得过 20 mg/kg。

【炮制】

当归：除去杂质，洗净，润透，切薄片，晒干或低温干燥。

酒当归：取净当归片，照酒炙法（《中国药典》通则 0213）炒干。

【性味与归经】甘、辛，温。归肝、心、脾经。

【功能与主治】补血活血，调经止痛，润肠通便。用于血虚萎黄，眩晕心悸，月经不调，经闭痛经，虚寒腹痛，风湿痹痛，跌仆损伤，痈疽疮疡，肠燥便秘。酒当归活血通经。用于经闭痛经，风湿痹痛，跌仆损伤。

【用法与用量】6～12 g。

【贮藏】置阴凉干燥处，防潮，防蛀。

（引自《中国药典》）

【本草沿革】

1.《名医别录》："温中止痛，除客血内塞，中风，汗不出，湿痹，中恶，客虚冷，补五脏，生肌肉。"

2.《日华子本草》："治一切风，一切血，补一切劳，破恶血，养新血及主癥癖。"

3.《本草纲目》："治头痛，心腹诸痛，润肠胃筋骨皮肤。治痈疽，排脓止痛，和血补血。"

4.《本经逢原》："其功专于破恶血，养新血，润肠胃，荣筋骨，泽皮肤，理痈疽，排脓止痛。"

5.《本草从新》："润肠胃，泽皮肤，去瘀生新，温中养营，活血舒筋，排脓止痛。"

6.《本草发挥》："治皮肤涩痒。"

【附方】

1. 滋燥养荣汤（《赤水玄珠》）

配方：当归（酒洗）二钱，生地黄、熟地黄、白芍、秦艽、黄芩各一钱五分，防风一钱，甘草五分。

制法：水煎服。

功用：治皮肤皱皴。

2. 面油摩风膏（《兰室秘藏》）

配方：麻黄、升麻（去黑皮）、防风各二钱，羌活（去皮）、当归身、白及、白檀香各一钱。

制法：用小油五两，以银器中熬，绵色定前药于油中熬之，得所澄净，去渣，入黄蜡一两，再熬之为度。

功用：除风屑垢腻。

3. 神梭散（《扶寿精方》）

配方：当归、白芷、黑牵牛、诃子、荆芥、侧柏叶、威灵仙各等份。

制法：为细末。临睡擦发内，次早理之。

功用：除风屑垢腻。

4. 当归膏（《圣济总录》）

配方：当归、白芷、乌鸡粪各一两，鹰屎白半两。

制法：先将当归、白芷锉碎，酒浸1宿，乌鸡粪和鹰屎白纳入膏中搅匀，涂瘢痕上，日3次。

功用：治面上瘢痕。

【化学成分】主要包括挥发油、黄酮类、氨基酸、有机酸和多糖等化合物。

【药理作用】

1. 对造血功能的影响：当归对造血功能的影响主要是通过抑制人体造血细胞的衰老和促进造血细胞的生成和增殖分化。

2. 抗肿瘤：当归挥发油可有效地抑制肺腺癌细胞的生长，并且随着当归挥发油浓度的升高，癌细胞数量减少得越快。

3. 调节免疫：当归中的多糖能够增强人体的非特异性免疫功能，有效提高单核巨噬细胞的吞噬功能，帮助吞噬细胞迅速对异物进行识别和吞噬。此外，当归的水提取物对机体的非特异性及特异性免疫功能都有增强作用。

参考文献

[1] 马艳春，吴文轩，胡建辉，等. 当归的化学成分及药理作用研究进展［J］.中医药

学报，2022，50（1）：111 – 114.

[2] 张正顺，张艳霞，陈绍仪，等. 当归挥发油对人肺腺癌 GLC-82 细胞增殖及细胞周期的影响［J］. 西部中医药，2018，31（9）：8 – 12.

[3] 朱家红，徐春燕，穆欣艺，等. 当归多糖联合阿糖胞苷对移植性人白血病小鼠模型肝脏的作用机制［J］. 中国中药杂志，2014，39（1）：121 – 125.

【食用指南】

（一）茶饮

1. 归芪饮

配方：当归、黄芪各 10 g，蜂蜜适量。

制法：将当归、黄芪一起放入锅中，加适量水煎煮 30 分钟，滤渣取汤，倒入杯中，待晾温后加入蜂蜜即可饮用。

功用：补益气血。

2. 当归红花茶

配方：红花 3 g，当归 10 g。

制法：将红花、当归装入调料袋。将调料袋放入砂锅，加适量水，小火煎煮 20 分钟，汤汁倒入杯中，趁热饮用。

功用：红花是活血通经的良药，搭配当归，既能补血养血，又能活血通脉，化解血瘀，调经止痛。

（二）食疗

当归熟地牛肉汤：牛肉 200 g，当归 15 g，熟地黄 30 g，黄芪 30 g，白芍 10 g，大枣 5 g，植物油 10 mL，食盐 3 g。将牛肉洗净，切成片，用沸水焯过备用；将当归、熟地黄、黄芪、白芍、大枣、生姜分别洗净备用。将上述全部材料一起放进砂锅中，加清水 1500 mL，先用大火煮开，再改用小火煮 120 分钟，加食盐调味后即可。具有气血双补、固本养颜之效。

地 黄

【来源】本品为玄参科植物地黄 *Rehmannia glutinosa* Libosch. 的新鲜或干燥块根。秋季采挖，除去芦头、须根及泥沙，鲜用；或将地黄缓缓烘焙至约八成干。前者习称"鲜地黄"，后者习称"生地黄"。（引自《中国药

典》）

【性状】生地黄：多呈不规则的团块状或长圆形，中间膨大，两端稍细，有的细小，长条状，稍扁而扭曲，长6～12 cm，直径2～6 cm。表面棕黑色或棕灰色，极皱缩，具不规则的横曲纹。体重，质较软而韧，不易折断，断面棕黄色至黑色或乌黑色，有光泽，具黏性。气微，味微甜。（引自《中国药典》）

【鉴别】

1. 本品横切面：木栓细胞数列。栓内层薄壁细胞排列疏松；散有较多分泌细胞，含橙黄色油滴；偶有石细胞。韧皮部较宽，分泌细胞较少。形成层成环。木质部射线宽广；导管稀疏，排列成放射状。生地黄粉末深棕色。木栓细胞淡棕色。薄壁细胞类圆形，内含类圆形核状物。分泌细胞形状与一般薄壁细胞相似，内含橙黄色或橙红色油滴状物。具缘纹孔导管和网纹导管直径约至92 μm。

2. 取本品粉末2 g，加甲醇20 mL，加热回流1小时，放冷，滤过，滤液浓缩至5 mL，作为供试品溶液。另取梓醇对照品加甲醇制成每1 mL含0.5 mg的溶液，作为对照品溶液。照薄层色谱法（《中国药典》通则0502）试验，吸取上述两种溶液各5 μL，分别点于同一硅胶G薄层板上，以三氯甲烷－甲醇－水（14：6：1）为展开剂，展开，取出，晾干，喷以茴香醛试液，在105 ℃加热至斑点显色清晰。供试品色谱中，在与对照品色谱相应的位置上，显相同颜色的斑点。

3. 取本品粉末1 g，加80%甲醇50 mL，超声处理30分钟，滤过，滤液蒸干，残渣加水5 mL使溶解，用水饱和的正丁醇振摇提取4次，每次10 mL，合并正丁醇液，蒸干，残渣加甲醇2 mL使溶解，作为供试品溶液。另取毛蕊花糖苷对照品，加甲醇制成每1 mL含1 mg的溶液，作为对照溶液。照薄层色谱法（《中国药典》通则0502）试验，吸取上述供试品溶液5 μL、对照品溶液2 μL，分别点于同一硅胶G薄层板上，以乙酸乙酯－甲醇－甲酸（16：0.5：2）为展开剂，展开，取出，晾干，用0.1%的2,2－二苯基1－苦肼基无水乙醇溶液浸板，晾干。供试品色谱中，在与对照品色谱相应的位置上，显相同颜色的斑点。（引自《中国药典》）

【检查】

水分：生地黄，不得过15.0%（《中国药典》通则0832第二法）。

总灰分：不得过8.0%（《中国药典》通则2302）。

酸不溶性灰分：不得过 3.0%（《中国药典》通则 2302）。

【炮制】

生地黄：除去杂质，洗净，闷润，切厚片，干燥。

熟地黄：①取生地黄，照酒炖法（《中国药典》通则 0213）炖至酒吸尽，取出，晾晒至外皮黏液稍干时，切厚片或块，干燥，即得。每 100 kg 生地黄，用黄酒 30~50 kg。②取生地黄，照蒸法（《中国药典》通则 0213）蒸至黑润，取出，晒至约八成干时，切厚片或块，干燥，即得。

【性味与归经】甘，寒。归心、肝、肾经。

【功能与主治】清热凉血，养阴生津。用于热入营血，温毒发斑，吐血衄血，热病伤阴，舌绛烦渴，津伤便秘，阴虚发热，骨蒸劳热，内热消渴。

【用法与用量】10~15 g。

【贮藏】置通风干燥处，防霉，防蛀。

（引自《中国药典》）

【本草沿革】

1.《神农本草经》："主折跌绝筋，伤中，逐血痹，增骨髓，长肌肉……生者尤良久服轻身不老。"

2.《名医别录》："补五脏，内伤不足，通血脉，益气力，利耳目。"

3.《药性论》："补虚损，温中下气，通血脉。久服变白延年。"

4.《东垣试效方》："酒洒久蒸如乌金，假酒力则微温，大补，血衰者须用之，善黑须发。忌萝卜。"

5.《本草蒙荃》："大补血衰，倍滋肾水，增力气，明耳目，填骨髓，益真阴……乌髭黑发，悦色驻颜。"

6.《本草纲目》："填骨髓，长肌肉，生精血，补五脏内伤不足，通血脉，利耳目，黑须发，男子五老七伤，女子伤中胞漏，经候不调，胎产百病。"

7.《本草求真》："内专凉血滋阴，外润皮肤荣泽。"

【附方】

1. 琼玉膏（《本草纲目》）

配方：生地黄十六斤（取汁），人参末五两，白茯苓三斤，白沙蜜十斤。

制法：拌匀，入瓶内箬封，安砂锅中，桑柴火煮三日夜，取起，再煮伏时。每以白汤或酒点服一匙。

功用：乌须发，美容颜。

2. 增益八味丸（《朱氏集验方》）

配方：熟干地黄（酒洒九蒸，晒干，秤）、鹿茸（去毛，炙）、五味子各四两，山药（大块者，浸酒一宿）、山萸肉（去核）、大附子（一两者，炮）、牛膝（酒浸一宿）各二两，白茯苓、牡丹皮（去骨）、泽泻（酒浸一宿）各一两五钱。

制法：为细末，用真鹿胶五两，锉细，入银石器中，清酒丸和梧桐子大。每服五十丸，空腹温酒、盐汤下。

功用：补肾驻颜。

3. 地黄汤（《三因极一病证方论》）

配方：麦门冬（去心）、生地黄各150 g，人参、茯苓、芍药、甘草、白术各90 g，葳蕤120 g，石膏180 g，远志（去心）300 g。

制法：每服12 g，水煎去滓，不拘时服。

功用：乌须发。

【化学成分】主要为环烯醚萜类、紫罗兰酮类和苯乙醇类化合物，此外还包括三萜类、黄酮类、木脂素类、酚酸类等其他类化合物。

【药理作用】

1. 对血液系统的作用：生地黄能缩短小鼠出血时间和凝血时间，具有一定止血作用，其止血作用的药效活性物质与糖类、环烯醚萜苷类有关。

2. 对免疫系统的影响：不同剂量地黄提取物均能不同程度地提高小鼠免疫器官指数、碳粒廓清指数、IL-2 和 TNF-α 水平，提高 T 淋巴细胞比值、血清溶血素水平及脾淋巴细胞增殖率，不同剂量地黄提取物组小鼠血清免疫球蛋白 G（immunoglobulin G，IgG）、免疫球蛋白 A（immunoglobulin A，IgA）水平也有不同程度的提高，表明地黄提取物可促进小鼠免疫功能。

3. 抗衰老：研究表明地黄可以抑制 H_2O_2 诱导的大鼠肾脂质过氧化及红细胞溶血，通过清除自由基的产生，抑制脂质过氧化，延缓细胞衰老。

参考文献

[1] 陈金鹏，张克霞，刘毅，等. 地黄化学成分和药理作用的研究进展 [J]. 中草药，2021，52（6）：1772 – 1784.

[2] 李国辉，刘佳，刘建伟，等. 地黄提取物对小鼠免疫功能的影响 [J]. 中国兽医学报，2018，38（4）：765 – 769，775.

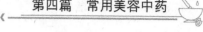

[3] 麻锐，丁瑞恒，廖蕴华. 不同浓度地黄对大鼠肾组织抗氧化作用的研究 [J]. 内科，2012，7（3）：220 - 223.

【食用指南】

（一）茶饮

地冬茶

配方：生地黄 15 g，麦冬 10 g，藕汁 32 g。

制法：将生地黄、麦冬煎熬取汁，加藕汁稍煎。代茶饮用。

功用：健身养颜。

（二）食疗

1. 地黄花粥：地黄花适量，粟米 100 g。将地黄花阴干，捣碎为末，每次用 3 g。先将粟米煮粥，候熟，将地黄花末加入，搅匀，再煮至沸即成。具有滋肾、清热、除烦、止渴之效。

2. 熟地黄猪蹄煲：猪蹄 500 g，油菜 100 g，葱段、姜片各 10 g，药包 1 个（内装熟地黄 20 g，酸枣仁 10 g），清汤 1 kg，料酒、精盐、味精、胡椒粉、芝麻油各适量。油菜从中间顺长剖开；猪蹄洗净，从中间顺骨缝劈开，再从关节处斩成块，下入沸水锅中焯透捞出。砂锅内放入清汤、料酒，下入药包烧开，下入猪蹄块、葱段、姜片烧开，煲至猪蹄熟烂，拣出葱、姜、药包。下入油菜、精盐烧开，炖至熟烂，加味精、胡椒粉，淋入芝麻油即成。具有补血滋阴、益精填髓、宁心安神、养颜美容之效。

【现代应用】

地黄酒：舒筋络、养血脉，适用于阴血不足、筋脉失养而引起的肢体麻木、疼痛等症。

丁　香

【来源】本品为桃金娘科植物丁香 *Eugenia caryophyllata* Thunb. 的干燥花蕾。当花蕾由绿色转红时采摘，晒干。（引自《中国药典》）

【性状】本品略呈研棒状，长 1 ~ 2 cm。花冠圆球形，直径 0.3 ~ 0.5 cm，花瓣 4，复瓦状抱合，棕褐色或褐黄色，花瓣内为雄蕊和花柱，搓碎后可见众多黄色细粒状的花药。萼筒圆柱状，略扁，有的稍弯曲，长

0.7～1.4 cm，直径0.3～0.6 cm，红棕色或棕褐色，上部有4枚三角状的萼片，十字状分开。质坚实，富油性。气芳香浓烈，味辛辣、有麻舌感。（引自《中国药典》）

【鉴别】

1. 本品萼筒中部横切面：表皮细胞1列，有较厚角质层。皮层外侧散有2～3列径向延长的椭圆形油室，长150～200 μm；其下有20～50个小型双韧维管束，断续排列成环，维管束外围有少数中柱鞘纤维，壁厚，木化。内侧为数列薄壁细胞组成的通气组织，有大型腔隙。中心轴柱薄壁组织间散有多数细小维管束，薄壁细胞含众多细小草酸钙簇晶。

粉末暗红棕色。纤维梭形，顶端钝圆，壁较厚。花粉粒众多，极面观三角形，赤道表面观双凸镜形，具3副合沟。草酸钙簇晶众多，直径4～26 μm，存在于较小的薄壁细胞中。油室多破碎，分泌细胞界限不清，含黄色油状物。

2. 取本品粉末0.5 g，加乙醚5 mL，振摇数分钟，滤过，滤液作为供试品溶液。另取丁香酚对照品，加乙醚制成每1 mL含16 μL的溶液，作为对照品溶液。照薄层色谱法（《中国药典》通则0502）试验，吸取上述两种溶液各5 μL，分别点于同一硅胶G薄层板上，以石油醚（60～90 ℃）-乙酸乙酯（9∶1）为展开剂，展开，取出，晾干，喷以5%香草醛硫酸溶液，在105 ℃加热至斑点显色清晰。供试品色谱中，在与对照品色谱相应的位置上，显相同颜色的斑点。（引自《中国药典》）

【检查】

杂质：不得过4%（《中国药典》通则2301）。

水分：不得过12.0%（《中国药典》通则0832第四法）。

【炮制】除去杂质，筛去灰屑。用时捣碎。

【性味与归经】辛，温。归脾、胃、肺、肾经。

【功能与主治】温中降逆，补肾助阳。用于脾胃虚寒，呃逆呕吐，食少吐泻，心腹冷痛，肾虚阳痿。

【用法与用量】1～3 g，内服或研末外敷。

【使用注意】不宜与郁金同用。

【贮藏】置阴凉干燥处。

（引自《中国药典》）

【本草沿革】

1.《药性论》："入诸香中，令人身香。"

2.《海药本草》："主风疳，骨槽劳臭，治气，乌髭发，杀虫，辟恶去邪。"

3.《日华子本草》："治口气，反胃，疗肾气，奔豚气……杀酒毒。"

4.《开宝本草》："主齿疳䘌，能发诸香。"

5.《本草正》："辟口气，坚齿牙。"

【附方】

1. 丁沉丸（《圣济总录》）

配方：丁香、炙甘草、当归、川芎、麝香各 15 g，沉香、白瓜子仁各 30 g，藁本 9 g。

制法：除麝香外，诸药捣筛如细末，与麝香拌匀，炼蜜为丸，如小豆大，每服 20 丸，温酒下，日 3 次。

功用：治七窍臭气。

2. 丁砂散（《瑞竹堂经验方》）

配方：丁香 15 个，诃子 1 个，百药煎 3 g，针砂（醋炒 7 次）少许，高茶末。

制法：为细末，水煎 1 大碗，熬数沸，不去滓，每夜临卧，温浆洗净髭发，以药水掠髭发，次晨用温浆水洗净。

功用：黑髭发。

3. 丁香石燕子散（《御药院方》）

配方：丁香 6 g，石燕子（烧 7 遍，醋淬）、海马（火炜香）各 1 对，小茴香（另研）、白矾、龙骨各 15 g。

制法：为末，每用 3 g，擦牙，然后温酒送下，临卧时服。

功用：治肾精不固，牙齿不固，动摇不牢，髭鬓斑白等。

4. 千金粉刺方（《千金翼方》）

配方：丁香、沉香、青木香、桃花、钟乳粉、珍珠、玉屑、蜀水花、木瓜花各 90 g，奈花、梨花、红莲花、李花、樱桃花、白蜀葵花、旋覆花各 120 g，麝香 1 铢。

制法：上十七味，捣诸花，别捣诸香，珍珠、玉屑另研成粉，合和大豆末七分，研之千遍，密贮勿泄，常用洗手面作妆。

功用：一百日其面如玉、光洁润泽，臭气粉渣（粉刺）皆除。主治粉刺、黄褐斑、面色萎黄等。

5. 千香方（《千金翼方》）

配方：丁香 30 g，麝香、白檀、沉香各 15 g，零陵香 150 g，甘松香 210 g，藿香 240 g。

制法：上七味，先捣丁香，令碎，次捣甘松香，合捣讫，及和麝香。

功用：浥衣，香衣，香环境。

【化学成分】花蕾含挥发油即丁香油。油中主要为丁香油酚、乙酰丁香油酚及少量 α－丁香烯与 β－丁香烯；其次为葎草烯、胡椒酚、α－衣兰烯。花蕾中尚含有 4 种黄酮衍生物，皆为黄酮苷元，其中两种为鼠李素及山柰酚；另有齐墩果酸、番樱桃素、番樱桃素亭等。

【药理作用】

1. 抑菌：丁香对金黄色葡萄球菌、白色假丝酵母菌、大肠杆菌及单增李斯特菌等具有较强的抑菌作用。

2. 抗氧化：丁香对超氧阴离子自由基及低密度脂蛋白（LDL）糖基化终产物和戊糖素具有较好的抑制效果。

3. 抗肿瘤：丁香对人体结肠癌、乳腺癌、肝癌、胃癌等细胞增殖均有抑制作用，且其抑制作用具有时间和剂量依赖性。

参考文献

［1］ 曲颖，高原，高星宇，等. 丁香精油的抑菌作用及其研究进展 [J]. 辽宁化工，2020，49（9）：1121 – 1123.

［2］ 李莎莎，李凡，李芳，等. 丁香的化学成分与药理作用研究进展 [J]. 西北药学杂志，2021，36（5）：863 – 868.

［3］ DAS A, HARSHADHA K, DHINESH KANNAN S K, et al. Evaluation of therapeutic potential of eugenol-A natural derivative of syzygium aromaticum on cervical cancer [J]. Asian Pac J Cancer Prev, 2018, 19（7）: 1977 – 1985.

【食用指南】

（一）茶饮

1. 养颜茶

配方：生姜 500 g，红茶 250 g，盐 100 g，甘草 150 g，丁香 25 g，沉香 25 g。

制法：共捣成粗末和匀备用。每次 15 ~ 25 g，清晨煎服或泡水代茶饮，每日数次。

功用：补脾健胃，养血安神。久服令人容颜白嫩，皮肤细滑，皱纹减少。

2. 姜枣茶

配方：生姜 200 g，大枣 200 g，盐 20 g，甘草 30 g，丁香、沉香各 30 g。

制法：将配方原料捣成粗末和匀，每天晨取 10 ~ 15 g，沸水泡 10 分钟即可代茶饮用。

功用：长期服用可使容颜红润，肌肤光滑。

（二）食疗

1. 丁香鸭：丁香 5 g，豆蔻 5 g，鸭 1 只（1 kg）。将丁香、豆蔻洗净，放入锅内，加入适量清水，煮 30 分钟，捞出丁香和豆蔻，作为煮鸭的汤水；将鸭去掉内脏，洗净，放入锅内，加入调料（肉桂、料酒、葱段、姜丝、白糖、酱油），煮沸后，改用文火煮至鸭肉熟烂，即可食用，其肉质软嫩，鲜香可口。适用于脾胃虚弱、咳嗽、水肿等症。

2. 红焖萝卜海带：海带、萝卜、丁香、大茴香、桂皮、花椒、核桃仁、素油、酱油各适量。将海带泡一天一夜（中间换两次水），然后洗净、切成丝；萝卜也切成粗丝。将素油烧热，加海带丝炒几下，放入丁香、大茴香、桂皮、花椒、核桃仁、酱油及清水烧开，改中大火烧至海带将烂，再放入萝卜丝焖熟，即可食用。具有利水、消气减肥之效。

【现代应用】

洗浴：取丁香花蕾加入到准备好的热水中，然后在水中进行全身药浴。随着时间的延续，药浴水的颜色变深、香味渐浓，浸泡时间为 30 分钟左右。

漱口：可用丁香水来漱口，可预防蛀牙及牙龈炎。

冬瓜仁

【来源】本品为葫芦科植物冬瓜 *Benincasa hispida*（Thunb.）Cogn. 的干燥成熟种子。食用冬瓜时收集成熟的种子，晒干。（引自《江西省中药饮片炮制规范（第二批)》）

【性状】本品呈扁平的长卵圆形或长椭圆形，长 1～1.4 cm，宽 0.5～0.8 cm。表面淡黄白色，一端较尖，尖端一侧有小突起的种脐，另一端钝圆。边缘光滑（单边冬瓜子）或两面外缘各有一环纹（双边冬瓜子）。体轻，剥去种皮，可见白色子叶 2 片，有油性。无臭，味微甜。（引自《江西省中药饮片炮制规范（第二批）》）

【鉴别】

1. 本品粉末黄白色。种皮表皮表面观呈多角形。种皮下皮层薄壁细胞圆形或不规则长圆形，壁不顾则增厚，壁厚 2～13 μm，多数具纹孔。石细胞数个成群或单个散在，细胞较小，壁厚，黄色，类圆形或椭圆形，直径 17～54 μm，壁厚 7～17 μm，长可达 112 μm，孔沟明显，层纹不清晰。胚乳细胞不规则型，内含脂肪油和糊粉粒；子叶细胞呈多角形、类圆形或长圆形，有的呈栅状。胞腔内含脂肪油和糊粉粒。纤维多成束，少数单个存在，壁厚，胞腔狭窄，直径 2～20 μm。可见螺纹导管直径 5～50 μm。

2. 取本品粉末 1 g，加石油醚（60～90 ℃）30 mL，浸泡 20 分钟，超声处理 30 分钟，静置，弃取石油醚液，残渣挥干溶剂，加甲醇 30 mL，加热回流 30 分钟，滤过，滤液蒸干，残渣加甲醇 2 mL 使溶解，作为供试品溶液。另取冬瓜子对照药材 1 g，同法制成对照药材溶液。照薄层色谱法（《中国药典》通则 0502）实验，吸取上述两种溶液各 10 μL，分别点于同一硅胶 G 薄层板上，以石油醚（60～90 ℃）－乙酸乙酯－冰醋酸（19∶4∶0.3）为展开剂，展开。取出，晾干。喷以 5% 香草醛硫酸溶液，105 ℃ 加热至斑点显色清晰。供试品色谱中，在与对照药材色谱相应的位置上，显相同的紫色斑点。（引自《重庆市中药饮片炮制规范（第二批）》）

【检查】

水分：不得过 11.0%（《重庆市中药饮片炮制规范（第二批）》）。

总灰分：不得过 7.0%（《重庆市中药饮片炮制规范（第二批）》）。

酸不溶性灰分：不得过 1.0%（《重庆市中药饮片炮制规范（第二批）》）。

【炮制】

冬瓜子：取原药材，除去杂质，簸去瘪子及灰屑。

炒冬瓜子：取净冬瓜子，置锅内，文火炒至表面黄色，略带焦黄色斑痕时，取出，放凉。

【性味与归经】甘，微寒。归肺、肝、小肠经。

【功能与主治】清热化痰，排脓利湿。用于痰热咳嗽，肺痈，肠痈，湿热带下。

【用法与用量】9～30 g。

【贮藏】置通风干燥处，防蛀。

（引自《江西省中药饮片炮制规范（第二批)》）

【本草沿革】

1. 《神农本草经》："主令人悦泽好颜色，益气不饥，久服轻身耐老。"

2. 《名医别录》："主除烦满不乐，久服寒中，可作面脂，令悦泽。"

3. 《日华子本草》："去皮肤风剥黑䵟，润肌肤。"

4. 《本草图经》："又作面药，并令人颜色光泽。"

5. 《本草蒙筌》："研成霜，亦作面脂，悦颜润色。"

6. 《本草纲目》："去䵟黯，悦泽白晰。为丸服，面白如玉；服汁去面热。"

7. 《食疗本草》："令人面滑，净如玉。"

【附方】

1. 冬瓜子散（《太平圣惠方》）

配方：冬瓜子一两（微炒），柏子仁一两，白茯苓一两，葵子一两（微炒），栀子仁二两，枳实一两（麸炒，微黄）。

制法：捣细罗为散。每于食后以粥饮调下二钱。

功用：治鼻面酒䶲如麻豆。

2. 悦泽面容方（《肘后备急方》）

配方：冬瓜子150 g，桃花120 g，白杨皮60 g。

制法：共研成细末，混匀即成，瓷瓶装备用。饭后用开水冲服10 g，每日3次。若欲面白，加重冬瓜子；欲面红，加重桃花。

功用：悦泽面容。

3. 冬子方（《千金翼方》）

配方：冬瓜子、柏子仁、茯苓、冬葵子。

制法：上四味，等份，捣筛饮服方寸匕，日三服。

功用：面疱甚如麻豆，痛痒，搔之黄水出及面黑。

4. 香身苈瓜方（《千金翼方》）

配方：冬瓜子、川芎、藁本、当归、杜衡、细辛、防风各一分。

制法：上七味，捣筛为散。食后以饮服方寸匕，日三服，五日口香，十日身香，二十日肉香，三十日骨香，五十日远闻香，六十日透衣香。

功用：主治汗臭，环境秽浊气臭以及平日用以香身。

【化学成分】含皂苷、脂肪、尿素、瓜氨酸，还有无机元素锌、镁等。

【药理作用】

1. 抗肿瘤：冬瓜仁能抑制组胺分泌，并通过增强免疫力具有抗肿瘤效果。冬瓜仁热水提取后，经透析得透析内液，此液对小鼠淋巴细胞的致丝裂活性呈浓度依赖性促进作用，呈现免疫促进作用。

2. 抗氧化：冬瓜仁水提物具有优良的清除羟自由基、超氧自由基作用及抗体外脂质过氧化作用。冬瓜仁甲醇提取物同抗坏血酸一样，具有重要的清除自由基活性。

参考文献

[1] YOSHIZUMI S, MURAKAMI T, KADOYA M, et al. Medicinal food stuffs. XI. Histamine release inhibitors from wax gourd, the fruits of Benincasa hispida Cogn [J]. Yakugaku Zasshi, 1998, 118（5）：188 - 192.

[2] 杨静，郑艳青，刘静，等．冬瓜子的研究进展 [J]. 中药材，2014，37（9）：1696 - 1698.

【食用指南】

（一）茶饮

1. 薏米冬瓜仁茶

配方：薏苡仁 30 g，冬瓜仁 30 g，水 500 mL，冰糖适量。

制作：将薏苡仁洗净之后，用凉水浸泡 8 小时，同时将冬瓜仁洗净，沥干备用。在锅中加水，并烧至沸腾，然后放入薏苡仁和冬瓜仁，待薏苡仁煮烂之后，再加入适量的冰糖，稍煮片刻后，滤掉渣滓，取汁饮用即可。

功用：降血压，降血糖，除水肿，通便利尿。

2. 桃花瓜仁汤

配方：桃花 5 g，冬瓜仁 5 g，白杨柳皮 3 g。

制作：沸水冲泡，盖焖 5 分钟。代茶饮。

功用：祛风活血，悦泽面容，祛除黑斑。适用于面部多黑斑。

（二）食疗

三色糯米饭：红小豆、薏苡仁、糯米、冬瓜仁，黄瓜各适量。前二味洗净蒸 20 分钟，然后洗净糯米，冬瓜仁加水蒸熟，锅后撒上黄瓜丁食用。具有健脾利水、减肥之效。

豆　蔻

【来源】本品为姜科植物白豆蔻 *Amomum kravanh* Pierre ex Gagnep. 或爪哇白豆蔻 *Amomum compactum* Soland ex Maton 的干燥成熟果实。按产地不同分为"原豆蔻"和"印尼白蔻"。（引自《中国药典》）

【性状】

原豆蔻：呈类球形，直径 1.2～1.8 cm。表面黄白色至淡黄棕色，有 3 条较深的纵向槽纹，顶端有突起的柱基，基部有凹下的果柄痕，两端均具浅棕色绒毛。果皮体轻，质脆，易纵向裂开，内分 3 室，每室含种子约 10 粒；种子呈不规则多面体，背面略隆起，直径 3～4 mm，表面暗棕色，有皱纹，并被有残留的假种皮。气芳香，味辛凉略似樟脑。

印尼白蔻：个略小。表面黄白色，有的微显紫棕色。果皮较薄，种子瘦瘪。气味较弱。（引自《中国药典》）

【鉴别】

1. 本品粉末灰棕色至棕色。种皮表皮细胞淡黄色，表面观呈长条形，常与下皮细胞上下层垂直排列。下皮细胞含棕色或红棕色物。色素层细胞多皱缩，内含深红棕色物。油细胞类圆形或长圆形，含黄绿色油滴。内种皮厚壁细胞黄棕色、红棕色或深棕色，表面观多角形，壁厚，胞腔内含硅质块；断面观为 1 列栅状细胞。外胚乳细胞类长方形或不规则形，充满细小淀粉粒集结成的淀粉团，有的含细小草酸钙方晶。

2. 照薄层色谱法（《中国药典》通则 0502）试验，吸取供试品溶液和对照品溶液各 10 μL，分别点于同一硅胶 G 薄层板上，以环己烷－二氯甲烷－乙酸乙酯（15∶5∶0.5）为展开剂，展开，取出，晾干，喷以 5% 香草醛硫酸溶液，在 105 ℃加热至斑点显色清晰，立即检视。供试品色谱中，在与对照品色谱相应的位置上，显相同颜色的斑点。（引自《中国药典》）

【检查】

杂质：原豆蔻不得过 1%；印尼白蔻不得过 2%（《中国药典》通则 2301）。

水分：原豆蔻不得过 11.0%；印尼白蔻不得过 12.0%（《中国药典》

通则 0832 第四法）。

【炮制】除去杂质。用时捣碎。

【性味与归经】辛，温。归肺、脾、胃经。

【功能与主治】化湿行气，温中止呕，开胃消食。用于湿浊中阻，不思饮食，湿温初起，胸闷不饥，寒湿呕逆，胸腹胀痛，食积不消。

【用法与用量】3 ~ 6 g，后下。

【贮藏】密闭，置阴凉干燥处，防蛀。

（引自《中国药典》）

【本草沿革】

《医学启源》："《主治秘要》云……其用有五：肺金本药，一也；散胸中滞气，二也；（治）感寒腹痛，三也；温暖脾胃，四也；赤眼暴发，白睛红者，五也。"

【附方】

1. 香身丸（《鲁府禁方》）

配方：白豆蔻 120 g，木香 60 g，檀香、甘松各 30 g，广零陵香 45 g，丁香 22.5 g，白芷、当归、附子、槟榔、三奈、甘草（炙）、益智仁、桂心各 15 g，麝香少许。

制法：上为极细末，炼蜜同酥油或羊尾油于石臼捣于余下为丸，如黄豆大，每用 1 丸嚼化。

功用：当日口香，后身亦香，久服治男女秽气、心腹疼痛、胸膈不利、痰症诸疾，又用 1 丸投酒中，令满座香。

2. 神香散（《成方切用》）

配方：丁香、白豆蔻仁（或砂仁亦可）、丁香等份。

制法：为末。清汤调下七分，甚者一钱，日数服不拘。若寒气作痛者，姜汤送下。

功用：治胸膈胃脘逆气难解，疼痛，呕哕胀满，痰饮，噎膈，诸药不效者。

【化学成分】含挥发油，其中有 d – 龙脑、d – 樟脑、莕草烯及其环氧化物、1,8 – 桉叶素、α – 松油烯及 β – 松油烯、α – 蒎烯及 β – 蒎烯、石竹烯、月桂烯、桃金娘醛、葛缕酮、松油烯 – 4 – 醇、香桧烯等。

【药理作用】

1. 降血糖：白豆蔻挥发油对肾脏有一定的保护作用，作用机制可能与上调基质金属蛋白酶 2（matrix metalloproteinase-2，MMP-2）、转化生长因子-β1（transforming growth factor-β1，TGF-β1）、胰岛素样生长因子 2（insulin-like growth factor 2，IGF-2）的表达有关，从而改善链脲佐菌素所致糖尿病肾病的病理改变。

2. 抑菌：豆蔻中挥发油对金黄色葡萄球菌、耐甲氧西林金黄色葡萄球菌、大肠杆菌标准株、白色念珠菌标准株及其耐药菌有效。

3. 抗氧化：研究表明白豆蔻精油抗氧化活性成分主要是 1,8-桉叶素、α-蒎烯、β-蒎烯、α-松油烯、β-松油烯（1.20%），通过抑制或阻断自由基链式反应，通过防止链式反应的启动和阻断链式反应的传播两种方式实现，还有一些非活性成分不直接参与抗氧化过程，但可以通过保护氧化机制或提高机体的抗氧化防御能力发挥抗氧化作用。

参考文献

[1] 陈红梅，苏都那布其，长春，等 . 白豆蔻挥发油对糖尿病肾病大鼠肾脏保护作用 [J]. 中华中医药杂志，2017，32（9）：4227-4230.

[2] 张世洋，王晶，李生茂，等 . 四种常见姜科化湿中药挥发油化学成分及体外抗菌活性比较研究 [J]. 辽宁中医杂志，2018，45（11）：2378-2385，2462.

[3] 马钤，郭川川，李般程 . 白豆蔻精油研究进展 [J]. 食品工业，2022，43（4）：269-273.

【食用指南】

（一）茶饮

豆蔻茶

配方：豆蔻 3 g，砂仁 3 g，木香 5 g，藿香 5 g。

制法：将豆蔻、砂仁砸碎，木香切成小碎块，与藿香一起置入茶杯内，倒入刚沸的开水，盖严杯盖，浸泡 15 分钟左右即可代茶饮，可反复加入沸水浸泡数次，直至无味。

功用：用于脾胃不调、气机受阻的胃炎所致胃脘胀痛、呕逆。

（二）食疗

豆蔻炖猪肚：豆蔻 10 g，萝卜 400 g，猪肚 300 g，绍酒 10 g，精盐 4 g，味精 3 g，姜 10 g，葱 15 g，花生油 30 g。将白豆蔻去杂质，打成细粉；萝卜去皮，切成 3 cm 宽、4 cm 长的段；姜拍松，葱切段。将白豆蔻、萝卜、猪肚、绍酒、姜、葱、花生油同放炖锅内，加水 2800 mL，置武火上烧沸，再用文火炖 35 分钟，放入精盐、味精即成。具有健胃、消食、美容之效。

阿 胶

【来源】本品为马科动物驴 Equus asinus L. 的干燥皮或鲜皮经煎煮、浓缩制成的固体胶。（引自《中国药典》）

【制法】将驴皮浸泡去毛，切块洗净，分次水煎，滤过，合并滤液，浓缩（可分别加入适量的黄酒、冰糖及豆油）至稠膏状，冷凝，切块，晾干，即得。（引自《中国药典》）

【性状】本品呈长方形块、方形块或丁状。棕色至黑褐色，有光泽。质硬而脆，断面光亮，碎片对光照视呈棕色半透明状。气微，味微甘。（引自《中国药典》）

【鉴别】取本品粉末 0.1 g，加 1% 碳酸氢铵溶液 50 mL，超声处理 30 分钟，用微孔滤膜滤过，取续滤液 100 μL，置微量进样瓶中，加胰蛋白酶溶液 10 μL（取序列分析用胰蛋白酶，加 1% 碳酸氢铵溶液制成每 1 mL 中含 1 mg 的溶液，临用时配制），摇匀，37 ℃恒温酶解 12 小时，作为供试品溶液。另取阿胶对照药材 0.1 g，同法制成对照药材溶液。照"含量测定"特征多肽项下色谱、质谱条件试验，选择质荷比（m/z）539.8（双电荷）→612.4 和 m/z 539.8（双电荷）→923.8 作为检测离子对。取阿胶对照药材溶液，进样 5 μL，按上述检测离子对测定的 MRM 色谱峰的信噪比均应大于 3∶1。

吸取供试品溶液 5 μL，注入高效液相色谱 - 质谱联用仪，测定。以质荷比（m/z）539.8（双电荷）→612.4 和 m/z539.8（双电荷）→923.8 离子对提取的供试品离子流色谱中，应同时呈现与对照药材色谱保留时间一致的色谱峰。（引自《中国药典》）

【检查】

水分：取本品 1 g，精密称定，加水 2 mL，加热溶解后，置水浴上蒸干，使厚度不超过 2 mm，照水分测定法（《中国药典》通则 0832 第二法）测定，不得过 15.0% 。

重金属及有害元素：照铅、镉、砷、汞、铜测定法（《中国药典》通则

2321 原子吸收分光光度法或电感耦合等离子体质谱法）测定，铅不得过 5 mg/kg；镉不得过 0.3 mg/kg；砷不得过 2 mg/kg；汞不得过 0.2 mg/kg；铜不得过 20 mg/kg。

水不溶物：取本品 1.0 g，精密称定，加水 5 mL，加热使溶解，转移至已恒重 10 mL 具塞离心管中，用温水 5 mL 分 3 次洗涤，洗液并入离心管中，摇匀。置 40 ℃ 水浴保温 15 分钟，离心（转速为每分钟 2000 转）10 分钟，去除管壁浮油，倾去上清液，沿管壁加入温水至刻度，离心，如法清洗 3 次，倾去上清液，离心管在 105 ℃ 加热 2 小时，取出，置干燥器中冷却 30 分钟，精密称定，计算，即得。本品水不溶物不得过 2.0%。

其他：应符合胶剂项下有关的各项规定（《中国药典》通则 0184）。

【炮制】

阿胶：捣成碎块。

阿胶珠：取阿胶，烘软，切成 1 cm 左右的丁，照炒法（《中国药典》通则 0213）。用蛤粉烫至成珠，内无溏心时，取出，筛去蛤粉，放凉。

【性味与归经】甘，平。归肺、肝、肾经。

【功能与主治】补血滋阴，润燥，止血。用于血虚萎黄，眩晕心悸，肌痿无力，心烦不眠，虚风内动，肺燥咳嗽，劳嗽咯血，吐血尿血，便血崩漏，妊娠胎漏。

【用法与用量】3～9 g。烊化兑服。

【贮藏】密闭。

（引自《中国药典》）

【本草沿革】

1. 《本草纲目》："和血滋阴，除风润燥，化痰清肺，利小便，调大肠。"

2. 《本草纲目拾遗》："治内伤腰痛，强力伸筋，添精固肾。"

3. 《神农本草经》："久服轻身益气。"

【附方】

1. 阿胶散（《圣济总录》）

配方：阿胶（炙令燥）、牛角䚡（烧灰）、龙骨（煅）各一两。

制法：上三味，捣罗为散。每服二钱匕，薄粥饮调服。

功用：治产后恶露不绝。

2. 阿胶汤（《圣济总录》）

配方：阿胶（炙燥）、当归（切，焙）、青蘘子（炒）各一两。

制法：上三味，粗捣筛。每服五钱匕，水盏半，入艾叶十余片，同煎至一盏，去滓，空腹服，午食前、近晚各一。

功用：治虫蚀下痒，谷道中生疮。

【化学成分】主要成分为胶原蛋白、多肽类物质、氨基酸、多糖、挥发性物质及无机物等成分。

【药理作用】

1. 免疫调控：研究表明阿胶具有免疫调节功能。动物实验表明，阿胶经酶酶解后，得到的小分子肽能够升高小鼠的胸腺指数、脾脏指数，以及延长游泳时间。

2. 抗氧化：阿胶及其水解产物具有抗氧化作用。分子量集中在 $400 \sim 1000$ Da 的小分子阿胶（CCAH-Ⅱ）对 DPPH 自由基、ABTS 自由基和羟自由基的清除率较高。

3. 抗贫血：研究发现，阿胶可以改善患地中海贫血孕妇的症状，并且不影响体内铁元素。

参考文献

[1] 杨帅，鲁婷婷，周祖英，等. 阿胶化学成分和药理作用及质量控制研究进展 [J]. 中国新药杂志，2023，32（8）：806-816.

[2] 杜博玮，徐晓冰，郭尚伟，等. 高抗氧化性小分子阿胶的研究 [J]. 北京化工大学学报（自然科学版），2019，46（6）：15-20.

[3] LI Y F, HE H, YANG L L, et al. Therapeutic effect of Colla corii asini on improving anemia and hemoglobin compositions in pregnant women with thalassemia [J]. Int J Hematol, 2016, 104 (5): 559-565.

【食用指南】

（一）茶饮

阿胶归芍饮

配方：阿胶 10 g，当归 9 g，白芍 9 g，人参 3 g，红糖少许，净水适量。

制法：当归、白芍、人参入锅，加水适量，置火上煎十几分钟，去药渣留汁。阿胶放入另一锅中，单独上火将阿胶烊化液倒入杯中，撒入红糖，冲入药汁，调匀即可。

功用：养血调经，补气。

（二）食疗

1. 阿胶白皮润肤粥：阿胶 13 g，桑白皮 13 g，糯米 90 g，红糖 7 g。将桑白皮洗净，入砂锅煎熬，分 2 次取汁；糯米入锅用清水煮 10 分钟后，倒入药汁、阿胶，拌入红糖煮成粥。趁热空腹服用。具有清肺润燥、滋阴补血、润肤美颜之效。

2. 阿胶龟地瘦肉汤：阿胶、丹皮各 5 g，炙龟板、茅根各 10 g，熟地 15 g，瘦猪肉 150 g。将炙龟板洗净捣碎，放进砂锅中，加清水 1000 mL，武火煮沸后，改用文火煮 60 分钟。加入洗净的熟地、丹皮、茅根，再用大火煮开，然后继续用文火煮 60 分钟，取出药汤，把药渣再加清水 600 mL 煎煮一次，再将两次的药汤合并。将瘦猪肉洗净后切成薄片，放进砂锅中，加入药汤，武火煮沸后，改用文火 60 分钟煮至肉糜，调味加入阿胶，溶化即可饮用。具有滋阴养血、益气补身之效，用于阴血亏虚而致的颜面色斑。

【现代应用】

阿胶枣是以正宗阿胶和金丝小枣为主原料加枸杞等中药材精制而成，含多种果糖、维生素、葡萄糖、微量元素，是一种老幼皆宜的保健食品。长期食用阿胶枣具有益气养肾、滋补养颜、补血补精、利于消化之功效，适宜体质虚弱、缺血、贫血及免疫力差的人群。

阿胶糕的主要原料是阿胶，阿胶是采用纯正的整张乌头驴皮熬制而成。阿胶具有生血作用，可用于失血贫血、缺铁贫血、再生障碍贫血及年老体弱、儿童、孕妇的滋补。并对儿童、青少年的生长发育具有改善作用。长期服用阿胶糕，还可营养皮肤，使肌肤光洁润滑并具弹性。

阿胶面膜富含胶原蛋白等多种营养成分，能够渗透到皮肤深层，提供充足的滋润和应用，还可以帮助提升皮肤的紧致度和弹性。长期使用阿胶面膜可以减少皱纹和松弛，使肌肤更加紧致。

茯 苓

【来源】本品为多孔菌科真菌茯苓 *Poria cocos*（Schw.）Wolf 的干燥菌核。多于 7—9 月采挖，挖出后除去泥沙，堆置"发汗"后，摊开晾至表面干燥，再"发汗"，反复数次至现皱纹、内部水分大部散失后，阴干，称为"茯苓个"；或将鲜茯苓按不同部位切制，阴干，分别称为"茯苓块"和"茯苓片"。（引自《中国药典》）

【性状】

茯苓个：呈类球形、椭圆形、扁圆形或不规则团块，大小不一。外皮薄而粗糙，棕褐色至黑褐色，有明显的皱缩纹理。体重，质坚实，断面颗粒性，有的具裂隙，外层淡棕色，内部白色，少数淡红色，有的中间抱有松根。气微，味淡，嚼之黏牙。（引自《中国药典》）

茯苓块：为去皮后切制的茯苓，呈立方块状或方块状厚片，大小不一。白色、淡红色或淡棕色。

茯苓片：为去皮后切制的茯苓，呈不规则厚片，厚薄不一。白色、淡红色或淡棕色。

【鉴别】

1. 本品粉末灰白色。不规则颗粒状团块和分枝状团块无色，遇水合氯醛液渐溶化。菌丝无色或淡棕色，细长，稍弯曲，有分枝，直径 3 ~ 8 μm，少数至 16 μm。

2. 取本品粉末少量，加碘化钾碘试液 1 滴，显深红色。

3. 取本品粉末 1 g，加乙醚 50 mL，超声处理 10 分钟，滤过，滤液蒸干，残渣加甲醇 1 mL 使溶解，作为供试品溶液。另取茯苓对照药材 1 g，同法制成对照药材溶液。照薄层色谱法（《中国药典》通则 0502）试验，吸取上述两种溶液各 2 μL，分别点于同一硅胶 G 薄层板上，以甲苯 – 乙酸乙酯 – 甲酸（20 : 5 : 0.5）为展开剂，展开，取出，晾干，喷以 2% 香草醛硫酸溶液 – 乙醇（4 : 1）混合溶液，在 105 ℃加热至斑点显色清晰。供试品色谱中，在与对照药材色谱相应的位置上，显相同颜色的主斑点。（引自《中国药典》）

【检查】

水分：不得过 18.0%（《中国药典》通则 0832 第二法）。

总灰分：不得过 2.0%（《中国药典》通则 2302）。

【炮制】取茯苓个，浸泡，洗净，润后稍蒸，及时削去外皮，切制成块或切厚片，晒干。

【性味与归经】甘、淡，平。归心、肺、脾、肾经。

【功能与主治】利水渗湿，健脾，宁心。用于水肿尿少，痰饮眩悸，脾虚食少，便溏泄泻，心神不安，惊悸失眠。

【用法与用量】 10 ~ 15 g。

【贮藏】 置干燥处，防潮。

（引自《中国药典》）

【本草沿革】

1. 《神农本草经》："久服安魂养神，不饥延年。"

2. 《抱朴子》："灸瘢灭，面生光玉泽。"

3. 《日华子本草》："补五劳七伤，安胎，暖腰膝，开心益智，止健忘。"

4. 《名医别录》："止消渴，好睡……开胸腑，调脏气，伐肾邪，滋阴，益气力，保神守中。"

【附方】

牢牙散（《医学纲目》）

配方：茯苓、石膏、龙骨各一两，寒水石、白芷各半两，细辛三钱，石燕一（大者）二（小者）。

制法：为细末。早晚刷牙。

功用：牢牙。

【化学成分】 主要化学成分为多糖类和三萜类，还含有甾体类、挥发油、脂肪酸、胆碱、氨基酸及微量元素等。

【药理作用】

1. 促进水液代谢：研究发现茯苓总三萜和茯苓水溶性多糖主要通过降低肾脏组织中水通道蛋白 1（aquaporins 1，AQP1）的表达量来促进脾虚大鼠体内水液运输，茯苓总三萜和茯苓酸性多糖主要通过降低肾脏组织中 AQP2 的表达量来促进脾虚大鼠体内水液运输。

2. 抗氧化、抗衰老：茯苓常用于美容、抗衰老，被认为是通过健脾渗湿而发挥作用。而现代药理学研究表明，茯苓多糖能不同程度地增加血清中 SOD 活性，降低 MDA 含量，从而达到抗衰老的目的。

3. 免疫作用：经研究证明，茯苓多糖可促进小鼠外周血 IgA、IgG、IgM 的生物合成，且存在剂量 – 效应关系，作用随茯苓多糖浓度的增大而增强。

参考文献

[1] 涂仪军. 茯苓不同提取部位健脾药效作用及机制研究［D］. 武汉：湖北中医药大

学，2020.

［2］邓桃妹，彭代银，俞年军，等．茯苓化学成分和药理作用研究进展及质量标志物的预测分析［J］．中草药，2020，51（10）：2703－2717.

【食用指南】

（一）茶饮

1. 茯苓赤芍茶

配方：茯苓5 g，赤芍3 g，花茶3 g。

制法：用250 mL开水冲泡10分钟后饮用，冲饮至味淡。

功用：健脾利水，活血。

2. 茯苓益气茶

配方：茯苓5 g，防己3 g，黄芪3 g，桂枝3 g，甘草3 g，花茶3 g。

制法：用350 mL水煎煮茯苓、防己、黄芪、桂枝至水沸后，冲泡甘草、花茶后饮用。也可直接冲饮。

功用：益气固表，利水消肿。用于风水汗出恶风、身浮肿、小便不利，或湿痹肢体重着。

（二）食疗

1. 茯苓猪肝汤：猪肝200 g，白茯苓20 g，料酒15 mL，葱5 g，姜5 g，植物油10 mL，胡椒粉1 g，精盐2 g。将猪肝洗净，切成0.5 cm宽、厚，2 cm长的块；白茯苓洗净，切片；葱洗净、切段，姜洗净、切细丝。将炒锅烧热放油，油七成热以后放猪肝、姜、葱煸炒，倒入料酒，加精盐继续煸炒，注入清水1000 mL，放进白茯苓共煮20分钟。用胡椒粉调味，出锅即成。具有补肝养血、润肤美白、利水渗湿之效。

2. 茯苓猪蹄汤：白茯苓20 g，猪蹄300 g，精盐3 g，葱5 g，姜5 g，胡椒粉2 g。将白茯苓用清水浸软，洗净，切片；猪蹄去毛，洗净；姜拍破。将白茯苓、猪蹄、姜、葱同放入炖锅内，加入清水1000 mL，先用武火，清水沸后改用文火炖60分钟，加入精盐、胡椒粉即成。具有润肤、美白、滑肌之效。

甘　草

【来源】本品为豆科植物甘草 *Glycyrrhiza uralensis* Fisch.、胀果甘草 *Gly-*

cyrrhiza inflata Bat. 或光果甘草 *Glycyrrhiza glabra* L. 的干燥根和根茎。春、秋二季采挖，除去须根，晒干。（引自《中国药典》）

【性状】

甘草：根呈圆柱形，长 25～100 cm，直径 0.6～3.5 cm。外皮松紧不一。表面红棕色或灰棕色，具显著的纵皱纹、沟纹、皮孔及稀疏的细根痕。质坚实，断面略显纤维性，黄白色，粉性，形成层环明显，射线放射状，有的有裂隙。根茎呈圆柱形，表面有芽痕，断面中部有髓。气微，味甜而特殊。

胀果甘草：根和根茎木质粗壮，有的分枝，外皮粗糙，多灰棕色或灰褐色。质坚硬，木质纤维多，粉性小。根茎不定芽多而粗大。

光果甘草：根和根茎质地较坚实，有的分枝，外皮不粗糙，多灰棕色，皮孔细而不明显。（引自《中国药典》）

【鉴别】

1. 本品横切面：木栓层为数列棕色细胞。栓内层较窄。韧皮部射线宽广，多弯曲，常现裂隙；纤维多成束，非木化或微木化，周围薄壁细胞常含草酸钙方晶；筛管群常因压缩而变形。束内形成层明显。木质部射线宽 3～5 列细胞；导管较多，直径约至 160 μm；木纤维成束，周围薄壁细胞亦含草酸钙方晶。根中心无髓；根茎中心有髓。

粉末淡棕黄色。纤维成束，直径 8～14 μm，壁厚，微木化，周围薄壁细胞含草酸钙方晶，形成晶纤维。草酸钙方晶多见。具缘纹孔导管较大，稀有网纹导管。木栓细胞红棕色，多角形，微木化。

2. 取本品粉末 1 g，加乙醚 40 mL，加热回流 1 小时，滤过，弃去醚液，药渣加甲醇 30 mL，加热回流 1 小时，滤过，滤液蒸干，残渣加水 40 mL 使溶解，用正丁醇提取 3 次，每次 20 mL，合并正丁醇液，用水洗涤 3 次，弃去水液，正丁醇液蒸干，残渣加甲醇 5 mL 使溶解，作为供试品溶液。另取甘草对照药材 1 g，同法制成对照药材溶液。再取甘草酸单铵盐对照品，加甲醇制成每 1 mL 含 2 mg 的溶液，作为对照品溶液。照薄层色谱法（《中国药典》通则 0502）试验，吸取上述三种溶液各 1～2 μL，分别点于同一用 1% 氢氧化钠溶液制备的硅胶 G 薄层板上，以乙酸乙酯－甲酸－冰醋酸－水（15:1:1:2）为展开剂，展开，取出，晾干，喷以 10% 硫酸乙醇溶液，在 105 ℃加热至斑点显色清晰，置紫外光灯（365 nm）下检视。供试品色谱中，在与对照药材色谱相应的位置上，显相同颜色的荧光斑点；在与对照

品色谱相应的位置上，显相同的橙黄色荧光斑点。（引自《中国药典》）

【检查】

水分：不得过 12.0%（《中国药典》通则 0832 第二法）。

总灰分：不得过 7.0%（《中国药典》通则 2302）。

酸不溶性灰分：不得过 2.0%（《中国药典》通则 2302）。

重金属及有害元素：照铅、镉、砷、汞、铜测定法（《中国药典》通则 2321 原子吸收分光光度法或电感耦合等离子体质谱法）测定，铅不得过 5 mg/kg；镉不得过 1 mg/kg；砷不得过 2 mg/kg；汞不得过 0.2 mg/kg；铜不得过 20 mg/kg。

其他有机氯类农药残留量：照农药残留量测定法（《中国药典》通则 2341 有机氯类农药残留量测定第一法）测定。

含五氯硝基苯不得过 0.1 mg/kg。

【炮制】

甘草片：除去杂质，洗净，润透，切厚片，干燥。

炙甘草：取甘草片，照蜜炙法（《中国药典》通则 0213）炒至黄色至深黄色，不粘手时取出，晾凉。

【性味与归经】甘，平。归心、肺、脾、胃经。

【功能与主治】补脾益气，清热解毒，祛痰止咳，缓急止痛，调和诸药。用于脾胃虚弱，倦怠乏力，心悸气短，咳嗽痰多，脘腹、四肢挛急疼痛，痈肿疮毒，缓解药物毒性、烈性。

【用法与用量】2～10 g。

【注意】不宜与海藻、京大戟、红大戟、甘遂、芫花同用。

【贮藏】置通风干燥处，防蛀。

（引自《中国药典》）

【本草沿革】

1.《神农本草经》："主五脏六腑寒热邪气，坚筋骨，倍气力，金疮，解毒。久服轻身延年。"

2.《本草蒙筌》："长肌肉，健脾胃，补三焦……久服轻身，延年耐老。"

【附方】

消风散（《中医临证备要》）

配方：荆芥 10 g，甘草 6 g，僵蚕 10 g，防风 10 g，川芎 6 g，藿香 6 g，

蝉衣 6 g，茯苓 15 g，羌活 9 g，厚朴 10 g，党参 10 g。

制法：水煎服。

功用：头瘙痒、搔落白屑。

【化学成分】甘草中主要含有三萜类、黄酮类、多糖类、香豆素类、挥发油类以及氨基酸等成分，其中三萜类和黄酮类是主要成分。

【药理作用】

1. 抗肿瘤：甘草具有抑制肿瘤细胞增殖、促进肿瘤细胞凋亡等活性。例如，异甘草素通过抑制 miR-301b 靶向免疫球蛋白样结构域 1 （leucine-rich repeats and immunoglobulin-like domains-1，LRIG1）以抑制黑色素瘤细胞的增殖，经体内外实验，异甘草素可增强促凋亡基因 C-parp、bax、C-caspase-3 的蛋白表达，减少抗凋亡基因 Bcl-2 蛋白表达，致使黑色素瘤细胞的凋亡。

2. 抗氧化、抗衰老：甘草水提物通过上调半胱氨酸双加氧酶 I（cysteine dioxygenase 1，CDO1）、半胱氨酸亚磺酸脱羧酶（cysteine sulfinate decarboxylase，CSAD）的水平以调节牛磺酸代谢途径增加牛磺酸的含量，进而延缓衰老。甘草苷降低 MDA 含量，增加 SOD、GSH-Px 含量，与抑制脑内脂质过氧化和清除脑内氧自由基机制有关，以缓解衰老、提高抗氧化活性。

3. 抗感染：研究表明甘草提取物不仅能在叔丁基过氧化氢诱导的急性肝损伤小鼠模型中显示出保护作用，而且可以抑制脂多糖（lipopolysaccharide，LPS）刺激的小胶质细胞中的一氧化氮和诱导型一氧化氮合酶（inducible nitric oxide synthase，iNOS）、环氧化酶 - 2（cyclooxygenase-2，COX-2）、TNF-α、IL-1β 和 IL-6 等炎症因子的产生。

参考文献

［1］邓桃妹，彭灿，彭代银，等. 甘草化学成分和药理作用研究进展及质量标志物的探讨［J］. 中国中药杂志，2021，46（11）：2660 - 2676.

［2］ZHAO F F，GAO L，QIN X M，et al. The intervention effect of licorice in d-galactose induced aging rats by regulating the taurine metabolic pathway［J］. Food Funct，2018，9（9）：4814 - 4821.

［3］孙国庆，罗正里. 甘草苷对衰老模型大鼠的抗衰老作用［J］. 中国老年学杂志，2014，34（7）：1895 - 1896.

［4］YU J Y，HA J Y，KIM K M，et al. Anti-inflammatory activities of licorice extract and its active compounds，glycyrrhizic acid，liquirtin and liquiritigenin，in BV2 cells and mice liver［J］. Molecules，2015，20（7）：13041 - 13054.

【食用指南】

（一）茶饮

1. 甘草玄参润喉茶

配方：炙甘草 3 g，玄参 15 g，麦冬 9 g，蜂蜜 30 g。

制法：将甘草、玄参、麦冬同放锅中加清水 600 mL 文火煎煮 20 分钟，过滤，去渣留汁。趁药汁尚滚之时加入蜂蜜溶化，凉后当茶水饮。

功用：养阴，润喉，清口齿。

2. 玉肤茶

配方：黑豆、绿豆各 50 g，甘草 5 g。

制法：将黑豆、绿豆、甘草煮汁去渣约 200 mL，加入糖及少许糖桂花即成，作饮料用。

功用：润肤嫩肌、美容除斑。

（二）食疗

甘草粥：甘草 15 g，大米 100 g。将甘草洗净、切段，放入锅内，加适量清水，放在大火上煮沸，再用文火炖 30 分钟，捞出甘草。将大米淘净放入锅内，加水，并将甘草汁倒入锅内，熬成粥，即可食用。具有补脾益胃之效。

藁 本

【来源】本品为伞形科植物藁本 Ligusticum sinense Oliv. 或辽藁本 Ligusticum jeholense Nakai et Kitag. 的干燥根茎和根。秋季茎叶枯萎或次春出苗时采挖，除去泥沙，晒干或烘干。（引自《中国药典》）

【性状】

藁本：根茎呈不规则结节状圆柱形，稍扭曲，有分枝，长 3～10 cm，直径 1～2 cm。表面棕褐色或暗棕色，粗糙，有纵皱纹，上侧残留数个凹陷的圆形茎基，下侧有多数点状突起的根痕和残根。体轻，质较硬，易折断，断面黄色或黄白色，纤维状。气浓香，味辛、苦、微麻。

辽藁本：较小，根茎呈不规则的团块状或柱状，长 1～3 cm，直径 0.6～2 cm。有多数细长弯曲的根。（引自《中国药典》）

【鉴别】取本品粉末 1 g，加乙醚 10 mL，冷浸 1 小时，超声处理 20 分钟，滤过，滤液浓缩至 1 mL，作为供试品溶液。另取藁本对照药材 1 g，同法制成对照药材溶液。照薄层色谱法（《中国药典》通则 0502）试验，吸取上述两种溶液各 1 μL，分别点于同一硅胶 G 薄层板上，以石油醚（60 ~ 90 ℃）– 丙酮（95：5）为展开剂，展开，展距 10 cm，取出，晾干，置紫外光灯（365 nm）下检视。供试品色谱中，在与对照药材色谱相应的位置上，显相同颜色的荧光主斑点。（引自《中国药典》）

【检查】

水分：不得过 10.0%（《中国药典》通则 0832 第四法）。

总灰分：不得过 15.0%（《中国药典》通则 2302）。

酸不溶性灰分：不得过 10.0%（《中国药典》通则 2302）。

【炮制】除去杂质，洗净，润透，切厚片，晒干。

【性味与归经】辛，温。归膀胱经。

【功能与主治】祛风，散寒，除湿，止痛。用于风寒感冒，巅顶疼痛，风湿痹痛。

【用法与用量】3 ~ 10 g。

【贮藏】置阴凉干燥处，防潮，防蛀。

（引自《中国药典》）

【本草沿革】

1. 《神农本草经》："长肌肤，悦颜色。"

2. 《名医别录》："辟雾露，润泽，疗风邪亸曳、金疮，可作沐药、面脂。"

3. 《日华子本草》："治病疾，并皮肤疵皯、酒齄、粉刺。"

【附方】

1. 疥癣方（《小儿卫生总微论方》）

配方：藁本。

制法：藁本煎汤浴之。

功用：治小儿疥癣。

2. 藁本散（《鸡峰普济方》）

配方：藁本。

制法：用藁本研细末，以冷水或蜜水调涂，干再用。

功用：治鼻赤。

3. 头屑方（《便民图纂》）

配方：藁本、白芷各等份。

制法：为末。夜掺发内，次晨梳之。

功用：治头屑。

4. 洗面玉容散（《仁术便览》）

配方：藁本45 g，山柰、甘松、滑石、天花粉、白檀、零陵香、绿豆粉各30 g，朝脑9 g，皂角末60 g，糯米一合。

制法：为极细末。洗面用或炼蜜丸化水洗面。

功用：滋悦洁白面肤。

【化学成分】藁本含挥发油0.38%~0.65%，辽藁本根含挥发油1.5%。含有萜类、香豆素类、苯酞类、烯丙基苯类等。

【药理作用】

1. 抗感染：藁本乙醇提取物和中性油均能明显对抗二甲苯所致的小鼠耳郭肿胀，对小鼠角叉菜胶所致足跖肿胀等也有较好的抗感染作用。

2. 解热镇痛：藁本中性油对伤寒－副伤寒杆菌所致的家兔体温升高有明显的解热作用，作用持久。

3. 中枢抑制作用：藁本中性油能对抗苯丙胺引起的小鼠运动兴奋，抑制自发活动，加强戊巴比妥钠催眠作用。用藁本或辽藁本乙醇提取物对小鼠灌胃，可明显缩短小鼠进入睡眠状态的时间。

参考文献

唐忠. 藁本化学成分及药理研究［J］.中国医药指南，2011，9（30）：34－35.

【食用指南】

（一）茶饮

1. 藁本煎

配方：藁本12 g，焦山楂10 g，红糖适量。

制法：前二味加水煎汤，去渣取汁，入红糖拌匀。上为1次量，空腹温热顿服，连服3天。

功用：具有温通经脉、逐瘀止痛之效。

2. 藁本茶

配方：藁本10 g，绿茶3 g。

制法：用300 mL开水冲泡后饮用，冲饮至味淡。

功用：散风寒湿邪。风寒头痛、巅顶痛、寒湿腹痛、泄泻、疥癣。

（二）食疗

藁本蒸猪脑髓：藁本、天麻、红木子、决明子、夏枯草各15 g，猪脑髓250 g。将前五味原料与猪脑髓一起蒸熟即可。具有平肝、健脑之效。

枸杞子

【来源】本品为茄科植物宁夏枸杞 *Lycium barbarum* L. 的干燥成熟果实。夏、秋二季果实呈红色时采收，热风烘干，除去果梗，或晾至皮皱后，晒干，除去果梗。（引自《中国药典》）

【性状】本品呈类纺锤形或椭圆形，长6～20 mm，直径3～10 mm。表面红色或暗红色，顶端有小突起状的花柱痕，基部有白色的果梗痕。果皮柔韧，皱缩；果肉肉质，柔润。种子20～50粒，类肾形，扁而翘，长1.5～1.9 mm，宽1～1.7 mm，表面浅黄色或棕黄色。气微，味甜。（引自《中国药典》）

【鉴别】

1. 本品粉末黄橙色或红棕色。外果皮表皮细胞表面观呈类多角形或长多角形，垂周壁平直或细波状弯曲，外平周壁表面有平行的角质条纹。中果皮薄壁细胞呈类多角形，壁薄，胞腔内含橙红色或红棕色球形颗粒。种皮石细胞表面观不规则多角形，壁厚，波状弯曲，层纹清晰。

2. 取本品0.5 g，加水35 mL，加热煮沸15分钟，放冷，滤过，滤液用乙酸乙酯15 mL振摇提取，分取乙酸乙酯液，浓缩至1 mL，作为供试品溶液。另取枸杞子对照药材0.5 g，同法制成对照药材溶液。照薄层色谱法（《中国药典》通则0502）试验，吸取上述两种溶液各5 μL，分别点于同一硅胶G薄层板上，以乙酸乙酯－三氯甲烷－甲酸（3∶2∶1）为展开剂，展开，取出，晾干，置紫外光灯（365 nm）下检视。供试品色谱中，在与对照药材色谱相应的位置上，显相同颜色的荧光斑点。（引自《中国药典》）

【检查】

水分：不得过13.0%（《中国药典》通则0832第二法，温度为80 ℃）。

总灰分：不得过5.0%（《中国药典》通则2302）。

重金属及有害元素：照铅、镉、砷、汞、铜测定法（《中国药典》通则2321 原子吸收分光光度法或电感耦合等离子体质谱法）测定，铅不得过 5 mg/kg；镉不得过 1 mg/kg；砷不得过 2 mg/kg；汞不得过 0.2 mg/kg；铜不得过 20 mg/kg。

【性味与归经】甘，平。归肝、肾经。

【功能与主治】滋补肝肾，益精明目。用于虚劳精亏，腰膝酸痛，眩晕耳鸣，阳痿遗精，内热消渴，血虚萎黄，目昏不明。

【用法与用量】6～12 g。

【贮藏】置阴凉干燥处，防闷热，防潮，防蛀。

（引自《中国药典》）

【本草沿革】

1. 《神农本草经》："久服坚筋骨，轻身不老。"

2. 《药性论》："能补益精诸不足，易颜色，变白，明目，安神。"

3. 《太平圣惠方》："枸杞子酒……长肌肉，益颜色，肥健人。"

4. 《本草纲目》："滋肾，润肺，明目。"

【附方】

1. 枸杞丸（《圣济总录》）

配方：枸杞子十两，甘菊花四两，桂（去粗皮）一两半，白茯苓（去黑皮）、茯苓神（去木）、熟干地黄各一两。

制法：捣罗为细末，炼蜜五两，入薄荷汁半盏，同熬得所，和丸如梧桐子大。每服二十丸，空腹食前温酒下。

功用：补真气，悦颜色，润肌肤。

2. 地仙丸（《圣济总录》）

配方：枸杞子、陈曲（炒）、甘菊、熟干地黄（焙）、桂（去粗皮）各二两，肉苁蓉（切，浸酒一宿，焙干）一两半。

制法：捣罗为末，炼蜜和丸如梧桐子大。每服 30 丸，酒饮任意下，空腹食前服。

功用：乌髭黑发。

3. 枸杞子散（《太平圣惠方》）

配方：枸杞子一两，白茯苓一两，杏仁一两（汤浸，去皮），防风一两（去芦头），细辛一两，白芷一两。

制法：捣细罗为散。先以腻粉敷面三日，即以白蜜一合和散药，夜卧时先用水浆洗面了敷之。不得见风日。能常用之大佳。

功用：治面疱。

【化学成分】主要包括生物碱类、黄酮及其苷类、挥发油类、蒽醌类、香豆素类、萜类、有机酸类、胡萝卜素类、多糖、氨基酸、蛋白质及无机元素等。

【药理作用】

1. 降糖：枸杞子多糖具有降低血糖、增加胰岛素分泌、增强机体抗氧化能力和清除氧自由基的作用，且可降低自由基对胰岛 B 细胞的损伤，能显著增加糖尿病小鼠的肝糖原含量，对四氧嘧啶诱导的糖尿病具有良好的预防和治疗作用。

2. 抗疲劳：枸杞子多糖可明显延长小鼠的运动时间，提高小鼠的运动能力，增强小鼠 SOD 和 GSH-Px 的活性，降低小鼠 MDA 和活性氧自由基（reactive oxygen species，ROS）的含量，减少自由基的堆积，加快体内脂质过氧化物的清除，增加小鼠肝糖原和肌糖原的含量，减少氧化应激对机体的损伤。

3. 抗氧化、抗衰老：枸杞子乙醇提取物、枸杞子多糖能提高 D - 半乳糖致衰老小鼠的学习记忆能力，减少心、肝、脑组织脂褐质的含量，增强 SOD 和 GSH-Px 的活性。体外试验中，枸杞多糖也表现出直接清除羟自由基的作用，能抑制自发或由羟自由基引发的脂质过氧化反应。

参考文献

[1] 宋艳梅，张启立，崔治家，等. 枸杞子化学成分和药理作用的研究进展及质量标志物的预测分析 [J].华西药学杂志，2022，37（2）：206 - 213.

[2] 刘雨萌，金元宝，孟凡欣，等. 枸杞子多糖通过改善氧化应激延缓疲劳作用的研究 [J].食品工业科技，2016，37（18）：344 - 348.

【食用指南】

（一）茶饮

二子延年茶

配方：枸杞子 6 g，五味子 6 g，白糖适量。

制法：先将枸杞子和五味子洗净，放入碗内捣碎后加入适量白糖，再放入茶杯中用沸水冲泡当茶饮用。

功用：养阴生津，滋润五脏，延年益寿。

（二）食疗

1. 枸杞猪肝汤：枸杞子 25 g，猪肝 100 g，姜丝、葱花、精盐适量。先将枸杞子稍浸泡备用，再将猪肝切片，用开水轻焯。与枸杞子同入砂锅内，慢火炖熟，放入姜丝、葱花、精盐调味。具有补肝益肾、养血明目之效。

2. 山药枸杞粥：粳米 100 g 洗净，用冷水浸泡 1 小时后捞出来，沥干水分。鲜山药 50 g 去皮，刮洗干净，切成小丁状待用。枸杞子 15 g 用温水泡开待用。锅内加入 1500 mL 冷水，放入粳米、山药、枸杞子，用大火烧开，转小火熬至软烂即可，食用时可加入白糖 15 g 和蜂蜜 10 g。具有补血养颜、消除色斑之效。

何首乌

【来源】本品为蓼科植物何首乌 *Polygonum multiflorum* Thunb. 的干燥块根。秋、冬二季叶枯萎时采挖，削去两端，洗净，个大的切成块，干燥。（引自《中国药典》）

【性状】本品呈团块状或不规则纺锤形，长 6~15 cm，直径 4~12 cm。表面红棕色或红褐色，皱缩不平，有浅沟，并有横长皮孔样突起和细根痕。体重，质坚实，不易折断，断面浅黄棕色或浅红棕色，显粉性，皮部有 4~11 个类圆形异型维管束环列，形成云锦状花纹，中央木部较大，有的呈木心。气微，味微苦而甘涩。（引自《中国药典》）

【鉴别】

1. 本品横切面：木栓层为数列细胞，充满棕色物。韧皮部较宽，散有类圆形异型维管束 4~11 个，为外韧型，导管稀少。根的中央形成层成环；木质部导管较少，周围有管胞和少数木纤维。薄壁细胞含草酸钙簇晶和淀粉粒。粉末黄棕色。淀粉粒单粒类圆形，直径 4~50 μm，脐点人字形、星状或三叉状，大粒者隐约可见层纹；复粒由 2~9 分粒组成。草酸钙簇晶直径 10~80（160）μm，偶见簇晶与较大的方形结晶合生。棕色细胞类圆形或椭圆形，壁稍厚，胞腔内充满淡黄棕色、棕色或红棕色物质，并含淀粉粒。具缘纹孔导管直径 17~178 μm。棕色块散在，形状、大小及颜色深浅不一。

2. 取本品粉末 0.25 g，加乙醇 50 mL，加热回流 1 小时，滤过，滤液浓缩至 3 mL，作为供试品溶液。另取何首乌对照药材 0.25 g，同法制成对照药材溶液。照薄层色谱法（《中国药典》通则 0502）试验，吸取上述两种溶液各 2 μL，分别点于同一以羧甲基纤维素钠为黏合剂的硅胶 H 薄层板上使成条状，以三氯甲烷－甲醇（7∶3）为展开剂，展至约 3.5 cm，取出，晾干，再以三氯甲烷－甲醇（20∶1）为展开剂，展至约 7 cm，取出，晾干，置紫外光灯（365 nm）下检视。供试品色谱中，在与对照药材色谱相应的位置上，显相同颜色的荧光斑点。（引自《中国药典》）

【检查】

水分：不得过 10.0%（《中国药典》通则 0832 第二法）。

总灰分：不得过 5.0%（《中国药典》通则 2302）。

【炮制】何首乌：除去杂质，洗净，稍浸，润透，切厚片或块，干燥。

制何首乌：取何首乌片或块，照炖法（《中国药典》通则 0213）用黑豆汁拌匀，置非铁质的适宜容器内，炖至汁液吸尽；或照蒸法（《中国药典》通则 0213）清蒸或用黑豆汁拌匀后蒸，蒸至内外均呈棕褐色，或晒至半干，切片，干燥。每 100 kg 何首乌片（块），用黑豆 10 kg。

黑豆汁制法：取黑豆 10 kg，加水适量，煮约 4 小时，熬汁约 15 kg，豆渣再加水煮约 3 小时，熬汁约 10 kg，合并得黑豆汁约 25 kg。

【性味与归经】苦、甘、涩，微温。归肝、心、肾经。

【功能与主治】解毒，消痈，截疟，润肠通便。用于疮痈瘰疬，风疹瘙痒，久疟体虚，肠燥便秘。

【用法与用量】3~6 g。

【贮藏】置干燥处，防蛀。

（引自《中国药典》）

【本草沿革】

1.《滇南本草》："久服延年耐寒。入肾为君，涩精，坚肾气，止赤、白便浊，缩小便；入血分，消痰毒。治赤白癜风，疮疥硕癣，皮肤瘙痒。"

2.《开宝本草》："主瘰疬，消痈肿，疗头面风疮，五痔，止心痛，益血气，黑髭鬓，悦颜色。"

3.《本草纲目》："健筋骨，乌髭发，为滋补良药。"

4.《本草求真》："滋水补肾、黑发轻身。"

【附方】

1. 何首乌丸（《御药院方》）

配方：何首乌、大枣、米泔水、炼蜜。

制法：米泔水浸一昼夜，次日取出，于银器内先排大枣，上放何首乌，以水高约5指，慢火煮，至大枣极烂，何首乌稍软，去枣，再将何首乌入清水中浸少时，以竹刀去黑皮，切薄片，焙干，捣罗为末，炼蜜和丸，如梧桐子大。每服60丸，一月加至百丸，空腹温酒或米饮送下。

功用：补养脏腑，强壮筋骨，黑髭发，坚固牙齿，益寿驻颜。

2. 何首乌散（《太平惠民和剂局方》）

配方：何首乌、防风、荆芥穗、蔓荆子（去皮）、蚵蚾草、威灵仙、炙甘草各100 g。

制法：捣罗为末，每服5 g，食后温酒或沸汤调下。

功用：治风毒攻冲，头面瘙痒，皲裂生疮等。

3. 益寿驻颜方（《御药院方》）

配方：制首乌、炼蜜。

制法：制首乌研末，炼蜜和丸，如梧桐子大，每服60丸，一月加至百丸，空腹温酒或米饮送下。

功用：强筋骨，黑髭发，坚固牙齿，益寿驻颜。

【化学成分】主要成分包括蒽醌类、黄酮类、二苯乙烯苷类、酚类、磷脂类等，二苯乙烯苷类和蒽醌类为主要成分。

【药理作用】

1. 抗衰老：研究认为，何首乌经炮制后，其中的大黄素、大黄素－8－0－β葡萄糖苷、大黄素甲醚、儿茶素、2,3,5,4－四羟基二苯乙烯葡萄糖苷等有效成分共同发挥抗衰老的作用。何首乌提取液可能通过调控衰老小鼠中 SYNPO、MAPKAPK5、TCF7 和 Rab15 基因甲基化的水平，进而调节其转录水平，发挥延缓小鼠衰老的作用。

2. 提高免疫力：有研究报道何首乌蒽醌苷可以明显促进小鼠 T、B 淋巴细胞的增殖，促进混合淋巴细胞反应，提高自然杀伤细胞活性，具有免疫增强作用。

3. 免疫调节作用：通过给小鼠灌胃制何首乌多糖，发现其能增强免疫功能，不但能增强腹腔巨噬细胞吞噬功能，而且还可以促进溶血素、溶血空斑形成及淋巴细胞转化，表明制何首乌多糖有很好的免疫功能。

参考文献

[1] 李学林, 张帆, 唐进法, 等. 何首乌炮制品有效成分与抗衰老功效的相关性研究 [J]. 中国新药杂志, 2018, 27 (9): 1040 – 1046.

[2] 邹佳益, 杨江权, 徐林, 等. 何首乌提取液对衰老小鼠脑组织 DNA 甲基化和基因转录的影响 [J]. 第三军医大学学报, 2020, 42 (1): 9 – 17.

[3] 孙桂波, 郭宝江, 李续娥, 等. 何首乌蒽醌苷对小鼠细胞免疫功能的影响 [J]. 中药药理与临床, 2006 (6): 30 – 32.

[4] 张志远, 苗明三, 顾丽亚. 制何首乌多糖对小鼠免疫功能的影响 [J]. 中医研究, 2008 (6): 18 – 19.

【食用指南】

（一）茶饮

1. 首乌杞子乌发茶

配方：何首乌 10 g, 黑豆 9 g, 枸杞 10 g。

制法：将所有原料淘洗净, 放入砂锅中, 加 400 mL 水, 煮沸 10 分钟即成。

功用：益肝补脾, 乌发润发。

2. 首乌生地茶

配方：制首乌 16 g, 生地 30 g（酒洗）。

制法：放在瓷茶壶内, 冲入沸水, 代茶饮。每隔 3 日换药 1 次, 连服 3 个月。

功用：用于未老先衰, 身体虚弱及须发早白者。

（二）食疗

1. **何首乌煮鸡蛋方**：何首乌（切片）60 g, 鸡蛋 2 个, 同煮至蛋熟, 去壳复煮, 入味精、精盐, 食用。具有治疗肝肾虚损、精血不足、须发斑白、未老先衰之效。

2. **何首乌粥**：何首乌 30~60 g, 粳米 100 g, 大枣 3~5 g, 将何首乌浓煎去渣, 入粳米、大枣, 慢火熬粥, 将熟时入适量冰糖, 每月食 1~2 次。适用于治疗头发枯燥发黄。

3. **何首乌煨鸡**：母鸡 1.2 kg（约 1 只）, 何首乌 50 g, 精盐 5 g, 姜 10 g, 料酒 15 mL。将母鸡去内脏、洗净, 姜洗净、切片。将何首乌研末,用白纱布袋包好，纳入鸡腹内，加清水放瓦锅内煨 150 分钟，取出首乌袋，加精盐、姜、料酒调味即成。具有滋阴润燥之效。

【现代应用】

洗发水：有效防止脱发掉发，头屑明显减少，发丝轻盈顺滑。

黑芝麻

【来源】 本品为脂麻科植物脂麻 *Sesamum indicum* L. 的干燥成熟种子。秋季果实成熟时采割植株，晒干，打下种子，除去杂质，再晒干。（引自《中国药典》）

【性状】 本品呈扁卵圆形，长约 3 mm，宽约 2 mm。表面黑色，平滑或有网状皱纹。尖端有棕色点状种脐。种皮薄，子叶 2，白色，富油性。气微，味甘，有油香气。（引自《中国药典》）

【鉴别】

1. 粉末灰褐色或棕黑色。种皮表皮细胞成片，胞腔含黑色色素，表面观呈多角形，内含球状结晶体；断面观呈栅状，外壁和上半部侧壁菲薄，大多破碎，下半部侧壁和内壁增厚。草酸钙结晶常见，球状或半球形结晶散在或存在于种皮表皮细胞中，直径 14 ~ 38 μm；柱晶散在或存在于颓废细胞中，长约至 24 μm，直径 2 ~ 12 μm。

2. 取本品 1 g，研碎，加石油醚（60 ~ 90 ℃）10 mL，浸泡 1 小时，倾取上清液，置试管中，加含蔗糖 0.1 g 的盐酸 10 mL，振摇半分钟，酸层显粉红色，静置后，渐变为红色。

3. 取本品 0.5 g，捣碎，加无水乙醇 20 mL，超声处理 20 分钟，滤过，滤液蒸干，残渣加无水乙醇 1 mL 使溶解，静置，取上清液作为供试品溶液。另取黑芝麻对照药材 0.5 g，同法制成对照药材溶液。再取芝麻素对照品、β - 谷甾醇对照品，加无水乙醇分别制成每 1 mL 含 1 mg 的溶液，作为对照品溶液。照薄层色谱法（《中国药典》通则 0502）试验，吸取上述供试品溶液和对照药材溶液各 8 μL、对照品溶液各 4 μL，分别点于同一硅胶 G 薄层板上，以环己烷 - 乙醚 - 乙酸乙酯（20∶5.5∶2.5）为展开剂，展开，取出，晾干，喷以 10% 硫酸乙醇溶液，加热至斑点显色清晰。供试品色谱中，在与对照药材色谱和对照品色谱相应的位置上，显相同颜色的斑点。（引自《中国药典》）

【检查】

杂质：不得过 3.0%（《中国药典》通则 2301）。

水分：不得过 6.0%（《中国药典》通则 0832 第二法）。

总灰分：不得过 8.0%（《中国药典》通则 2302）。

【炮制】

黑芝麻：除去杂质，洗净，晒干。用时捣碎。

炒黑芝麻：取净黑芝麻，照清炒法（《中国药典》通则 0213）炒至有爆声。用时捣碎。

【性味与归经】甘，平。归肝、肾、大肠经。

【功能与主治】补肝肾，益精血，润肠燥。用于精血亏虚，头晕眼花，耳鸣耳聋，须发早白，病后脱发，肠燥便秘。

【用法与用量】9~15 g。

【贮藏】置通风干燥处，防蛀。

（引自《中国药典》）

【本草沿革】

1.《神农本草经》："主伤中虚羸，补五内，益气力，长肌肉，填髓脑，久服，轻身不老。"

2.《名医别录》："明耳目，耐饥，延年。"

3.《本草求真》："凡因血枯而见二便艰涩，须发不乌。"

4.《本草纲目》："一年身面光泽不饥，二年白发返黑，三年齿落更生。"

【附方】

桑麻丸（《医级》）

配方：嫩桑叶（采集后，用长流水洗，晒干）、巨胜子。

制法：炼蜜为丸，如梧桐子大。每服 100 丸，一日二次，白开水送下。

功用：养血祛风，润肠通便。

【化学成分】种子含脂肪油可达 60%。油中含油酸、亚油酸、棕榈酸、花生酸、廿四酸、廿二酸等的甘油酯。亦含甾醇、芝麻素、芝麻酚、芝麻林素、维生素 E 等。此外尚含叶酸、烟酸、蔗糖、卵磷脂、戊聚糖、蛋白质和多量的钙等。

【药理作用】

1. 抗氧化、抗衰老：黑芝麻具有很强的抗氧化活性，是由于其含木脂素类和生育酚类，它们能有效清除细胞内的自由基，阻止其引发的细胞内不饱和脂质的过氧化反应，延缓细胞衰老。黑芝麻可显著提高 D - 半乳糖衰老模型小鼠血清中 SOD 的活性，明显降低 MDA 活性，具有抗衰老作用。

2. 调节脂代谢：芝麻素能调节高脂血症大鼠的脂代谢缓解机体的氧化应激，改善肝脏的脂肪变性，显著降低高脂血症模型大鼠血清总胆固醇（TC）、甘油三酯（triglyceride，TG）、低密度脂蛋白胆固醇（low density lipoprotein cholesterol，LDL-C）、载脂蛋白（apolipoprotein，Apo）和丙二醛含量，升高高密度脂蛋白胆固醇（high density lipoprotein cholesterol，HDL-C）、SOD 和肝脂酶活性并使脂肪肝损伤得到明显改善。

3. 对心血管保护作用：芝麻素可降低动脉粥样硬化兔血清中 TC 和 LDL 水平，延缓和缩小其主动脉粥样斑块的形成，抑制或下调主动脉壁血管细胞黏附分子 -1 表达，且有降低血脂、预防和减轻动脉粥样硬化发生和发展的作用。

参考文献

［1］陈平，邓承颖．中药黑芝麻的研究概况及其应用［J］.现代医药卫生，2014，30（4）：541 - 543.

［2］黄万元，陈洪玉，李文静，等．核桃、黑芝麻对 D - 半乳糖衰老模型小鼠的抗衰老作用研究［J］.右江民族医学院学报，2009，31（5）：778 - 779.

【食用指南】

（一）茶饮

1. 芝麻木耳茶
配方：生黑木耳、炒焦黑木耳各 30 g，炒香黑芝麻 15 g。
制法：共研末，每次 5 g，沸水冲代茶饮。
功用：凉血止血，对血热便血、痢疾下血有食疗作用。

2. 黑芝麻茶
配方：黑芝麻 30 g，绿茶 5 g。
制法：将黑芝麻和绿茶一起放入杯中，用沸水冲泡，即可饮用。
功用：滋阴养血，补益肝肾，养血降压，清热。

（二）食疗

1. 二麻炖猪肠：猪大肠 300 g，黑芝麻 100 g，升麻 9 g，精盐 3 g。将大肠洗净，升麻用布包好，同芝麻一起放入大肠内。将放有大肠的砂锅中加清水 1200 mL 炖 90 分钟至烂熟，去升麻，加精盐调味即可。具有补肾助阳之效，治疗肾虚头发脱落。

2. 乌发验方：黑芝麻粉 100 g，何首乌粉 100 g，白糖 20 g。将黑芝麻粉、何首乌粉，加白糖，放入锅中加清水 500 mL 用中火煮 25 分钟成糊状即可。具有益肝肾、乌须发之效，适于肝肾不足所致的毛发失养。

3. 黑芝麻带鱼：黑芝麻 20 g，带鱼 300 g。将带鱼按照常法做成清蒸带鱼或红烧带鱼，出锅时，撒上黑芝麻即可食用。具有滋养肝肾、降低血脂、降低血压之效。

【现代应用】

芝麻油：含大量亚油酸，亚油酸具有降低血脂、软化血管、降低血压、促进微循环的作用，能防止人体血清胆固醇在血管壁的沉积，有"血管清道夫"的美誉。它是一种值得推崇的食用油。亚油酸可使皮肤更加有光泽、柔软、富有弹性，有利于缓解皮肤老化。

洗发水：黑芝麻富含蛋白质、脂肪和维生素 E 等营养成分，被认为有助于改善头皮健康。所含维生素 E 和脂肪酸有助于刺激头皮的血液循环，促进头皮的生长。还可以增强头发的光泽度。

黄 精

【来源】本品为百合科植物滇黄精 *Polygonatum kingianum* Coll. et Hemsl. 、黄精 *Polygonatum sibiricum* Red. 或多花黄精 *Polygonatum cyrtonema* Hua 的干燥根茎。按形状不同，习称"大黄精""鸡头黄精""姜形黄精"。春、秋二季采挖，除去须根，洗净，置沸水中略烫或蒸至透心，干燥。（引自《中国药典》）

【性状】

大黄精：呈肥厚肉质的结节块状，结节长可达 10 cm 以上，宽 3 ~ 6 cm，厚 2 ~ 3 cm。表面淡黄色至黄棕色，具环节，有皱纹及须根痕，结节上侧茎痕呈圆盘状，圆周凹入，中部突出。质硬而韧，不易折断，断面角质，淡黄色至黄棕色。气微，味甜，嚼之有黏性。

鸡头黄精：呈结节状弯柱形，长 3 ~ 10 cm，直径 0.5 ~ 1.5 cm。结节长 2 ~ 4 cm，略呈圆锥形，常有分枝。表面黄白色或灰黄色，半透明，有纵皱纹，茎痕圆形，直径 5 ~ 8 mm。

姜形黄精：呈长条结节块状，长短不等，常数个块状结节相连。表面灰黄色或黄褐色，粗糙，结节上侧有突出的圆盘状茎痕，直径 0.8 ~ 1.5 cm。味苦者不可药用。（引自《中国药典》）

【鉴别】

1. 本品横切面：大黄精表皮细胞外壁较厚。薄壁组织间散有多数大的黏液细胞，内含草酸钙针晶束。维管束散列，大多为周木型。鸡头黄精、姜形黄精维管束多为外韧型。

2. 取本品粉末 1 g，加 70% 乙醇 20 mL，加热回流 1 小时，抽滤，滤液蒸干，残渣加水 10 mL 使溶解，加正丁醇振摇提取 2 次，每次 20 mL，合并正丁醇液，蒸干，残渣加甲醇 1 mL 使溶解，作为供试品溶液。另取黄精对照药材 1 g，同法制成对照药材溶液。照薄层色谱法（《中国药典》通则 0502）试验，吸取上述两种溶液各 10 μL，分别点于同一硅胶 G 薄层板上，以石油醚（60 ~ 90 ℃）- 乙酸乙酯 - 甲酸（5∶2∶0.1）为展开剂，展开，取出，晾干，喷以 5% 香草醛硫酸溶液，在 105 ℃加热至斑点显色清晰。供试品色谱中，在与对照药材色谱相应的位置上，显相同颜色的斑点。（引自《中国药典》）

【检查】

水分：不得过 18.0%（《中国药典》通则 0832 第四法）。

总灰分：取本品，80 ℃干燥 6 小时，粉碎后测定，不得过 4.0%（《中国药典》通则 2302）。

重金属及有害元素：照铅、镉、砷、汞、铜测定法（《中国药典》通则 2321 原子吸收分光光度法或电感耦合等离子体质谱法）测定，铅不得过 5 mg/kg；镉不得过 1 mg/kg；砷不得过 2 mg/kg；汞不得过 0.2 mg/kg；铜不得过 20 mg/kg。

【炮制】

黄精：除去杂质，洗净，略润，切厚片，干燥。

酒黄精：取净黄精，照酒炖法或酒蒸法（《中国药典》通则 0213）炖透或蒸透，稍晾，切厚片，干燥。每 100 kg 黄精，用黄酒 20 kg。

【性味与归经】甘，平。归脾、肺、肾经。

【功能与主治】补气养阴，健脾，润肺，益肾。用于脾胃气虚，体倦乏力，胃阴不足，口干食少，肺虚燥咳，劳嗽咯血，精血不足，腰膝酸软，须发早白，内热消渴。

【用法与用量】9～15 g。

【贮藏】置通风干燥处，防霉，防蛀。

（引自《中国药典》）

【本草沿革】

1.《名医别录》："主补中益气，除风湿，安五脏。久服轻身延年。"

2.《日华子本草》："补五劳七伤，助筋骨，止饥，耐寒暑，益脾胃，润心肺。单服九蒸九曝，食之驻颜。"

3.《道藏神仙本草》："宽中益气，颜色鲜明，发白更黑，齿落更生。"

4.《饮膳正要》："宽中益气，补五脏，调养肌肉，充实骨髓，坚强筋骨，延年不老。"

5.《本草蒙筌》："安五脏六腑，补五劳七伤，除风湿，壮元阳，健脾胃，润心肺。旋服年久，方获奇功。耐老不饥，轻身延寿。"

6.《本经逢原》："为补中宫之胜品。宽中益气，使五脏调和，肌肉充盛，骨髓坚强。"

7.《精方妙药与美容》："益脾胃，润心肺，驻颜色，乌须发，固牙齿。治年老体衰，虚损寒热，病后食少，脾肾不足，心肺阴亏，牙松齿落，须发早白，风癞癣疾。"

【附方】

1. 黄精膏（《普济方》）

配方：鲜黄精一斤，干姜三两，桂心一两。

制法：先将鲜黄精压汁，煎煮，待冷去上清水，加干姜、桂心，再煎至近黄色，加酒适量，分再次服，每饭前服。

功用：乌须发，补益延年。

2. 黄精酒（《本草纲目》）

配方：黄精、苍术各 2 kg，枸杞根，柏叶各 2.5 kg，天门冬 1.5 kg，煮汁 50 L，同曲 5 kg，糯米 250 kg。

制法：如常酿酒饮。

功用：壮筋骨，益精髓，变白发。

【化学成分】主要含有黄精多糖、甾体皂苷、蒽醌、黄酮等多种成分。

【药理作用】

1. 降糖：研究发现黄精多糖可降低链脲佐菌素诱导的糖尿病小鼠血浆

中的空腹血糖和糖化血红蛋白水平，升高其血浆胰岛素和 C 肽水平，同时增加了血浆中 MDA 含量及降低 SOD 活性。

2. 抗氧化：黄精多糖随着质量浓度的增大而对 DPPH 自由基、羟自由基和超氧阴离子自由基的清除能力增大，并且对 Fe^{2+} 诱导的脂质过氧化反应具有一定的抑制作用。

3. 免疫调节：研究发现，经环磷酰胺诱导的免疫抑制小鼠灌胃给予黄精多糖后，发现黄精多糖能显著增加小鼠胸腺指数、脾脏指数、胸腺细胞协同刀豆蛋白刺激指数和脾细胞协同刀豆蛋白刺激指数，并呈现良好的剂量正相关性。

参考文献

[1] WANG Y, QIN S C, PEN G Q, et al. Original research: potential ocular protection and dynamic observation of Polygonatum sibiricum polysaccharide against streptozocin-induced diabetic rats' model [J]. Exp Biol Med, 2017, 242 (1): 92 – 101.

[2] 杨迎，侯婷婷，王威，等. 黄精多糖的药理作用研究进展 [J]. 现代药物与临床，2022, 37 (3): 659 – 665.

【食用指南】

（一）茶饮

1. 精乌饮

配方：黄精 20 g，何首乌 30 g。

制法：水煎代茶饮。

功用：用于脱发、白发。

2. 当归黄精侧柏叶蜜饮

配方：当归 15 g，黄精 15 g，侧柏叶 15 g，楮实子 15 g，芝麻 20 g，核桃肉 20 g，制何首乌 20 g，冬虫夏草 10 g，蜂蜜适量。

制法：上药水煎取汁，调入蜂蜜。每日 1 剂，代茶饮。

功用：具有补肾养血生发之效。用于斑秃。

（二）食疗

人参黄精鸡肉汤：鸡 1 kg（约 1 只），人参 10 g，黄精 10 g，当归 10 g，大枣 5 g，生姜 5 g，精盐 5 g，料酒 5 mL。将鸡剖开，去毛、内脏和头爪，洗净；姜洗净拍松。将人参、黄精、当归、大枣（去核）分别洗净，放进鸡腹内，用线缝合。然后将鸡和生姜一起放进炖盅内，加清水 1500 mL，炖盅加盖，用文火隔水炖 120 分钟，加精盐调味后即可。具有调补气血、健美容颜之效。

【现代应用】

黄精酸奶：其做法是将黄精提取液和牛奶混合后接种发酵菌，经过一段时间发酵后制成有别于普通酸奶的特殊产品。黄精酸奶口感酸甜偏淡，因为黄精中含有的多糖类成分能够调和口感，所以黄精酸奶的酸甜度优于普通酸奶。黄精酸奶除了能促进肠道蠕动外还具有补气养阴之保健养生功效。

黄精锅巴：有人将米饭和黄精提取物混合均匀，经过特殊的工艺烘烤一段时间后，制成金黄酥脆的黄精保健锅巴，此种锅巴具有特殊的黄精香气，保存期长，便于食用，具补气、润燥、健胃消食等功效。

黄 芪

【来源】 本品为豆科植物蒙古黄芪 *Astragalus membranaceus*（Fisch.）Bge. var. *mongholicus*（Bge.）Hsiao 或膜荚黄芪 *Astragalus membranaceus*（Fisch.）Bge. 的干燥根。春、秋二季采挖，除去须根和根头，晒干。（引自《中国药典》）

【性状】 本品呈圆柱形，有的有分枝，上端较粗，长 30～90 cm，直径 1～3.5 cm。表面淡棕黄色或淡棕褐色，有不整齐的纵皱纹或纵沟。质硬而韧，不易折断，断面纤维性强，并显粉性，皮部黄白色，木部淡黄色，有放射状纹理和裂隙，老根中心偶呈枯朽状，黑褐色或呈空洞。气微，味微甜，嚼之微有豆腥味。（引自《中国药典》）

【鉴别】

1. 本品横切面：木栓细胞多列；栓内层为 3～5 列厚角细胞。韧皮部射线外侧常弯曲，有裂隙；纤维成束，壁厚，木化或微木化，与筛管群交互排列；近栓内层处有时可见石细胞。形成层成环。木质部导管单个散在或 2～3 个相聚；导管间有木纤维；射线中有时可见单个或 2～4 个成群的石细胞。薄壁细胞含淀粉粒。粉末黄白色。纤维成束或散离，直径 8～30 μm，壁厚，表面有纵裂纹，初生壁常与次生壁分离，两端常断裂成须状，或较平截。具缘纹孔导管无色或橙黄色，具缘纹孔排列紧密。石细胞少见，圆形、长圆形或形状不规则，壁较厚。

2. 照薄层色谱法（《中国药典》通则 0502）试验，吸取供试品溶液及对照品溶液各 5 ~ 10 μL，分别点于同一硅胶 G 薄层板上，以三氯甲烷 - 甲醇 - 水（13∶7∶2）的下层溶液为展开剂，展开，取出，晾干，喷以 10% 硫酸乙醇溶液，在 105 ℃加热至斑点显色清晰，分别置日光和紫外光灯（365 nm）下检视。供试品色谱中，在与对照品色谱相应的位置上，日光下显相同的棕褐色斑点；紫外光（365 nm）下显相同的橙黄色荧光斑点。

3. 取本品粉末 2 g，加乙醇 30 mL，加热回流 20 分钟，滤过，滤液蒸干，残渣加 0.3% 氢氧化钠溶液 15 mL 使溶解，滤过，滤液用稀盐酸调节 pH 至 5 ~ 6，用乙酸乙酯 15 mL 振摇提取，分取乙酸乙酯液，用铺有适量无水硫酸钠的滤纸滤过，滤液蒸干。残渣加乙酸乙酯 1 mL 使溶解，作为供试品溶液。另取黄芪对照药材 2 g，同法制成对照药材溶液。照薄层色谱法（《中国药典》通则 0502）试验，吸取上述两种溶液各 10 μL，分别点于同一硅胶 G 薄层板上，以三氯甲烷 - 甲醇（10∶1）为展开剂，展开，取出，晾干，置氨蒸气中熏后，置紫外光灯（365 nm）下检视。供试品色谱中，在与对照药材色谱相应的位置上，显相同颜色的荧光主斑点。（引自《中国药典》）

【检查】

水分：不得过 10.0%（《中国药典》通则 0832 第二法）。

总灰分：不得过 5.0%（《中国药典》通则 2302）。

重金属及有害元素：照铅、镉、砷、汞、铜测定法（《中国药典》通则 2321 原子吸收分光光度法或电感耦合等离子体质谱法）测定，铅不得过 5 mg/kg；镉不得过 1 mg/kg；砷不得过 2 mg/kg；汞不得过 0.2 mg/kg；铜不得过 20 mg/kg。

其他有机氯类农药残留量：照农药残留量测定法（《中国药典》通则 2341 有机氯类农药残留量测定法第一法）测定。五氯硝基苯不得过 0.1 mg/kg。

【炮制】

黄芪：除去杂质，大小分开，洗净，润透，切厚片，干燥。

炙黄芪：取黄芪片，照蜜炙法（《中国药典》通则 0213）炒至不粘手。

【性味与归经】甘，微温。归肺、脾经。

【功能与主治】补气升阳，固表止汗，利水消肿，生津养血，行滞通痹，托毒排脓，敛疮生肌。用于气虚乏力，食少便溏，中气下陷，久泻脱肛，便血崩漏，表虚自汗，气虚水肿，内热消渴，血虚萎黄，半身不遂，痹痛麻木，痈疽难溃，久溃不敛。

【用法与用量】 9~30 g。

【贮藏】 置通风干燥处，防潮，防蛀。

（引自《中国药典》）

【本草沿革】

1.《本草求真》："黄芪……入肺补气，入表实卫，为补气诸药之最，是以有芪之称。"

2.《本草正义》："黄芪，补益中土，温养脾肾，凡中气不足，脾土虚弱，清气下陷者最宜。"

3.《神农本草经》："主痈疽，久败疮，排脓止痛……补虚。"

4.《日华子本草》："助气壮筋骨，长肉补血。"

5.《医学启源》："补肺气，实皮毛。"

6.《本草备要》："生血，生肌，排脓内托，疮痈圣药。"

7.《本草正》："补元阳，充腠理，治劳伤，长肌肉。"

【附方】

1. 黄芪丸（《太平圣惠方》）

配方：黄芪、熟干地各 60 g，覆盆子、牛膝、石斛、泽泻、附子、鹿茸、山茱萸、五味子、桂心、人参、沉香、肉苁蓉各 30 g。

制法：捣末、炼蜜和丸，如梧桐子大，每日空腹及晚食前服，每日30 丸。

功用：补中益气，令肌肤润泽，治面色萎黑、无光。

2. 黄芪方（《证治准绳》）

配方：黄芪、当归各等份。

制法：为末，贴疮成。

功用：治陷甲生入肉，常有血、疼痛。

【化学成分】 主要包括黄酮类、皂苷类、多糖类等，此外还含有氨基酸类、微量元素和其他有效成分。

【药理作用】

1. 提高免疫功能：大量实验表明，黄芪可以提高机体特异性免疫功能，对机体的固有免疫也有大幅度提高。研究发现除了黄芪多糖发挥免疫调节作用之外，黄芪中的黄酮和黄芪甲苷也有调节免疫的功效。

2. 抗氧化：通过体外抗氧化实验证实黄芪多糖可以清除 DPPH 自由基、超氧阴离子自由基和羟自由基。经过黄芪多糖预处理可以减少 ROS 的生成和恢复小鼠肝脏中总超氧化物脱酶和谷胱甘肽过氧化酶，从而减轻小鼠肾功能障碍和组织病理损伤。

3. 保护心脑血管：黄芪总黄酮可降低血浆 TC 和 LDL-C 水平、升高 HDL-C 水平、抑制缺血并清除超氧化物改善动脉粥样硬化。

参考文献

[1] 张桅儇，刘海龙，王瑞琼，等．黄芪化学成分和药理作用及 Q-marker 预测分析 [J].中国新药杂志，2023，32（4）：410-419.

[2] 田崇梅，邢梦雨，夏道宗．黄芪多糖提取工艺优化及体外抗氧化性研究 [J].时珍国医国药，2018，29（9）：2072-2076.

[3] MA Q, XU Y, TANG L, et al. Astragalus polysaccharide attenuates cisplatin-induced acute kidney injury by suppressing oxidative damage and mitochondrial dysfunction [J]. Biomed Res Int, 2020: 2851349.

[4] WANG D Q, ZHANG Y, TIAN Y P, et al. Study of the effects of total flavonoids of Astragalus on atherosclerosis formation and potential mechanisms [J]. Oxid Med Cel Longev, 2012: 282383.

【食用指南】

（一）茶饮

1. 黄芪山楂饮

配方：黄芪 20 g，山楂 10 g，水 400 mL。

制法：用冷开水冲洗黄芪和山楂后，放入保温杯中用沸水冲泡，半小时后即可饮用。服完可加沸水继续冲泡。

功用：补气活血。

2. 黄芪大枣茶

配方：黄芪 30 g，大枣 7 枚，陈皮 3 g。

制法：三者同煮。

功用：补气养血，健脾益胃，提高免疫力。

（二）食疗

1. 黄芪加皮鹌鹑汤：鹌鹑 100 g（约 1 只），五加皮 15 g，黄芪 15 g，茯苓 10 g，植物油 5 mL，精盐 3 g，姜 5 g。将鹌鹑宰杀后去毛、内脏和爪，洗净；姜洗净、切片。将五加皮和黄芪、茯苓分别洗净，与鹌鹑、植物油、姜片一同放入砂锅内，加清水 1200 mL，先用大火煮沸后，改用文火煮 90 分钟，加精盐调味后即可。具有健脾益气利水之效，用于脾气虚水停所致的肌肤失养。

2. 药肉粥：羊肉 1 kg，当归（斩碎、微炒）、白芍药、熟地、黄芪各 25 g，生姜（块）0.5 g，粳米 300 g。羊肉取 125 g 切细，先以水 500 mL，加药煎取汁 300 mL，下米煮粥，将熟时放 875 g 羊肉再煮至熟，调味。空腹食。具有补益气血之效，治虚损羸瘦，驻颜。

火麻仁

【来源】本品为桑科植物大麻 *Cannabis sativa* L. 的干燥成熟果实。秋季果实成熟时采收，除去杂质，晒干。（引自《中国药典》）

【性状】本品呈卵圆形，长 4 ~ 5.5 mm，直径 2.5 ~ 4 mm。表面灰绿色或灰黄色，有微细的白色或棕色网纹，两边有棱，顶端略尖，基部有 1 圆形果梗痕。果皮薄而脆，易破碎。种皮绿色，子叶 2，乳白色，富油性。气微，味淡。（引自《中国药典》）

【鉴别】取本品粉末 2 g，加乙醚 50 mL，加热回流 1 小时，滤过，药渣再加乙醚 20 mL 洗涤，弃去乙醚液，药渣加甲醇 30 mL，加热回流 1 小时，滤过，滤液蒸干，残渣加甲醇 2 mL 使溶解，作为供试品溶液。另取火麻仁对照药材 2 g，同法制成对照药材溶液。照薄层色谱法（《中国药典》通则 0502）试验，吸取上述两种溶液各 2 μL，分别点于同一硅胶 G 薄层板上，以甲苯 - 乙酸乙酯 - 甲酸（15：1：0.3）为展开剂，展开，取出，晾干，喷以 1% 香草醛乙醇溶液 - 硫酸（1：1）混合溶液，在 105 ℃加热至斑点显色清晰。供试品色谱中，在与对照药材色谱相应的位置上，显相同颜色的斑点。（引自《中国药典》）

【炮制】

火麻仁：除去杂质及果皮。

炒火麻仁：取净火麻仁，照清炒法（《中国药典》通则 0213）炒至微黄色，有香气。

【性味与归经】甘，平。归脾、胃、大肠经。

【功能与主治】润肠通便。用于血虚津亏，肠燥便秘。

【用法与用量】10～15 g。

【贮藏】置阴凉干燥处，防热，防蛀。

（引自《中国药典》）

【本草沿革】

《神农本草经》："大麻仁……主补中益气，久服肥健。"

【附方】

沐头汤（《备急千金要方》）

配方：大麻子、秦椒各三升，皂荚屑半升。

制法：熟研，纳泔中浓缩去滓，淋泼用。

功用：治头生白屑、瘙痒不堪。

【化学成分】主要包括木脂素酰胺类、生物碱类、黄酮类、甾体和萜类、大麻素类、脂肪酸及其酯类等化学成分。

【药理作用】

1. 抗氧化：有研究者用碱性蛋白酶对火麻仁蛋白进行水解，得到的蛋白水解物具有清除自由基和抗氧化的活性。

2. 抗感染：克罗酰胺是火麻仁中木脂素酰胺的代表，已被报道具有抗感染作用，克罗酰胺可能是神经退行性疾病中抑制神经炎症的潜在药物。研究表明，克罗酰胺能显著抑制 LPS 诱导的 Toll 样受体 4 和髓样分化因子 88 的表达，抑制 IL-6 和 TNF-α 的分泌，降低 LPS 介导的 IL-6 和肿瘤坏死因子的 mRNA 水平。

3. 降血压：火麻仁中的 ω-3 多不饱和脂肪酸可减少体内炎症和血管壁脂质堆积，起到降低血压的作用。

参考文献

［1］RODRIGUEZ-MARTIN N M, TOSCANO R, VILLANUEVA A, et al. Neuroprotective protein hydrolysates from hemp（Cannabis sativa L.）seeds.［J］. Food Funct, 2019, 10（10）：6732 – 6739.

［2］张际庆，夏从龙，段宝忠，等. 火麻仁的药理作用研究进展及开发应用策略［J］. 世界科学技术 – 中医药现代化，2021，23（3）：750 – 757.

［3］LUNN J, THEOBALD H E. The health effects of dietary unsaturated fatty acids［J］. Nutrition Bulletin, 2010, 32（3）：82 – 84.

【食用指南】

（一）茶饮

1. 四仁茶

配方：杏仁 10 g，松子仁 9 g，火麻仁 10 g，柏子仁 10 g。

制法：将上 4 味药共捣烂，放杯内用开水冲泡，加盖片刻即可。

功用：滋阴润肠，通便。

2. 火麻仁茶

配方：火麻仁 15 g，白糖 30 g。

制法：先将火麻仁炒香、研碎，加水 300 mL，煎沸后去渣，加入白糖即成。

功用：润肠通便，补中益气，延年益寿。

（二）食疗

麻仁栗子糕：火麻仁 10 g，芝麻 5 g，栗子粉、玉米粉各 50 g，红糖适量。将火麻仁、芝麻碾碎，与栗子粉、红糖同入玉米面中拌匀，以水合面蒸糕。具有补脾肾、润肠通便之效。

菊　花

【来源】本品为菊科植物菊 *Chrysanthemum morifolium* Ramat. 的干燥头状花序。9—11 月花盛开时分批采收，阴干或焙干，或熏、蒸后晒干。药材按产地和加工方法不同，分为"亳菊""滁菊""贡菊""杭菊""怀菊"。（引自《中国药典》）

【性状】

亳菊：呈倒圆锥形或圆筒形，有时稍压扁呈扇形，直径 1.5~3 cm，离散。总苞碟状；总苞片 3~4 层，卵形或椭圆形，草质，黄绿色或褐绿色，外面被柔毛，边缘膜质。花托半球形，无托片或托毛。舌状花数层，雌性，位于外围，类白色，劲直，上举，纵向折缩，散生金黄色腺点；管状花多数，两性，位于中央，为舌状花所隐藏，黄色，顶端 5 齿裂。瘦果不发育，无冠毛。体轻，质柔润，干时松脆。气清香，味甘、微苦。

滁菊：呈不规则球形或扁球形，直径 1.5~2.5 cm。舌状花类白色，不规则扭曲，内卷，边缘皱缩，有时可见淡褐色腺点；管状花大多隐藏。

贡菊：呈扁球形或不规则球形，直径 1.5～2.5 cm。舌状花白色或类白色，斜升，上部反折，边缘稍内卷而皱缩，通常无腺点；管状花少，外露。

杭菊：呈碟形或扁球形，直径 2.5～4 cm，常数个相连成片。舌状花类白色或黄色，平展或微折叠，彼此粘连，通常无腺点；管状花多数，外露。

怀菊：呈不规则球形或扁球形，直径 1.5～2.5 cm。多数为舌状花，舌状花类白色或黄色，不规则扭曲，内卷，边缘皱缩，有时可见腺点；管状花大多隐藏。（引自《中国药典》）

【鉴别】

1. 本品粉末黄白色。花粉粒类球形，直径 32～37 μm，表面有网孔纹及短刺，具 3 孔沟。T 形毛较多，顶端细胞长大，两臂近等长，柄 2～4 细胞。腺毛头部鞋底状，6～8 细胞两两相对排列。草酸钙簇晶较多，细小。

2. 取本品 1 g，剪碎，加石油醚（30～60 ℃）20 mL，超声处理 10 分钟，弃去石油醚，药渣挥干，加稀盐酸 1 mL 与乙酸乙酯 50 mL，超声处理 30 分钟，滤过，滤液蒸干，残渣加甲醇 2 mL 使溶解，作为供试品溶液。另取菊花对照药材 1 g，同法制成对照药材溶液。再取绿原酸对照品，加乙醇制成每 1 mL 含 0.5 mg 的溶液，作为对照品溶液。照薄层色谱法（《中国药典》通则 0502）试验，吸取上述三种溶液各 0.5～1 μL，分别点于同一聚酰胺薄膜上，以甲苯－乙酸乙酯－甲酸－冰醋酸－水（1：15：1：1：2）的上层溶液为展开剂，展开，取出，晾干，置紫外光灯（365 nm）下检视。供试品色谱中，在与对照药材色谱和对照品色谱相应的位置上，显相同颜色的荧光斑点。（引自《中国药典》）

【检查】水分：不得过 15.0%（《中国药典》通则 0832 第二法）。

【性味与归经】甘、苦，微寒。归肺、肝经。

【功能与主治】散风清热，平肝明目，清热解毒。用于风热感冒，头痛眩晕，目赤肿痛，眼目昏花，疮痈肿毒。

【用法与用量】5～10 g。

【贮藏】置阴凉干燥处，密闭保存，防霉，防蛀。

（引自《中国药典》）

【本草沿革】

1.《神农本草经》："主诸风头眩，肿痛，目欲脱，泪出，皮肤死肌，恶风湿痹。久服利血气，轻身耐老。"

2.《本草经集注》:"令头不白。"

3.《本草拾遗》:"白菊味苦,染髭发令黑,益颜色,好颜色不老。"

4.《本草品汇精要》:"甘菊花叶茎根等份,以成日千杵为末,合酒调下一钱或全蜜丸如梧桐子大,酒服七丸,日三服之,能轻身润泽,明目黑髭。"

5.《本草蒙筌》:"共葛花煎汤,变老人皓白成乌。"

6.《医学入门》:"久服安肠胃,黑发延年……白菊,润肺黑须发。"

7.《本草纲目拾遗》:"专入阳分。治诸风头眩,解酒毒疗肿。"

【附方】

1. 菊花丸(《扶寿精方》)

配方:甘菊花六两,地黄膏六两,覆盆子三两,秦当归三两,牛膝四两。

制法:甘菊花(家园菊,黄白色盛开时采,阴干,末),地黄膏(采生鲜者,取自然汁,每斤入蜜二两,瓦器内慢火熬成膏,忌铜铁),覆盆子(四五月栽秧时熟味甘者,俗名栽秧苞,乌黄者非是),秦当归(去芦头梢尾,酒洗,焙干,为末),牛膝(淮上出者佳,川中者次之,须肥软堪用,酒浸透,焙干,为末)。炼蜜合膏丸如梧桐子大。每服八十一丸,空腹临卧各一服,盐汤酒任下。

功用:治疗脱发,令须发由白返黑。

2. 三灵丸(《圣济总录》)

配方:甘菊花(去茎叶)、松脂(炼成者,别研)、白茯苓(去黑皮)各二斤。

制法:除松脂外,捣罗为细末,入松脂炼蜜和捣千余杵,丸如弹子大。每服一丸,温酒空腹嚼下。

功用:驻颜悦色。

3. 养心丹(《御药院方》)

配方:甘菊花、远志、菖蒲、巴戟天、白术、茯苓、地骨皮、续断、枸杞子、细辛、熟地黄、车前子、何首乌、牛膝、苁蓉、菟丝子、覆盆子各15 g。

制法:上为末,炼蜜为丸,如梧桐子大,每服20丸,空腹温酒下。

功用:补五脏,驻容颜、黑髭鬓,壮筋骨,久服不老。

4. 益寿地仙丸(《御药院方》)

配方:甘菊花30 g,枸杞、巴戟天,肉苁蓉各60 g。

制法:上四药为末,炼蜜为丸如梧桐子大,每服37丸,空腹盐汤下,温酒亦可。

功用：黑鬓发，和血驻颜，轻身健体，延年益寿。

【化学成分】主要有黄酮类、挥发油、苯丙素类、萜类、氨基酸等。其中黄酮和苯丙素类化合物为菊花的主要药效成分。

【药理作用】

1. 抗氧化：研究表明使用不同溶剂提取菊花内的有效成分，各种菊花提取物都具有良好的抗氧化作用。其中使用 80% 乙醇作为提取溶剂得到的提取物的总还原能力和清除自由基能力均最强。

2. 抑菌：菊花提取物中的绿原酸类物质具有显著的抑菌、抗病毒能力，其对金黄色葡萄球菌和大肠杆菌的抑制作用显著。此外，菊花挥发油对大肠杆菌、金黄色葡萄球菌、沙门菌、铜绿假单胞菌和枯草芽孢杆菌 5 种菌株均有显著的抑菌活性。

3. 调节机体免疫力：研究表明，菊花中的水溶性多糖能使淋巴细胞免疫增殖速度加快，增强体内的免疫系统功能，促进免疫调节。

4. 对心血管系统的作用：研究表明，菊花可以增加实验性心肌梗死、实验性冠状动脉粥样硬化或供血不足的实验动物的血流量和营养血流量，以及加强心肌收缩。

参考文献

［1］邝春林，吕都，黄霞，等．杭白菊不同溶剂提取物的抗氧化活性研究［J］．食品工业科技，2015，36（21）：83－87，92.

［2］周衡朴，任敏霞，管家齐，等．菊花化学成分、药理作用的研究进展及质量标志物预测分析［J］．中草药，2019，50（19）：4785－4795.

［3］KUANG C L，LV D，SHEN G H，et al. Chemical composition and antimicrobial activities of volatile oil extracted from Chrysanthemum morifolium Ramat［J］．J Food Sci Technol，2018，55（7）：2796－2794.

［4］姜保平，许利嘉，王秋玲，等．菊花的传统使用及化学成分和药理活性研究进展［J］．中国现代中药，2013，15（6）：523－530.

【食用指南】

（一）茶饮

1. 瘦腹排脂普洱茶

配方：普洱茶适量，菊花 5 朵。

制法：将普洱茶、菊花用热水冲泡，日常饮。

功用：普洱茶可促进肠道消化，有效加快人体新陈代谢，消除小腹脂肪。

2. 杭菊糖茶

配方：菊花 15～30 g，冰糖适量。

制法：菊花放于茶壶内用开水浸泡片刻，加糖适量，调味代茶，7 天为 1 个疗程。

功用：清热泻火，明目。

（二）食疗

1. 菊花炒鱼片：菊花（鲜品）15 g，草鱼 500 g（约 1 尾），精盐 3 g，葱 10 g，姜 5 g，味精 2 g，植物油 30 mL。将菊花瓣摘下，用清水浸泡，洗净，沥干水分；草鱼宰杀后去鳞、鳃和肠杂，洗净，用刀将鱼骨取出，再切成 2 cm 宽、3 cm 长的鱼片；姜洗净、切丝，葱洗净、切段。将炒锅置武火上烧热，加入植物油，烧七成热时，加入姜丝、葱段煸炒，放入鱼片炒 3 分钟，再加入菊花、精盐、味精即成。具有清热明目、减肥利尿之效。

2. 菊花粥：菊花、粳米，熬粥食用。能养肝目、悦颜色、明眼目。

3. 菊花猪肝汤：猪肝 100 g，鲜菊花 12 朵，油、盐、料酒各适量。猪肝洗净、切薄片，用油、料酒腌 10 分钟。鲜菊花洗净，取花瓣，放入清水锅内煮片刻，再放猪肝，煮 20 分钟，调味食用。具有滋养肝血、养颜明目之效。

【现代应用】

菊花蛋糕：以菊花提取物作为配料可制成含菊花香气的蛋糕。将菊花提取物加入戚风蛋糕中，菊花汁、鸡蛋、面粉按照质量比 1：6：3 混合，与糖、发酵粉等原料一起发酵、烤制，所制得的菊花戚风蛋糕的黄酮类化合物含量可达 2.3 mg/g。菊花戚风蛋糕具有降血压血脂、清热解毒等保健作用，且口感绵软，香气独特。

菊花酸奶：将菊花提取物和枸杞提取物加入奶粉中，适当搭配。富含维生素、钙等营养物质，加入乳酸菌进行发酵，制得菊花枸杞酸奶。所得菊花酸奶奶液细嫩酸爽，具有菊花特有的香味和枸杞的清甜，且具有显著的抗氧化、降血糖的作用。

苦杏仁

【来源】本品为蔷薇科植物山杏 *Prunus armeniaca* L. yar. *Ansu* Maxim.、西伯利亚杏 *Prunus sibirica* L.、东北杏 *Prunus mandshurica*（Maxim.）Koehne 或杏 *Prunus armeniaca* L. 的干燥成熟种子。夏季采收成熟果实，除去果肉和核壳，取出种子，晒干。（引自《中国药典》）

【性状】本品呈扁心形，长 1 ~ 1.9 cm，宽 0.8 ~ 1.5 cm，厚 0.5 ~ 0.8 cm。表面黄棕色至深棕色，一端尖，另端钝圆，肥厚，左右不对称，尖端一侧有短线形种脐，圆端合点处向上具多数深棕色的脉纹。种皮薄，子叶 2，乳白色，富油性。气微，味苦。（引自《中国药典》）

【鉴别】

1. 种皮表面观：种皮石细胞单个散在或数个相连，黄棕色至棕色，表面观类多角形、类长圆形或贝壳形，直径 25 ~ 150 μm。种皮外表皮细胞浅橙黄色至棕黄色，常与种皮石细胞相连，类圆形或多边形，壁常皱缩。

2. 取本品粉末 2 g，置索氏提取器中，加二氯甲烷适量，加热回流 2 小时，弃去二氯甲烷液，药渣挥干溶剂，加甲醇 30 mL，加热回流 30 分钟，放冷，滤过，滤液作为供试品溶液。另取苦杏仁苷对照品，加甲醇制成每 1 mL 含 2 mg 的溶液，作为对照品溶液。照薄层色谱法（《中国药典》通则 0502）试验，吸取上述两种溶液各 3 μL，分别点于同一硅胶 G 薄层板上，以三氯甲烷 - 乙酸乙酯 - 甲醇 - 水（15：40：22：10）5 ~ 10 ℃放置 12 小时的下层溶液为展开剂，展开，取出，立即用 0.8% 磷钼酸的 15% 硫酸乙醇溶液浸板，在 105 ℃加热至斑点显色清晰。供试品色谱中，在与对照品色谱相应的位置上，显相同颜色的斑点。（引自《中国药典》）

【检查】

水分：不得过 7.0%（《中国药典》通则 0832 第四法）。

过氧化值：不得过 0.11（《中国药典》通则 2303）。

【炮制】

苦杏仁：用时捣碎。

燀苦杏仁：取净苦杏仁，照燀法（《中国药典》通则 0213）去皮。用时捣碎。

炒苦杏仁：取苦杏仁，照清炒法（《中国药典》通则 0213）炒至黄色。

用时捣碎。

【性味与归经】苦，微温；有小毒。归肺、大肠经。

【功能与主治】降气止咳平喘，润肠通便。用于咳嗽气喘，胸满痰多，肠燥便秘。

【用法与用量】5～10 g，生品入煎剂后下。

【注意】内服不宜过量，以免中毒。

【贮藏】置阴凉干燥处，防蛀。

（引自《中国药典》）

【本草沿革】

1.《滇南本草》："止咳嗽，消痰润肺，润肠胃，消面粉积，下气，治疳虫。"

2.《本草纲目》："杀虫，治诸疮疥，消肿，去头面诸风气皶疱。"

3.《本草正》："尤杀诸虫牙虫，及头面斑。"

【附方】

1. 杨太真红玉膏（《鲁府禁方》）

配方：杏仁（去皮）、滑石、轻粉各等份。

制法：为细末。蒸过入脑麝香少许，以鸡子清调匀，早晚洗面，后敷之。

功用：令人面色悦泽如桃花。

2. 杏仁膏（《圣济总录》）

配方：杏仁（汤浸，去皮尖双仁）一两半，雄黄一两，瓜子一两，白芷一两，零陵香半两，白蜡三两。

制法：除白蜡外，并入乳钵中，研令细，入油半升并药，纳锅中，以文火之，候稠凝，即入白蜡，又煎搅匀，内瓷合中。每日先涂药，后敷粉。

功用：洗面皯黯令光白润泽。

3. 杏仁煎散（《圣济总录》）

配方：杏仁（汤浸，去皮尖双仁）、细辛（去苗叶）、地骨皮各半两，胡椒一分。

制法：捣罗为散。量牙齿患处长短，作绢袋子，盛药缝合，用浆水二盏，煎三五沸，取药袋子，乘热咬之，冷即易去。

功用：治牙齿根挺出，动摇疼痛。

【化学成分】主要含有氰类、脂肪类、挥发油类、蛋白质类、糖类、氨基酸类、纤维素类及微量元素类等化合物。

【药理作用】

1. 镇咳平喘：研究发现苦杏仁苷经大鼠口服后，在肺组织中的浓度明显高于其他组织和血浆中，具有高度的组织分布特异性，被机体吸收后迅速向肺部分布，发挥镇咳平喘的作用。

2. 抗感染镇痛反应：小鼠热板法和醋酸扭体法等研究证实，苦杏仁苷具有一定的镇痛作用，并且不会产生耐药性。

3. 抗氧化：研究发现，苦杏仁具有不同强度的还原能力，可参与靶位点的还原反应而有效清除位点自由基。

参考文献

[1] 杨玉妃，谢冰晶，黄瑞林. 大鼠口服苦杏仁苷组织分布和血浆药物代谢动力学研究 [J]. 按摩与康复医学，2021，12（4）：91 – 93.

[2] 朱友平，孙中武，李承祜. 苦杏仁甙的镇痛作用和无身体依赖性 [J]. 中国中药杂志，1994，19（2）：105 – 107，128.

[3] 时登龙，刘代缓，曹喆，等. 苦杏仁药理作用及炮制工艺研究进展 [J]. 亚太传统医药，2018，14（12）：106 – 109.

【食用指南】

（一）茶饮

杏仁蜜茶

配方：杏仁 15 g，蜂蜜 10 g。

制法：杏仁洗净、去皮、研磨成粉，冲入开水，将蜂蜜放入调匀即可饮用。

功用：润肺，止咳，平喘，养颜。

（二）食疗

1. 杏仁鲜玉食疗：瘦猪肉 150 g，鸡蛋 10 g，嫩玉米 25 g，杏仁 15 g，精盐 3 g，味精 3 g，姜 3 g，鸡汤 75 mL，料酒 5 mL，葱 4 g，香油 15 mL，植物油 500 mL，淀粉 3 g。将鸡蛋去壳，取蛋清，猪肉洗净，切成 2 cm 见方的丁，用蛋清糊上浆，将嫩玉米粒取出；杏仁用温水浸泡，去皮备用。将炒锅置于火上，倒入植物油 500 mL，烧至五成热时，将肉丁下锅炒 3 分钟至五成熟，然后将泡好的杏仁和玉米粒一同下锅炒2分钟，与肉丁一起出锅控油。锅内油倒出，注入鸡汤，再放入精盐、味精、料酒，待汤烧开后一同放入葱、姜、肉丁、杏仁、玉米粒，煮3分钟，用水淀粉勾芡翻炒1分钟，出锅淋香油即成。具有润肺化痰、润肤增白之效。

2. 杏仁粥：杏仁15 g，薏苡仁20 g，粳米150 g。将杏仁用温水浸泡去皮，薏苡仁淘洗干净，粳米淘洗干净。将杏仁、薏苡仁、粳米同放锅内，加入清水1200 mL，先用武火烧沸，再用文火煮30分钟即成。具有润肤增白、益气健脾之效。

莲　子

【来源】本品为睡莲科植物莲 *Nelumbo nucifera* Gaertn. 的干燥成熟种子。秋季果实成熟时采割莲房，取出果实，除去果皮，干燥，或除去莲子心后干燥。（引自《中国药典》）

【性状】本品略呈椭圆形或类球形，长1.2～1.8 cm，直径0.8～1.4 cm。表面红棕色，有细纵纹和较宽的脉纹。一端中心呈乳头状突起，棕褐色，多有裂口，其周边略下陷。质硬，种皮薄，不易剥离。子叶2，黄白色，肥厚，中有空隙，具绿色莲子心；或底部具有一小孔，不具莲子心。气微，味甘、微涩；莲子心味苦。（引自《中国药典》）

【鉴别】

1. 本品粉末类白色。主为淀粉粒，单粒长圆形、类圆形、卵圆形或类三角形，有的具小尖突，直径4～25 μm，脐点少数可见，裂缝状或点状；复粒稀少，由2～3分粒组成。色素层细胞黄棕色或红棕色，表面观呈类长方形、类长多角形或类圆形，有的可见草酸钙簇晶。子叶细胞呈长圆形，壁稍厚，有的呈连珠状，隐约可见纹孔域。可见螺纹导管和环纹导管。

2. 取本品粉末少许，加水适量，混匀，加碘试液数滴，呈蓝紫色，加热后逐渐褪色，放冷，蓝紫色复现。

3. 取本品粉末0.5 g，加水5 mL，浸泡，滤过，滤液置试管中，加α-萘酚试液数滴，摇匀，沿管壁缓缓滴加硫酸1 mL，两液接界处出现紫色环。

4. 取本品粗粉5 g，加三氯甲烷30 mL，振摇，放置过夜，滤过，滤液蒸干，残渣加乙酸乙酯2 mL使溶解，作为供试品溶液。另取莲子对照药材5 g，同法制成对照药材溶液。照薄层色谱法（《中国药典》通则0502）试验，吸取两种溶液各 2 μL 分别点于同一硅胶 G 薄层板上，以正己烷 – 丙酮 （7∶2）为展开剂，展开，取出，晾干，喷以 5% 香草醛的 10% 硫酸乙醇溶液，在 105 ℃加热至斑点显色清晰。供试品色谱中，在与对照药材色谱相应的位置上，显相同颜色的斑点。（引自《中国药典》）

【检查】

水分：不得过 14.0%（《中国药典》通则 0832 第四法）。

总灰分：不得过 5.0%（《中国药典》通则 2302）。

黄曲霉毒素：照真菌毒素测定法（《中国药典》通则 2351）测定。

本品每 1000 g 含黄曲霉毒素 B_1 不得过 5 μg，黄曲霉毒素 G_2、黄曲霉毒素 G_1、黄曲霉毒素 B_2 和黄曲霉毒素 B_1 总量不得过 10 μg。

【炮制】有心者，略浸，润透，切开，去心，干燥；或捣碎，去心。无心者，直接入药或捣碎。

【性味与归经】甘、涩，平。归脾、肾、心经。

【功能与主治】补脾止泻，止带，益肾涩精，养心安神。用于脾虚泄泻，带下，遗精，心悸失眠。

【用法与用量】6～15 g。

【贮藏】置干燥处，防蛀。

（引自《中国药典》）

【本草沿革】

1. 《精方妙药与美容》："养心益肾，补脾涩肠，轻身驻颜，乌须黑发。治夜寐多梦，遗精，久痢，虚泻，须发早白。"

2. 《神农本草经》："主补中，养神，益气力……久服轻身耐老，不饥延年。"

3. 《本草拾遗》："令发黑，不老。"

4. 《饮膳正要》："补中养气，清神，除百病。久服令人止渴悦泽。"

5. 《本草蒙筌》："食之延寿笑无量。且悦颜色，堪作神仙。"

6. 《医学入门·本草》："镇心，固精，益气，驻颜，催产。"

7. 《明医指掌》："健脾理胃，止泻涩精，消水谷，除惊悸，实肌肤。"

【附方】

莲子丹（《三因极一病证方论》）

配方：新莲肉（去心皮）120 g，白龙骨（醋煮）30 g，甘草 0.3 g。

制法：为末，车前子汁，入面少许，煮面糊，丸如绿豆大。每服 30～

50 丸，盐汤、酒任下。

功用：治真气虚惫，目暗耳鸣，面色黧黑。

【化学成分】主要为生物碱类和黄酮类成分。

【药理作用】

1. 安神：研究发现莲子心甲醇提取物，特别是甲基莲心碱，具有镇静催眠作用。

2. 抗氧化：体外实验表明，莲子醇水提取物对 DPPH 自由基和 NO 自由基均有较强的清除活性，IC_{50} 值分别为（6.12 ± 0.41）μg/mL 和（84.86 ± 3.56）μg/mL。体内实验表明，相比只用 CCl_4 造模的对照组，喂养莲子醇水提取物的老鼠肝脏和肾脏的 SOD 和过氧化氢酶的水平明显提高，并且硫代巴比妥酸活性物质水平显著下降。

3. 抗肿瘤：莲子水溶性多糖的抗肿瘤活性，发现莲子水溶性多糖对小鼠胃癌 MFC 细胞、人肝癌 HuH-7 细胞和小鼠肝癌 H22 细胞均有显著抑制作用。动物实验表明，莲子水溶性多糖对 H22 荷瘤小鼠肿瘤生长的抑制率与环磷酰胺（30 mg/kg）相当，且不良反应明显较少。

参考文献

［1］裴浩田. 莲不同部位的化学成分及去心莲子安神作用的研究［D］. 长春：吉林大学，2022.

［2］RAI S, WAHILE A, MUKHERJEE K, et al. Antioxidant activity of nelumbo nucifera（sacred lotus）seeds［J］. J Ethnopharmacol, 2006, 104（3）：322 – 327.

［3］ZHENG Y F, WANG Q, ZHUANG W J, et al. Cytotoxic, antitumor and immunomodulatory effects of the water-soluble polysaccharides from lotus（Nelumbo nucifera Gaertn.）seeds［J］. Molecules, 2016, 21（11）：1465.

【食用指南】

（一）茶饮

莲子龙眼汤：莲子 30 g，芡实 30 g，薏苡仁 50 g，龙眼 8 g，加水 500 mL，微火煮 1 小时，入少许蜂蜜调味，1 次服完。可白面美容。

（二）食疗

藕节莲子核桃粥：莲子、藕节各 15 g，核桃仁 20 g，山药 30 g，同入锅内，加适量水，煎煮半小时，拣出藕节，加入洗净的粳米 30 g 共煮为粥。具有滋润肌肤、美容养颜之效。

麦 冬

【来源】本品为百合科植物麦冬 *Ophiopogon japonicus*（L. f）Ker-Gawl. 的干燥块根。夏季采挖，洗净，反复暴晒、堆置，至七八成干，除去须根，干燥。（引自《中国药典》）

【性状】本品呈纺锤形，两端略尖，长 1.5~3 cm，直径 0.3~0.6 cm。表面淡黄色或灰黄色，有细纵纹。质柔韧，断面黄白色，半透明，中柱细小。气微香，味甘、微苦。（引自《中国药典》）

【鉴别】

1. 本品横切面：表皮细胞 1 列或脱落，根被为 3~5 列木化细胞。皮层宽广，散有含草酸钙针晶束的黏液细胞，有的针晶直径至 10 μm；内皮层细胞壁均匀增厚，木化，有通道细胞，外侧为 1 列石细胞，其内壁及侧壁增厚，纹孔细密。中柱较小，韧皮部束 16~22 个，木质部由导管、管胞、木纤维以及内侧的木化细胞连结成环层。髓小，薄壁细胞类圆形。

2. 取本品 2 g，剪碎，加三氯甲烷-甲醇（7:3）混合溶液 20 mL，浸泡 3 小时，超声处理 30 分钟，放冷，滤过，滤液蒸干，残渣加三氯甲烷 0.5 mL 使溶解，作为供试品溶液。另取麦冬对照药材 2 g，同法制成对照药材溶液。照薄层色谱法（《中国药典》通则 0502）试验，吸取上述两种溶液各 6 μL，分别点于同一硅胶 GF_{254} 薄层板上，以甲苯-甲醇-冰醋酸（80:5:0.1）为展开剂，展开，取出，晾干，置紫外光灯（254 nm）下检视。供试品色谱中，在与对照药材色谱相应的位置上，显相同颜色的斑点。（引自《中国药典》）

【检查】

水分：不得过 18.0%（《中国药典》通则 0832 第二法）。

总灰分：不得过 5.0%（《中国药典》通则 2302）。

【炮制】除去杂质，洗净，润透，轧扁，干燥。

【性味与归经】甘、微苦，微寒。归心、肺、胃经。

【功能与主治】养阴生津，润肺清心。用于肺燥干咳，阴虚痨嗽，喉痹咽痛，津伤口渴，内热消渴，心烦失眠，肠燥便秘。

【用法与用量】6～12 g。

【贮藏】置阴凉干燥处，防潮。

（引自《中国药典》）

【本草沿革】

1.《神农本草经》："久服轻身，不老，不饥。"

2.《名医别录》："强阴益精，消谷调中保神，定肺气，安五脏，令人肥健，美颜色，有子。"

3.《本草拾遗》："久服轻身明目。和车前、地黄丸服，去瘟瘴，变白，夜视有光。"

4.《本草图经》："治中益心，悦颜色，安神益气，令人肥健。"

5.《本草蒙筌》："益精强阴，驱烦解渴……美颜色，悦肌肤……久服轻身，不饥不老。"

6.《神农本草经疏》："胃气盛则五脏之气皆有所禀而安，脾胃俱实，则能食而肥健；脾统血，心主血，五脏之英华皆见于面，血充脏安则华彩外发而颜色美矣。"

【附方】

1. 麦门冬煎（《本草图经》）

配方：麦门冬根（新者、去心）。

制法：捣熟绞汁，和白蜜，银器中重汤煮，搅不停手，候如饴乃成。酒化温服之。

功用：悦颜色，令人肥健。

2. 乌须酒（《万病回春》）

配方：麦冬（去心）八两，天冬（去心）二两，人参（去芦）一两，生地四两，熟地二两，枸杞子二两，何首乌四两，牛膝（去芦）一两，当归二两，黄米三斗，淮曲十块。

制法：各为末。和入曲糜内封缸，待酒熟，照常榨出。每日清晨饮3杯。忌白酒、萝卜、葱、蒜。

功用：乌须发。

3. 长春益寿丹（《验方新编》）

配方：天冬（去心）、麦冬（去心）、大熟地（不见铁）、山药、牛膝、大生地（不见铁）、杜仲、山茱萸、云苓、人参、木香、柏子仁（去油）、五味子、巴戟各75 g，川椒（炒）、泽泻、石菖蒲、远志各40 g，菟丝子、肉苁蓉各 150 g, 枸杞子、覆盆子、地骨皮各 60 g。

制法：将以上药物共同研成极细末，炼蜜为丸如梧桐子大。

功用：乌发、壮神、健步、泽颜色。

【化学成分】主要包括甾体皂苷类、高异黄酮类、多糖类等有效成分。

【药理作用】

1. 对心血管的保护作用：麦冬多糖 MDG-1 能够增强心肌对缺血的适应能力，提高心肌对缺氧缺血的耐受能力，增加冠状动脉血流量，促进缺血再灌注大鼠内皮祖细胞增殖分化，降低缺血修饰白蛋白水平，保护缺血的心肌细胞。

2. 降血糖：麦冬水提物、多糖通过影响 NF-κB 通路，促进瘦素、脂联素蛋白表达，增加对胰岛素的敏感性等途径对在体大鼠或离体细胞达到降血糖作用。

3. 抗衰老：麦冬能清除体内自由基，促进皮肤胶原蛋白合成，使皮肤紧致有弹性，阻断黑色素形成。恢复皮肤白皙润滑，调整女性体内内分泌系统，矫正激素平衡，提高机体代谢功能，从而达到抗皮肤衰老的目的。

参考文献

[1] 李霞. 麦冬多糖-1 对心肌缺血再灌注大鼠内皮祖细胞与缺血修饰白蛋白变化的影响 [J]. 中国老年学杂志, 2015, 35 (19): 5449-5450.

[2] 彭婉, 马骁, 王建, 等. 麦冬化学成分及药理作用研究进展 [J]. 中草药, 2018, 49 (2): 477-488.

[3] 廖慧玲, 尹思源, 毛樱逾, 等. 麦冬抗皮肤衰老作用探讨 [J]. 山西中医, 2007 (3): 53-54.

【食用指南】

（一）茶饮

清热养阴代茶饮：甘菊花 10 g，霜桑叶 10 g，羚羊角 1.5 g（或山羊角 6 g），带心麦冬 10 g，云茯苓 12 g，广皮 3 g，枳壳 5 g，芦根 2 支。

制法：将枳壳炒过，芦根切碎，然后将上述诸物水煎取汁。将羚羊角研粉冲入，趁温饮之。

功用：清热养阴。适用于热盛伤阴、目赤目昏、口干、口臭等症。

（二）食疗

麦冬饺：猪肉 500 g，笋 50 g，切碎。麦冬 50 g，用水泡涨，切碎，加适量蛋清、盐、鸡精、植物油、白糖等，将上述材料混匀做馅，包饺子。具有美容养颜之效。

玫瑰花

【来源】本品为蔷薇科植物玫瑰 *Rosa rugosa* Thunb. 的干燥花蕾。春末夏初花将开放时分批采摘，及时低温干燥。（引自《中国药典》）

【性状】本品略呈半球形或不规则团状，直径 0.7～1.5 cm。残留花梗上被细柔毛，花托半球形，与花萼基部合生；萼片 5，披针形，黄绿色或棕绿色，被有细柔毛；花瓣多皱缩，展平后宽卵形，呈覆瓦状排列，紫红色，有的黄棕色；雄蕊多数，黄褐色；花柱多数，柱头在花托口集成头状，略突出，短于雄蕊。体轻，质脆。气芳香浓郁，味微苦涩。（引自《中国药典》）

【鉴别】本品萼片表面观：非腺毛较密，单细胞，多弯曲，长 136～680 μm，壁厚，木化。腺毛头部多细胞，扁球形，直径 64～180 μm，柄部多细胞，多列性，长 50～340 μm，基部有时可见单细胞分枝。草酸钙簇晶直径 9～25 μm。（引自《中国药典》）

【检查】

水分：不得过 12.0%（《中国药典》通则 0832 第二法）。

总灰分：不得过 7.0%（《中国药典》通则 2302）。

【性味与归经】甘、微苦，温。归肝、脾经。

【功能与主治】行气解郁，和血，止痛。用于肝胃气痛，食少呕恶，月经不调，跌仆伤痛。

【用法与用量】3～6 g。

【贮藏】密闭，置阴凉干燥处。

（引自《中国药典》）

【本草沿革】

1.《食物本草》："玫瑰主利肺脾，益肝胆，辟邪恶之气，食之芳香甘美，令人神爽。"

2.《药性考》："玫瑰性温，行血破积，损伤瘀痛。"

3. 《本草正义》："玫瑰花香气最浓，清而不浊，和而不猛，柔肝醒胃，流气和血。"

4. 《本草纲目拾遗》："和血，行血，理气，治风痹。"

5. 《随息居饮食谱》："玫瑰调中活血，舒郁结，辟秽，和肝，酿酒可消乳癖。"

【附方】

1. 香发散

配方：零陵草一两，辛夷一两，玫瑰花五钱，檀香六钱，川锦纹四钱，甘草四钱，粉丹皮四钱，山柰三钱，公丁香三钱，细辛三钱，苏合油三钱，白芷三钱。

制法：以上共为细末，用苏合油拌匀，晾干再研细面，用时渗匀涂发上，用篦子反复梳理。

功用：洁发祛腻，香发止痒。

2. 观音驻颜神丹

配方：云母粉、石钟乳粉、白茯苓、柏子仁各50 g，人参、续断各30 g，菊花、桃花、玫瑰花各40 g，生地50 g，白术100 g。

制法：将上药分别研为细面备用，再用铜锅蒸黍米500 g，至米如稀泥状，与上药面拌匀，制成小丸晒干，收藏在瓷罐内，每日早晚各用白开水送服10 g。

功用：美肤丽颜。服用10天后力量倍增，30日面如桃花，肤如脂膏，服用百日身轻腿健，行走如风，全身透出花香味。

【化学成分】含挥发油（玫瑰油），主要为香茅醇、橙花醇、丁香油酚、苯乙醇、壬醇、苯甲醇、芳樟醇、乙酸苯乙酯，以及槲皮苷、苦味质、鞣质、没食子酸、胡萝卜素、红色素等成分。

【药理作用】

1. 抗氧化：玫瑰中的多糖、多酚、黄酮和花色苷成分均具有显著的抗氧化作用。研究发现，玫瑰发酵液对1,1-二苯基苦基苯肼自由基的清除作用强于其对羟自由基和超阴离子的作用，认为玫瑰发酵液中较高的多糖含量可能是其发挥抗氧化活性的关键成分。

2. 降血糖、降血脂：观察小枝玫瑰提取物对糖尿病小鼠血糖及耐糖量的影响，结果发现，不同剂量的玫瑰水提取物和醇提取物均能降低糖尿病小鼠血糖，改善其耐糖量，且表现出一定的剂量效应，其中以玫瑰醇提取物降低小鼠血糖的作用最强。

3. 抑菌：经证实，玫瑰中富含的黄酮、挥发油和芳香类成分均具有良好的抑菌效果。有研究者采用牛津杯实验研究玫瑰花黄酮提取液的抑菌作用，结果发现消除柠檬酸的影响后，玫瑰花黄酮提取液对金黄色葡萄球菌的抑菌圈直径为 1.70 cm，认为对金黄色葡萄球菌为中度抑菌，而对枯草芽孢杆菌产生的抑菌圈直径为 1.10 cm，认为对其抑菌能力较弱。

4. 对心血管系统的作用：玫瑰花水煎剂无论酸性还是中性，均可使去甲肾上腺素预收缩主动脉条产生明显的舒张作用，说明其水煎剂含有直接扩张血管的有效成分。

参考文献

[1] 高嘉宁，张丹，龙伟，等. 玫瑰花主要化学成分和药理作用研究进展 [J]. 化学工程与装备，2021（3）：205-206.

[2] 李红芳，庞锦江，丁永辉，等. 玫瑰花水煎剂对兔离体主动脉平滑肌张力的影响 [J]. 中药药理与临床，2002，18（2）：20-21.

【食用指南】

（一）茶饮

1. 玫瑰红花汤

配方：玫瑰花 9 g，全当归 6 g，红花 3 g。

制作：加水煎汤取汁，用白酒少量兑服。

功用：活血散瘀，通络止痛。

2. 玫瑰李仁绿豆饮

配方：玫瑰花 6 g（布包），绿豆 15 g，甜李仁 10 g，大枣 4 枚。

制作：将上 4 味药同放锅内，加适量水煎煮，去玫瑰花布包，加白糖调味服食。

功用：清热解毒，疏肝理气，用于肺胃积热所致寻常痤疮。

3. 玫瑰花奶茶

配方：干玫瑰花 2 g，玫瑰蜜 15 g，奶精粉 3 匙，冰糖 10 g。

制作：干玫瑰花沸水冲泡并焖 4 分钟，加入玫瑰蜜、奶精粉、冰糖并搅匀，代茶饮。

功用：消除疲劳，洁肤美容。

（二）食疗

1. 玫瑰豆腐：鲜玫瑰花 1 朵，豆腐 2 块，鸡蛋 1 枚，面粉、白糖、淀粉、青丝各适量。将豆腐块沾上干淀粉，挂上蛋糊，下油锅炸至金黄色，捞出沥油；炒勺内放少许清水，下入白糖搅炒，使其化开起大泡，放入炸好的豆腐块翻炒几下。再放入鲜玫瑰丝及青丝，见糖发白时盛入盘内，撒上白糖即成。具有益气和胃、活血散瘀之效，适用于肝胃气痛、腹胀、消渴、乳痈、肿毒等病证。

2. 玫瑰耳枣羹：鲜玫瑰花 3 朵，扯瓣、洗净；黑木耳 30 g，大枣 20 枚，洗净，加水煮 20 多分钟后加入花瓣，加盖焖约 10 分钟，每日早晚餐后各饮 1 次。具有润肤祛斑之效。

3. 玫瑰卤鸡肝：玫瑰花 3 朵，扯瓣，何首乌 10 g 洗净、切片，与绍酒、盐、鸡精、葱段、姜片、酱油、八角、花椒、肉桂、苹果块、白糖各适量一起入锅，加水 1000 mL，待飘香时放入鸡肝 250 g，卤熟，切片，佐餐。具有理气解郁、乌发美容的功效。

【现代应用】

药酒：取初开的新鲜玫瑰花 50 朵，阴干后焙研成细末，装入酒瓶中，加入米酒 500 mL，浸泡半个月作用就可。每天饮用 2 次，每次 20 mL 即可。

药枕：玫瑰花可以制作成枕芯。《本草正义》记载："玫瑰花，香气最浓，清而不浊，和而不猛，柔肝醒胃，流气和血。"用玫瑰花制作的枕芯有行气解郁、和血化瘀的功效，可大大提高睡眠质量。

玫瑰精油：具有抑菌、抗痉挛、杀菌、净化、镇静、补身等功效。适用所有肤质，尤其是成熟干燥或敏感、红肿和发炎皮肤。玫瑰有收缩微血管的效果，对老化皮肤有极佳的作用。

玫瑰面膜：具有抗氧化的功效。玫瑰花富含维生素 C 和多种天然抗氧化剂，可以有效中和自由基，减少肌肤受到环境污染和紫外线伤害。玫瑰面膜还具有舒缓镇静、保湿滋润、美白亮肤的作用。

木 香

【来源】本品为菊科植物木香 *Aucklandia lappa* Decne. 的干燥根。秋、冬二季采挖，除去泥沙和须根，切段，大的再纵剖成瓣，干燥后撞去粗皮。

（引自《中国药典》）

【性状】本品呈圆柱形或半圆柱形，长 5～10 cm，直径 0.5～5 cm。表面黄棕色至灰褐色，有明显的皱纹、纵沟及侧根痕。质坚，不易折断，断面灰褐色至暗褐色，周边灰黄色或浅棕黄色，形成层环棕色，有放射状纹理及散在的褐色点状油室。气香特异，味微苦。（引自《中国药典》）

【鉴别】

1. 本品粉末黄绿色。菊糖多见，表面现放射状纹理。木纤维多成束，长梭形，直径 16～24 μm，纹孔口横裂缝状、十字状或人字状。网纹导管多见，也有具缘纹孔导管，直径 30～90 μm。油室碎片有时可见，内含黄色或棕色分泌物。

2. 取本品粉末 0.5 g，加甲醇 10 mL，超声处理 30 分钟，滤过，取滤液作为供试品溶液。另取去氢木香内酯对照品、木香烃内酯对照品，加甲醇分别制成每 1 mL 含 0.5 mg 的溶液，作为对照品溶液。照薄层色谱法（《中国药典》通则 0502）试验，吸取上述三种溶液各 5 μL，分别点于同一硅胶 G 薄层板上，以环己烷－甲酸乙酯－甲酸（15：5：1）的上层溶液为展开剂，展开，取出，晾干，喷以 1% 香草醛硫酸溶液，加热至斑点显色清晰。供试品色谱中，在与对照品色谱相应的位置上，显相同颜色的斑点。（引自《中国药典》）

【检查】总灰分：不得过 4.0%（《中国药典》通则 2302）。

【炮制】

木香：除去杂质，洗净，闷透，切厚片，干燥。

煨木香：取未干燥的木香片，在铁丝匾中，用一层草纸，一层木香片，间隔平铺数层，置炉火旁或烘干室内，烘煨至木香中所含的挥发油渗至纸上，取出。

【性味与归经】辛、苦，温。归脾、胃、大肠、三焦、胆经。

【功能与主治】行气止痛，健脾消食。用于胸胁、脘腹胀痛，泻痢后重，食积不消，不思饮食。煨木香实肠止泻。用于泄泻腹痛。

【用法与用量】3～6 g。

【贮藏】置干燥处，防潮。

（引自《中国药典》）

【本草沿革】

1. 《神农本草经》："主邪气，避毒疫温鬼，强志，主淋露。"

2.《本草经集注》:"疗毒肿,消恶气。"

3.《日华子本草》:"治心腹一切气,止泻,霍乱,痢疾,安胎,健脾消食,疗羸劣,膀胱冷痛,呕逆反胃。"

4.《本草图经》:"取五木煮汤以浴,令人至老须发黑。"

【附方】

1. 面膏 (《备急千金要方》)

配方:青木香、白附子、川芎、白蜡、零陵香、香附子、白芷各二两,茯苓、甘松各一两,羊髓一升半(炼)。

制法:以水、酒各半斤,浸药经宿,煎三上三下,候水酒尽,膏成,去滓。敷面作妆。如有䵟黯皆落。

功用:去风寒,令面光悦,却老去皱。

2. 木香膏 (《普济方》)

配方:木香、硫黄(细研)、蜗牛壳、杏仁(去皮尖研如膏)、朱粉各1.5 g。

制法:为末,以腊月面脂调如稀膏,每夜临床卧时,以淡浆水洗净面部拭干,涂患处,次晨以温水洗去。

功用:治积年酒鼓及面上风疮。

【化学成分】主要含有的化学成分有萜类、苯丙素、甾体糖、苷类、生物碱、糖、脂肪酸及其酯和氨基酸。

【药理作用】

1. 抗感染:研究发现木香烃内酯能缓解小鼠巨噬细胞的炎症反应。此外,木香能够达到减轻溃疡性结肠炎大鼠黏液脓血便及腹泻次数的效果。

2. 抗肿瘤:研究表明去氢木香内酯和木香烯内酯均可对胶质母细胞瘤的细胞活力、增殖能力及迁移能力明显起到抑制作用。

3. 抗氧化:木香提取物对二苯基苦基苯肼自由基清除活性与维生素 E 相当,对低密度脂蛋白具有抑制作用,亦可防止组织脂质过氧化损伤,保护 DNA 免受氧化损伤。

参考文献

[1] 吴晓燕,厉星. 木香烃内酯通过抑制 NLRP3 缓解 LPS 诱导小鼠巨噬细胞的炎症反应 [J].中国免疫学杂志, 2019, 35 (12): 1433 - 1437.

[2] 刘海荣,马露,唐方,等. 木香对溃疡性结肠炎大鼠干预作用的影响 [J].世界华

人消化杂志，2016，24（33）：4467－4473.

［3］王金奎．木香烯内酯和去氢木香内酯抑制胶质瘤相关作用机制的研究［D］.大连：大连医科大学，2017.

［4］郑加梅，尚明越，王嘉乐，等．木香的化学成分、药理作用、临床应用研究进展及质量标志物预测［J］.中草药，2022，53（13）：4198－4213.

【食用指南】

（一）茶饮

木香洋参茶

配方：木香 10 g，西洋参 10 g，冰糖 30 g。

制法：将西洋参浸透，切成薄片；木香洗净，切成片；冰糖敲碎。将西洋参、木香、冰糖等一起放入锅中，加入清水适量，煎煮 20 分钟。过滤取汁。

功用：行气，调中，止痛。

（二）食疗

木香槟榔粥：木香、槟榔各 5 g，粳米 100 g，冰糖适量。将木香、槟榔水煎，去渣。入粳米煮粥至将熟，加入冰糖，稍煎待溶即可。具有顺气行滞、润肠通便之效。

女贞子

【来源】本品为木犀科植物女贞 *Ligustrum lucidum* Ait. 的干燥成熟果实。冬季果实成熟时采收，除去枝叶，稍蒸或置沸水中略烫后，干燥；或直接干燥。（引自《中国药典》）

【性状】本品呈卵形、椭圆形或肾形，长 6～8.5 mm，直径 3.5～5.5 mm。表面黑紫色或灰黑色，皱缩不平，基部有果梗痕或具宿萼及短梗。体轻。外果皮薄，中果皮较松软，易剥离，内果皮木质，黄棕色，具纵棱，破开后种子通常为 1 粒，肾形，紫黑色，油性。气微，味甘、微苦涩。（引自《中国药典》）

【鉴别】

1. 本品粉末灰棕色或黑灰色。果皮表皮细胞（外果皮）断面观略呈扁圆形，外壁及侧壁呈圆拱形增厚，腔内含黄棕色物。内果皮纤维无色或淡黄色，上下数层纵横交错排列，直径 9～35 μm。种皮细胞散有类圆形分泌细胞，淡棕色，直径 40～88 μm，内含黄棕色分泌物及油滴。

2. 取本品粉末 0.5 g，加稀乙醇 50 mL，超声处理 30 分钟，滤过，滤液作为供试品溶液。另取女贞子对照药材 0.5 g，同法制成对照药材溶液。照薄层色谱法（《中国药典》通则 0502）试验，吸取供试品溶液、对照药材溶液各 5 μL 和对照品溶液，分别点于同一硅胶 G 薄层板上，以乙酸乙酯 - 丙酮 - 水（5∶4∶1）为展开剂，展开，取出，晾干，置碘蒸气中熏至斑点清晰，置日光下检视。供试品色谱中，在与对照药材色谱及对照品色谱相应的位置上，显相同颜色的斑点。（引自《中国药典》）

【检查】

杂质：不得过 3%（《中国药典》通则 2301）。

水分：不得过 8.0%（《中国药典》通则 0832 第二法）。

总灰分：不得过 5.5%（《中国药典》通则 2302）。

【炮制】

女贞子：除去杂质，洗净，干燥。

酒女贞子：取净女贞子，照酒炖法或酒蒸法（《中国药典》通则 0213）炖至酒吸尽或蒸透。

【性味与归经】甘、苦，凉。归肝、肾经。

【功能与主治】滋补肝肾，明目乌发。用于肝肾阴虚，眩晕耳鸣，腰膝酸软，须发早白，目暗不明，内热消渴，骨蒸潮热。

【用法与用量】6～12 g。

【贮藏】置干燥处。

（引自《中国药典》）

【本草沿革】

1. 《神农本草经》："主补中，安五脏，养精神，除百疾，久服肥健，轻身不老。"

2. 《本草蒙筌》："黑发黑须，强筋强力，多服补血去风。"

3. 《本草纲目》："强阴，健腰膝，变白发，明目。"

4. 《本草述》："女贞实，固入血海益血，而和气上荣。"

【附方】

二至丸（《医方集解》）

配方：女贞子（冬至日采）不拘多少，旱莲草（夏至日采）不拘多少（捣汁熬膏）。

　　制法：阴干，蜜酒拌蒸，过一夜，粗袋擦去皮，晒干为末，瓦瓶收贮；或先熬干，旱莲膏旋配用。两药相和为丸。临卧酒服。

　　功用：补腰膝，壮筋骨，强阴益肾，乌髭发。

　　【化学成分】包括萜类、挥发油类、黄酮类、苯乙醇苷类、多糖类等多种化学成分。

　　【药理作用】

　　1. 抗氧化：研究表明，女贞子多糖（2.5 g/L）对 DPPH 自由基、羟自由基和超氧阴离子自由基的清除率分别为 83.66%、60.42%、63.48%，说明女贞子多糖是一种优良的天然抗氧剂。

　　2. 抑菌：女贞子多酚能有效抑制大肠杆菌、金黄色葡萄球菌和枯草芽孢杆菌的增殖，其最小抑菌浓度依次为 600 μg/mL、300 μg/mL、150 μg/mL。

　　3. 调节免疫作用：女贞子中分离的多糖可显著改善小鼠体内的相关免疫学指标，可有效促进相关免疫调节，增强机体免疫功能。

参考文献

［1］周旋，马鹏，蔡瑜，等. 酶法提取女贞子多糖及其抗氧化性研究［J］. 吉林医药学院学报，2018，39（5）：334 – 337.

［2］郗艳丽，周旋，马鹏，等. 响应面法优化女贞子多酚提取工艺条件及其抑菌活性研究［J］. 食品研究与开发，2018，39（11）：42 – 47.

［3］邹慧，劳雪芬，王程凯，等. 富硒女贞子粗多糖对小鼠免疫功能的影响［J］. 中国兽医学报，2015，35（2）：283 – 286.

　　【食用指南】

　　（一）茶饮

　　返老还童茶

　　配方：乌龙茶 3 g，女贞子 12 g，槐角 18 g，冬瓜皮 18 g，沙苑子 18 g，山楂肉 18 g，枸杞子 15 g，何首乌 30 g。

　　制法：先将槐角、冬瓜皮、何首乌、山楂肉、枸杞子、女贞子、沙苑子 7 味中药，用清水煎沸 20 分钟左右，去药渣，取沸烫药汁冲泡乌龙茶即可。每日 1 剂，趁温热时饮服。

功用：滋补肝肾，消脂减肥，延年益寿。

（二）食疗

1. 菟丝祛斑汤：菟丝子 15 g，女贞子 12 g，旱莲草 10 g，何首乌 12 g，生、熟地各 15 g，白芍 10 g，当归 10 g，阿胶 9 g，枸杞子 9 g，水煎取浓汁，口服 1 日 1 剂。具有滋肾养血、除黄褐斑之效。

2. 女贞枸杞羊肉汤：羊肉 100～150 g，女贞子 15 g，枸杞 15 g，生姜 5 g，葱 10 g，精盐 3 g。将羊肉洗净后放于滚沸水中过一下，沥净血水，切成 1 cm 见方的小块；女贞子、枸杞洗净沥干，生姜洗净拍裂。将锅置旺火上，下油，烧至八成熟，放入羊肉块和姜块，翻炒 3 分钟，注入清水 300 mL，加盖焖 5 分钟，加入女贞子、枸杞和精盐，炖 25 分钟至羊肉酥烂。具有补肾益精之效，适用于肾虚所致的脱发，少发，须发早白。

芡 实

【来源】本品为睡莲科植物芡 *Euryale ferox* Salisb. 的干燥成熟种仁。秋末冬初采收成熟果实，除去果皮，取出种子，洗净，再除去硬壳（外种皮），晒干。（引自《中国药典》）

【性状】本品呈类球形，多为破粒，完整者直径 5～8 mm。表面有棕红色或红褐色内种皮，一端黄白色，约占全体 1/3，有凹点状的种脐痕，除去内种皮显白色。质较硬，断面白色，粉性。气微，味淡。（引自《中国药典》）

【鉴别】

1. 本品粉末类白色。主为淀粉粒，单粒类圆形，直径 1～4 μm，大粒脐点隐约可见；复粒多数由百余分粒组成，类球形，直径 13～35 μm，少数由 2～3 分粒组成。

2. 取本品粉末 2 g，加二氯甲烷 30 mL，超声处理 15 分钟，滤过，滤液蒸干，残渣加乙酸乙酯 2 mL 使溶解，作为供试品溶液。另取芡实对照药材 2 g，同法制成对照药材溶液。照薄层色谱法（《中国药典》通则 0502）试验，吸取上述两种溶液各 10 μL，分别点于同一硅胶 G 薄层板上，以正己烷 - 丙酮（5∶1）为展开剂，展开，取出，晾干，喷以 10% 硫酸乙醇溶液，在 105 ℃加热至斑点显色清晰。供试品色谱中，在与对照药材色谱相应的位

置上，显相同颜色的斑点。（引自《中国药典》）

【检查】

水分：不得过14.0%（《中国药典》通则0832第二法）。

总灰分：不得过1.0%（《中国药典》通则2302）。

【炮制】

芡实：除去杂质。

麸炒芡实：取净芡实，照麸炒法（《中国药典》通则0213）炒至微黄色。

【性味与归经】甘、涩，平。归脾、肾经。

【功能与主治】益肾固精，补脾止泻，除湿止带。用于遗精滑精，遗尿尿频，脾虚久泻，白浊，带下。

【用法与用量】9～15 g。

【贮藏】置通风干燥处，防蛀。

（引自《中国药典》）

【本草沿革】

《神农本草经》："主湿痹腰脊膝痛，补中除暴疾，益精气。强志，令耳聪目明，久服，轻身不饥，耐老，神仙。"

【附方】

河上公服芡实散方（《遵生八笺》）

配方：干鸡头实（去壳）、忍冬茎叶拣无虫污新肥者（即金银花也）、干藕各500 g。

制法：上三味为片段，于甄内炊熟曝干，捣罗为末，每日食后，冬汤浸水后服5 g。

功用：久服益寿延年，身轻不老，悦颜色，壮肌肤，健脾胃，去食滞。

【化学成分】主要含有甾醇类、黄酮类、环肽类、脂类等成分。

【药理作用】

1. 抗氧化：研究发现芡实的乙醇－三氯甲烷（2∶1）、水、80%乙醇、95%甲醇、正丁醇提取物均具有不同程度的抗氧化活性。芡实多糖对羟自由基和超氧阴离子自由基有清除作用，且作用强度随多糖浓度增大而增加。

2. 抗衰老：研究表明，芡实的乙醇、乙酸乙酯、正丁醇提取物均能改善亚急性衰老小鼠的学习记忆能力，以上3种提取物均可以提高小鼠脑组织中氧化氮合成酶（NOS）、谷胱甘肽过氧化物酶（GSH-Px）的活力，降低乙酰胆碱酯酶（AChE）的活力。

3. 抗疲劳：研究发现芡实多糖能显著提高小鼠负重游泳时间，能改善机体的能量代谢，加速肝糖原的分解供能，减少蛋白质和含氮化合物的分解，从而降低血尿素氮的含量，具有抗疲劳作用。

参考文献

[1] 刘琳，刘洋洋，占颖，等. 芡实的化学成分、药理作用及临床应用研究进展［J］. 中华中医药杂志，2015，30（2）：477－479.

[2] 沈蓓，吴启南，陈蓉，等. 芡实提取物对 D－半乳糖衰老小鼠学习记忆障碍的改善作用［J］. 中国老年学杂志，2012，32（20）：4429－4431.

[3] 刘志国，赵文亚. 芡实多糖对小鼠抗运功性疲劳作用的研究［J］. 中国农学通报，2012，28（21）：269－271.

【食用指南】

（一）茶饮

红豆芡实薏米茶

配方：芡实、红豆、薏苡仁。

制法：上药加水同煎，取汁，代茶饮。

功用：健脾胃，减肥，改善面色晦暗。

（二）食疗

1. 莲实美容羹：莲子 30 g，芡实 30 g，薏苡仁 50 g，桂圆肉 10 g，蜂蜜适量。先将莲子、芡实、薏苡仁用清水浸泡 30 分钟，再将桂圆肉一同放入锅内，用文火煮至烂熟加蜂蜜调味食用。具有消除皱纹，白嫩肌肤之效。

2. 山药芡实粥：山药、芡实、大米各 50 g，香油、盐适量。将大米淘洗干净，与山药、芡实一起放入煮锅中，加适量清水煮粥，粥熟后放入香油、盐调味，再煮一两沸即可。具有补脾益气、补虚益肾、抗衰延年之效。

【现代应用】

芡实糕：通常具有补脾止泻、益肾固精、养血安神、补中益气等功效。芡实糕中含有芡实、茯苓、山药等成分，适量食用可以起到补脾止泻的功效，对于脾虚泄泻、小便频数等症状具有一定的缓解作用。芡实糕中还含有益肾固精的成分，可以用于改善遗精、滑精等症状。

桑白皮

【来源】本品为桑科植物桑 *Morus alba* L. 的干燥根皮。秋末叶落时至次春发芽前采挖根部，刮去黄棕色粗皮，纵向剖开，剥取根皮，晒干。（引自《中国药典》）

【性状】本品呈扭曲的卷筒状、槽状或板片状，长短宽窄不一，厚 1 ~ 4 mm。外表面白色或淡黄白色，较平坦，有的残留橙黄色或棕黄色鳞片状粗皮；内表面黄白色或灰黄色，有细纵纹。体轻，质韧，纤维性强，难折断，易纵向撕裂，撕裂时有粉尘飞扬。气微，味微甘。（引自《中国药典》）

【鉴别】

1. 本品横切面：韧皮部射线宽 2 ~ 6 列细胞；散有乳管；纤维单个散在或成束，非木化或微木化；薄壁细胞含淀粉粒，有的细胞含草酸钙方晶。较老的根皮中，散在夹有石细胞的厚壁细胞群，胞腔大多含方晶。

粉末淡灰黄色。纤维甚多，多碎断，直径 13 ~ 26 μm，壁厚，非木化至微木化。草酸钙方晶直径 11 ~ 32 μm。石细胞类圆形、类方形或形状不规则，直径 22 ~ 52 μm，壁较厚或极厚，纹孔和孔沟明显，胞腔内有的含方晶。另有含晶厚壁细胞。淀粉粒甚多，单粒类圆形，直径 4 ~ 16 μm；复粒由 2 ~ 8 分粒组成。

2. 取本品粉末 2 g，加饱和碳酸钠溶液 20 mL，超声处理 20 分钟，滤过，滤液加稀盐酸调节 pH 至 1 ~ 2，静置 30 分钟，滤过，滤液用乙酸乙酯振摇提取 2 次，每次 10 mL，合并乙酸乙酯液，蒸干，残渣加甲醇 1 mL 使溶解。作为供试品溶液。另取桑白皮对照药材 2 g，同法制成对照药材溶液。照薄层色谱法（《中国药典》通则 0502）试验，吸取上述两种溶液各 5 μL，分别点于同一聚酰胺薄膜上，以醋酸为展开剂，展开约 10 cm，取出，晾干，置紫外光灯（365 nm）下检视。供试品色谱中，在与对照药材色谱相应的位置上，显相同的两个荧光主斑点。（引自《中国药典》）

【炮制】

桑白皮：洗净，稍润，切丝，干燥。

蜜桑白皮：取桑白皮丝，照蜜炙法（《中国药典》通则 0213）炒至不粘手。

【性味与归经】甘，寒。归肺经。

【功能与主治】泻肺平喘，利水消肿。用于肺热喘咳，水肿胀满尿少，面目肌肤浮肿。

【用法与用量】6～12 g。

【贮藏】置通风干燥处，防潮，防蛀。

（引自《中国药典》）

【本草沿革】

1.《神农本草经》："主伤中，五劳六极羸瘦，崩中，脉绝，补虚益气。"

2.《药性论》："治肺气喘满，虚劳客热头痛，内补不足。"

3.《精方妙药与美容》："泻肺清热，行水消肿，生发润发，白牙去垢。治肺热喘咳，小便不利，牙齿黑黄，眉发脱落，发枯不泽，粉刺酒渣，赘瘤息肉。"

【附方】

1. 肺风粉刺汤（《美容验方》）

配方：桑白皮、当归、枇杷叶、黄芩、栀子、茜草、丹参各15 g，连翘20 g，白花蛇舌草25 g。

制法：水煎服，每日1剂。

功用：治寻常痤疮。

2. 沐发方（《外治寿世方》）

配方：桑白皮500 g，柏叶500 g，宣木瓜250 g。

制法：浸油，搽头用。

功用：可润发黑发。

【化学成分】主要为黄酮、芪、苷及其他类型化合物。

【药理作用】

1. 降血糖：桑白皮总黄酮和总多糖可直接降低糖尿病大鼠体内各项生化指标，如降低甘油三酯水平，升高肝糖原含量。

2. 抗氧化：桑白皮多糖可通过提高机体自由基清除剂的活性，抑制自由基的产生，减少脂质过氧化反应，保护组织免受自由基的攻击，从而表现出显著的抗氧化活性。桑白皮提取物具有较强的清除超氧阴离子自由基能力及抑制酪氨酸酶能力，表现出较强的美白和延缓衰老作用。

3. 免疫调节作用：桑白皮多糖能通过促进小鼠脾淋巴细胞增殖和减少B细胞产生 IgM 发挥免疫调控作用。

参考文献

[1] 丁倩云，马双成，许风国，等.桑白皮的化学成分、药理及质量控制研究进展
[J].药物分析杂志，2021，41（7）：1114－1124.

[2] 蒋海生，王佳丽.桑白皮的药理作用及临床应用研究进展 [J].中药与临床，2021，
12（2）：79－82.

[3] 邓华，邓斌.桑白皮多糖抗氧化酶活性的研究 [J].抗感染药学，2019，16（1）：
10－12.

【食用指南】

食疗

烧鳗鱼：鳗鱼1条，笋、香菇各50 g，豌豆苗100 g，桑白皮10 g，鸡
汤30 mL，葱，混合调料（酱油25 g，黄酒20 g，冰糖20 g），植物油。将
桑白皮放碗内，加水，蒸20分钟；鳗鱼去头，在开水中焯一下，去掉黏液，
切成4 cm长的鱼段，抽出鱼内脏，洗净；笋和香菇切片；葱切成末。用少
量植物油下锅烧热，下葱末煸炒，加鱼段、笋片、香菇片、鸡汤、混合调
料、适量水焖煮。待汤汁略收，将桑白皮连同碗中水一起倒进锅里继续焖
煮。至汤汁快收尽时，用水淀粉勾芡，淋上麻油，盛入盘中。将豌豆苗炒熟
后围于鱼的四周即成。既可防治头发老化、须发早白，又可治疗秃发。

山 药

【来源】本品为薯蓣科植物薯蓣 *Dioscorea opposita* Thunb. 的干燥根茎。
冬季茎叶枯萎后采挖，切去根头，洗净，除去外皮和须根，干燥，习称
"毛山药"；或除去外皮，趁鲜切厚片，干燥，称为"山药片"；也有选择肥
大顺直的干燥山药，置清水中，浸至无干心，闷透，切齐两端，用木板搓成
圆柱状，晒干，打光，习称"光山药"。（引自《中国药典》）

【性状】

毛山药：本品略呈圆柱形，弯曲而稍扁，长15～30 cm，直径1.5～
6 cm。表面黄白色或淡黄色，有纵沟、纵皱纹及须根痕，偶有浅棕色外皮残
留。体重，质坚实，不易折断，断面白色，粉性。气微，味淡、微酸，嚼之
发黏。

山药片：为不规则的厚片，皱缩不平，切面白色或黄白色，质坚脆，粉性。气微，味淡、微酸。

光山药：呈圆柱形，两端平齐，长9~18 cm，直径1.5~3 cm。表面光滑，白色或黄白色。（引自《中国药典》）

【鉴别】

1. 本品粉末类白色。淀粉粒单粒扁卵形、三角状卵形、类圆形或矩圆形，直径8~35 μm，脐点点状、人字状、十字状或短缝状，可见层纹；复粒稀少，由2~3分粒组成。草酸钙针晶束存在于黏液细胞中，长约至240 μm，针晶粗2~5 μm。具缘纹孔导管、网纹导管、螺纹导管及环纹导管直径12~48 μm。

2. 取本品粉末4 g，加乙醇30 mL，超声提取30分钟，滤过，滤液蒸干，残渣加乙醇1 mL使溶解，作为供试品溶液。另取山药对照药材4 g，同法制成对照药材溶液。照薄层色谱法（《中国药典》通则0502）试验，吸取上述两种溶液各5 μL，分别点于同一硅胶G薄层板上，以乙酸乙酯-甲醇-浓氨试液（9∶1∶0.5）为展开剂，展开，取出，晾干，喷以10%硫酸乙醇溶液，在105 ℃加热至斑点显色清晰，置紫外光灯（365 nm）下检视。供试品色谱中，在与对照药材色谱相应的位置上，显相同颜色的荧光斑点。（引自《中国药典》）

【检查】

水分：毛山药和光山药不得过16.0%；山药片不得过12.0%（《中国药典》通则0832第二法）。

总灰分：毛山药和光山药不得过4.0%；山药片不得过5.0%（《中国药典》通则2302）。

【炮制】

山药：取毛山药或光山药除去杂质，分开大小个，泡润至透，切厚片，干燥。

山药片：取山药片，除去杂质。

麸炒山药：取毛山药片或光山药片，照麸炒法（《中国药典》通则0213）炒至黄色。

【性味与归经】甘，平。归脾、肺、肾经。

【功能与主治】补脾养胃，生津益肺，补肾涩精。用于脾虚食少，久泻不止，肺虚喘咳，肾虚遗精，带下，尿频，虚热消渴。麸炒山药补脾健胃。

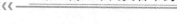

用于脾虚食少，泄泻便溏，白带过多。

【用法与用量】15～30 g。

【贮藏】置通风干燥处，防蛀。

（引自《中国药典》）

【本草沿革】

1.《神农本草经》："主伤中，补虚羸，除寒热邪气，补中，益气力，长肌肉。久服耳目聪明。"

2.《名医别录》："主治头面游风、风头、眼眩，下气，止腰痛，治虚劳羸瘦，充五脏，除烦热，强阴。"

3.《药性论》："补五劳七伤，去冷风，止腰痛，镇心神，补心气不足，患人体虚羸，加而服之。"

4.《医学入门》："补肺津，润皮毛干燥。久服益颜色，长肌肉。"

5.《日华子本草》："助五脏，强筋骨，长志安神，主泄精健忘。"

6.《本草纲目》："益肾气，健脾胃，止泻痢，化痰涎，润皮毛。"

【附方】

1. 薯蓣丸（《圣济总录》）

配方：薯蓣一两，石龙芮一两，覆盆子一两，熟干地黄二两，五味子一两，草薢一两（锉），蛇床子一两，肉苁蓉一两（酒浸，焙干），远志一两（去心），菟丝子二两（酒浸一宿，焙干），石斛一两（去根，锉），防风一两（去芦头），五加皮三分，天雄一两（炮裂，去皮脐），狗脊一两，黄芪一两（锉），秦艽一两（去苗），白术一两，石南一两，麦冬一两半（去心，焙），巴戟天一两。

制法：捣罗为末，炼蜜和丸如梧桐子大。每服30丸，空腹温酒下。

功用：补虚益血，调荣卫，进饮食，除五劳七伤，手足疼痛，润肌肤，去风冷。

2. 天真丸（《奇效良方》）

配方：净羊肉350 g，山药、肉苁蓉各50 g，当归、天门冬各100 g，黄芪25 g，人参、白术各10 g。

制法：前4味填入羊肉中扎紧，用米酒煮，再加水煮，待肉烂熟，捣如泥状。其余各药用熟糯米饭焙干研末，加入肉泥中为丸。

功用：流畅血脉，增精神，添力气，驻颜色，轻身延年。

【化学成分】主要化学成分包括多糖、氨基酸、脂肪酸、山药素类化合物、尿囊素、微量元素、淀粉等。

【药理作用】

1. 降糖：山药多糖可降低四氧嘧啶诱导糖尿病小鼠的空腹血糖，促进体重恢复，其作用机制可能与增加胰岛素分泌、改善受损坏的胰岛 β 细胞功能及清除过多自由基等有关。

2. 降血脂：研究发现小鼠喂养提纯山药淀粉，其血清中类脂质浓度、主动脉和心脏中的糖浓度显著降低。

3. 抗氧化、抗衰老：研究发现山药蛋白多糖具有明显的抗氧化作用，能够清除自由基，同时减少红细胞的溶血。研究发现山药稀醇提取物能明显提高家蚕的平均寿命，降低老龄小鼠血浆过氧化脂质和肝脏脂褐素的含量，提示山药有一定的抗衰老作用。

参考文献

[1] 郜红利，肖本见，梁文梅．山药多糖对糖尿病小鼠降血糖作用 [J].中国公共卫生，2006 (7)：804 – 805.

[2] 陈梦雨，刘伟，俞桂新，等．山药化学成分与药理活性研究进展 [J].中医药学报，2020，48 (2)：62 – 66.

[3] 林刚，胡泗才，荣先恒，等．山药及盾叶薯蓣对家蚕寿命和小鼠 LPO、LF 的影响 [J].南昌大学学报（理科版），2002，26 (4)：363 – 366.

【食用指南】

（一）茶饮

山药花粉茶
配方：山药（切薄片）200 g，生花粉 200 g（洗净，切薄片）。
制法：沸水冲泡，加盖焖 15 分钟。
功用：清热健脾，生津止渴。用于消渴。

（二）食疗

1. 山药粥方：山药 50 g（或鲜山药 150 g），粳米 75 g。将山药洗净、切片，同粳米煮粥。具有美容、防衰之效。

2. 猪肾祛斑粥：取薏苡仁、山药各 100 g，猪肾 1 对，粳米 200 g。先将猪肾去筋膜及臊腺，洗净、切碎，山药去皮、切碎，然后把切碎的猪肾焯去血水后，与山药、薏苡仁、粳米一同放入锅中，加水适量，以小火煨烂成粥，加入适量盐及味精调味，分顿服用。具有补肾健脾、祛斑悦色之效，可除面部黄褐斑。

石 膏

【来源】本品为硫酸盐类矿物石膏族石膏，主含含水硫酸钙（$CaSO_4 \cdot 2H_2O$），采挖后，除去杂石及泥沙。（引自《中国药典》）

【性状】本品为纤维状的集合体，呈长块状、板块状或不规则块状。白色、灰白色或淡黄色，有的半透明。体重，质软，纵断面具绢丝样光泽。气微，味淡。（引自《中国药典》）

【鉴别】

1. 取本品一小块（约 2 g），置具有小孔软木塞的试管内，灼烧，管壁有水生成，小块变为不透明体。

2. 取本品粉末 0.2 g，加稀盐酸 10 mL，加热使溶解，溶液显钙盐（《中国药典》通则 0301）与硫酸盐（《中国药典》通则 0301）的鉴别反应。

3. 取本品粉末适量，溴化钾压片法制备供试品，照红外分光光度法（《中国药典》通则 0402）试验，供试品的红外吸收图谱应与二水硫酸钙对照品（$CaSO_4 \cdot 2H_2O$）具有相同的特征吸收峰。（引自《中国药典》）

【检查】

重金属：取本品 8 g，加冰醋酸 4 mL 与水 96 mL，煮沸 10 分钟，放冷，加水至原体积，滤过。取滤液 25 mL，依法检查（《中国药典》通则 0821 第一法），含重金属不得过 10 mg/kg。

砷盐：取本品 1 g，加盐酸 5 mL，加水至 23 mL，加热使溶解，放冷，依法检查（《中国药典》通则 0822 第二法），含砷量不得过 2 mg/kg。

【炮制】

生石膏：打碎，除去杂石，粉碎成粗粉。

煅石膏：取生石膏，砸成小块，置适宜的容器内，煅至酥脆或红透时，取出，放凉，碾碎。

【性味与归经】甘、辛，大寒。归肺、胃经。

【功能与主治】清热泻火，除烦止渴。用于外感热病，高热烦渴，肺热喘咳，胃火亢盛，头痛，牙痛。

【用法与用量】 15～60 g，先煎。

【贮藏】 置干燥处。

（引自《中国药典》）

【本草沿革】

1. 《神农本草经》："主中风寒热，心下逆气，惊喘，口干舌焦，不能息……产乳，金疮。"

2. 《日华子本草》："治天行热狂，下乳，头风旋，心烦躁，揩齿益齿。"

3. 《本草衍义补遗》："研为末，醋研丸如绿豆大，以泻胃火、痰火、食积。"

4. 《本草再新》："治头痛发热，目昏长臀，牙痛，杀虫，利小便。"

【附方】

1. 御前白牙散（《景岳全书》）

配方：石膏四两（另研），大香附一两，白芷七钱半，甘松、山奈、藿香、沉香、川芎、零陵香各三钱半，细辛、防风各半两。

制作：为细末。先以温水漱口，次擦之。

功用：美白牙齿。

2. 揩齿石膏散（《圣济总录》）

配方：石膏（研）一两，凝水石（研）二两，丹砂（研）一分，升麻半两，白芷一两，细辛（去苗叶）、藁本（去苗木）各半两，沉香一两（锉）。

制作：并捣罗为散。每日揩齿，用柳枝咬头令软，点药末揩齿，常令鲜净。去恶气，入麝香少许甚佳。

功用：治齿黑黄，并口臭。

3. 擦牙散（《外科百效全书》）

配方：石膏一斤（火煅），香附十二两（妙），甘松二两。

制作：共为末，擦牙。

功用：固牙。

【化学成分】 石膏主要成分为含水硫酸钙（$CaSO_4 \cdot 2H_2O$），其中 Ca 32.57%，SO_3 46.50%，H_2O 0.93%，尚夹有砂粒、黏土、有机物、硫化物等杂质。除硫酸钙外，尚夹杂有微量的 Fe 及 Mg。煅石膏为无水硫酸钙（$CaSO_4$）。

【药理作用】

1. 清热：有研究者复制致热模型，给大鼠背皮下注射干酵母混悬液，观察生石膏的清热作用，测定血清中的 Na、Ca 含量，分析 Na/Ca 的比值变化，结果发现致热大鼠的血清中 Na/Ca 的比值发生明显降低的变化，表明石膏清热作用可能与体内的 Na/Ca 的比值降低有关。

2. 抗感染：石膏水煎液对 LPS 诱导的 RAW 264.7 炎症细胞模型、银屑病小鼠模型及 LPS 诱导的全身炎症反应综合征小鼠模型都有一定的抗感染作用，而且石膏抗感染的作用机制可能与部分通过抑制 TLR4/NF-κB 通路激活有关。

3. 免疫作用：认为机体中如 Fe、Cu、Zn 等微量元素在应激条件下，与白细胞激发的内源物协同作用产生抗感染的免疫作用，因此石膏的免疫机制可能与其所含的微量元素有关。

参考文献

时文凤，曹艳，曹国胜等. 矿物药石膏的研究进展［J］. 中药材，2021，44（7）：1793－1796.

【食用指南】

（一）茶饮

石膏紫笋茶

配方：生石膏 60 g，紫笋茶末 3 g。

制法：取生石膏，捣为末，水煎取汁，与紫笋茶末一起泡饮。

功用：清热泻火。

（二）食疗

枇杷叶石膏粥：枇杷叶 9 g，菊花 6 g，生石膏 15 g，粳米 50 g。先将上 3 物煎汁弃渣，兑水下粳米，煮成粥服食。具有清肺胃积热、养容颜之效。

【现代应用】

生石膏枕：生石膏适量。取生石膏打碎成黄豆粒大小，装入枕芯，做成睡枕。适用于高血压患者。

酸枣仁

【来源】 本品为鼠李科植物酸枣 *Ziziphus jujuba* Mill. var. *spinosa* （Bunge） Hu ex H. F. Chou 的干燥成熟种子。秋末冬初采收成熟果实，除去果肉和核壳，收集种子，晒干。（引自《中国药典》）

【性状】 本品呈扁圆形或扁椭圆形，长 5 ~ 9 mm，宽 5 ~ 7 mm，厚约 3 mm。表面紫红色或紫褐色，平滑有光泽，有的有裂纹。有的两面均呈圆隆状突起；有的一面较平坦，中间有 1 条隆起的纵线纹；另一面稍突起。一端凹陷，可见线形种脐；另端有细小突起的合点。种皮较脆，胚乳白色，子叶 2，浅黄色，富油性。气微，味淡。（引自《中国药典》）

【鉴别】

1. 本品粉末棕红色。种皮栅状细胞棕红色，表面观多角形，直径约 15 μm，壁厚，木化，胞腔小；侧面观呈长条形，外壁增厚，侧壁上、中部甚厚，下部渐薄；底面观类多角形或圆多角形。种皮内表皮细胞棕黄色，表面观长方形或类方形，垂周壁连珠状增厚，木化。子叶表皮细胞含细小草酸钙簇晶和方晶。

2. 取本品粉末 1 g，加甲醇 30 mL，加热回流 1 小时，滤过，滤液蒸干，残渣加甲醇 0.5 mL 使溶解，作为供试品溶液。另取酸枣仁皂苷 A 对照品、酸枣仁皂苷 B 对照品，加甲醇制成每 1 mL 各含 1 mg 的混合溶液，作为对照品溶液。照薄层色谱法（《中国药典》通则 0502）试验，吸取上述两种溶液各 5 μL，分别点于同一硅胶 G 薄层板上，以水饱和的正丁醇为展开剂，展开，取出，晾干，喷以 1% 香草醛硫酸溶液，立即检视。供试品色谱中，在与对照品色谱相应的位置上，显相同颜色的斑点。

3. 取本品粉末 1 g，加石油醚（60 ~ 90 ℃）30 mL，加热回流 2 小时，滤过，弃去石油醚液，药渣挥干，加甲醇 30 mL，加热回流 1 小时，滤过，滤液蒸干，残渣加甲醇 2 mL 使溶解，作为供试品溶液。另取酸枣仁对照药材 1 g，同法制成对照药材溶液。再取斯皮诺素对照品，加甲醇制成每 1 mL 含 0.5 mg 的溶液，作为对照品溶液。照薄层色谱法（《中国药典》通则 0502）试验，吸取上述三种溶液各 2 μL，分别点于同一硅胶 G 薄层板上，以水饱和的正丁醇为展开剂，展开，取出，晾干，喷以 1% 香草醛硫酸溶液，置紫外光灯（365 nm）下检视。供试品色谱中，在与对照药材色谱和

对照品色谱相应的位置上，显相同的蓝色荧光斑点。（引自《中国药典》）

【检查】

杂质（核壳等）：不得过 5.0%（《中国药典》通则 2301）。

水分：不得过 9.0%（《中国药典》通则 0832 第二法）。

总灰分：不得过 7.0%（《中国药典》通则 2302）。

重金属及有害元素：照铅、镉、砷、汞、铜测定法（《中国药典》通则 2321 原子吸收分光光度法或电感耦合等离子体质谱法）测定，铅不得过 5 mg/kg；镉不得过 1 mg/kg；砷不得过 2 mg/kg；汞不得过 0.2 mg/kg；铜不得过 20 mg/kg。

黄曲霉毒素：照真菌毒素测定法（《中国药典》通则 2351）测定。

取本品粉末（过二号筛）约 5 g，精密称定，加入氯化钠 3 g，照黄曲霉毒素测定法项下供试品的制备方法，测定，计算，即得。

本品每 1000 g 含黄曲霉毒素 B_1 不得过 5 μg，含黄曲霉毒素 G_2、黄曲霉毒素 G_1、黄曲霉毒素 B_2 和黄曲霉毒素 B_1 的总量不得过 10 μg。

【炮制】

酸枣仁：除去残留核壳。用时捣碎。

炒酸枣仁：取净酸枣仁，照清炒法（《中国药典》通则 0213）炒至鼓起，色微变深。用时捣碎。

【性味与归经】甘、酸，平。归肝、胆、心经。

【功能与主治】养心补肝，宁心安神，敛汗，生津。用于虚烦不眠，惊悸多梦，体虚多汗，津伤口渴。

【用法与用量】10~15 g。

【贮藏】置阴凉干燥处，防蛀。

（引自《中国药典》）

【本草沿革】

1. 《名医别录》："主治烦心不得眠，脐上下痛，血转久泄，虚汗烦渴，补中，益肝气，坚筋骨，助阴气，令人肥健。"

2. 《神农本草经》："久服安五脏，轻身延年。"

【附方】

养心延龄益寿丹（《慈禧光绪医方选议》）

配方：茯神、当归（酒炒）各 15 g，柏子仁（炒）、丹参、酒白芍、丹皮、干生地（酒洗）、香附（炙）、枳壳（炒）、酸枣仁（炒）各 12 g，醋柴胡、栀子（炒）、酒黄芩、陈皮各9 g，川芎、土白术（炒）各6 g。

制法：共研极细面，炼蜜为丸，如绿豆大，朱砂为衣。每服9 g，白开水送下。

功用：养心安神，补肾滋阴，调肝理脾。

【化学成分】主要含有黄酮类化合物、皂苷及三萜类化合物、生物碱、甾体化合物、酚酸化合物、有机酸类、脂肪油、多种氨基酸和微量元素等化学成分。

【药理作用】

1. 镇静催眠：研究表明酸枣仁中的皂苷类化合物可以对小鼠的中枢起到抑制作用，从而降低小鼠的自主活动能力，进而增加小鼠睡眠时间，增加小鼠睡眠深度，此外还能调节小鼠的睡眠参数、神经递质和受体。

2. 抗氧化：研究表明酸枣仁总皂苷可提高SOD的活性，从而降低自由基对膜的损伤程度。

3. 抗抑郁：小鼠强迫游泳和悬尾实验，证明酸枣仁总皂苷具有明显的抗抑郁作用，能够增强活动而减少绝望不动时间。此外，研究表明酸枣仁总黄酮能够增强实验动物的应激耐受性，明显减少小鼠自主活动次数，说明酸枣仁总黄酮具有明显的抗小鼠实验性抑郁作用。

参考文献

［1］韩鹏，李冀，胡晓阳，等. 酸枣仁的化学成分、药理作用及临床应用研究进展［J］.中医药学报，2021，49（2）：110 – 114.

［2］邱麒. 酸枣仁总皂苷化学成分及药理活性初探［J］.海峡药学，2013，25（12）：48 – 49.

［3］左军，王海鹏，柴剑波，等. 酸枣仁抗抑郁作用现代药理研究进展［J］.辽宁中医药大学学报，2017，19（7）：179 – 181.

【食用指南】

（一）茶饮

1. 酸枣仁茶

配方：酸枣仁9 g，白砂糖适量。

制作：将酸枣仁拍碎，开水冲沏，加糖调味。代茶饮用。

功用：养心安神。

2. 百合枣仁茶

配方：炒酸枣仁 20 g，鲜百合 15 g，桂圆、茯苓、枸杞、小麦各 1 g。

制作：将药材洗净后，以 500 mL 的水煮开，中火煮 20 分钟；或置于保温杯中，加入 500 mL 热水焖泡 20 分钟，当茶喝。

功用：宁心安神，养血助眠。

（二）食疗

1. 枣仁炖猪肘：酸枣仁 10 g，党参 10 g，大枣 20 g，猪肘肉 500 g，生姜 8 g，葱 10 g，精盐 5 g，味精 2 g，料酒 15 mL。猪肘去毛，洗净，切成块；党参洗净，切段；大枣洗净、去核；酸枣仁洗净。姜洗净、切片，葱洗净、切段。将猪肘肉、大枣、党参、酸枣仁、生姜、料酒同放炖锅中，加清水适量，武火烧沸后，再用文火炖 50 分钟。加入盐、味精调味即成。具有补气养心、生血养颜之效。

2. 桂圆枣仁炒猪肝：桂圆肉 20 g，酸枣仁 15 g，猪肝 200 g，料酒 10 mL，水豆粉 25 g，生姜 8 g，葱 10 g，精盐 3 g，味精 2 g，食用油 35 mL。将桂圆肉、酸枣仁去杂质，洗净；猪肝洗净，切薄片。姜洗净、切片，葱洗净、切段。猪肝放入碗内，加盐、味精、水豆粉拌匀。将炒锅置武火上烧热，加入食用油，烧至 6 成热时，下葱、姜爆香，随即下猪肝、料酒、桂圆肉、酸枣仁、盐、味精，炒熟即成。具有补肝肾、安心神、悦颜色之效。

酸枣叶

【来源】本品为鼠李科植物酸枣 *Ziziphus jujuba* Mill. var. *spinosa*（Bunge）Hu ex H. F. Chou 的叶。春、夏二季采叶，除去杂质，晒干或鲜用。

【性状】本品呈椭圆形至卵状披针形，长 2.5 ~ 7 cm，宽 0.6 ~ 3 cm；先端钝或渐尖至急尖，基部近圆形、心形或宽楔形，叶缘有锯齿。表面绿色或黄绿色，纸质或革质。叶脉 3 出，于叶背较明显；叶柄扁平，长 2 ~ 5 mm。气微，味淡。

【鉴别】

1. 本品粉末绿色。上下表皮细胞呈多边形，垂周壁平滑或微弓；气孔轴式多为不定式，5 ~ 8 个副卫细胞，常见两个气孔共用一个副卫细胞。栅栏组织排列紧密，细胞长条状，常与导管、簇晶联合存在；导管多为螺纹导管，直径 3 ~ 19 μm；草酸钙簇晶棱角尖锐，直径 5 ~ 24 μm；非腺毛呈线状，多为单个散在，大小不等，长 31 ~ 378 μm，宽 8 ~ 23 μm。

2. 本品横切面：上、下表皮均由 1 层排列紧密的类圆形或方形细胞构成，外被角质层，有非腺毛分布；叶肉组织为等面叶型，栅栏组织由 4 ~ 7 层圆柱形细胞组成，细胞长轴与表皮垂直，不通过主脉，内含大量草酸钙簇晶；主脉及较大的侧脉上、下表皮内侧均有厚角组织分布，内含黏液腔；主脉向下突出，内含 1 个外韧型维管束，木质部导管放射状排列，韧皮部内含大量细小晶体；在主脉及较大侧脉的维管束上下方均有含紫红色物质的圆形细胞。

3. 称取本品粉末 0.20 g，加甲醇 10 mL，于 200 W、40 ℃条件下超声 60 分钟，提取液离心（4000 r/min）5 分钟，取上清液作为供试品溶液。另取酸枣仁皂苷 A 对照品、酸枣仁皂苷 B 对照品，加甲醇制成每 1 mL 各含 0.5 mg 的混合溶液，作为对照品溶液。照薄层色谱法（《中国药典》通则 0502）试验，吸取上述两种溶液各 5 μL，分别点于同一硅胶 G 薄层板上，以水饱和的正丁醇为展开剂，展开，取出，晾干，喷以 1% 香草醛硫酸溶液，立即检视。供试品色谱中，在与对照品色谱相应的位置上，显相同颜色的斑点。

【性味与归经】味甘、酸，性平，归心、肝经。

【功能与主治】养心安神、敛汗、生津。用于虚烦不眠，惊悸多梦，体虚多汗，津伤口渴。

【用法与用量】2 ~ 10 g，或泡茶饮。

【贮藏】置通风干燥处。

【本草沿革】

《本草纲目》："敛疮解毒，治胫臁疮。"

【附方】

五味汤

配方：酸枣叶 30 g，夜交藤 50 g，合欢叶 30 g，百合叶 30 g，石决明 30 g。每日 1 剂，水煎分 3 次服。

功用：养心安神，助眠。

【化学成分】主要含有黄酮类化合物、三萜及皂苷类化合物、生物碱类、有机酸及脂肪酸类、多种氨基酸、核苷类和维生素等化学成分。

【药理作用】

1. 抗氧化、抗衰老：酸枣叶皂苷表现出清除自由基等功能，具有良好的抗氧化损伤能力。

2. 镇静安神：研究表明酸枣叶水提物对小鼠的中枢起到抑制作用，从而降低小鼠的自由活动能力，可以协助戊巴比妥钠延长小鼠睡眠时间。

3. 保护肝脏：研究表明酸枣叶的乙醇提取物对于 CCl_4 引起的肝损伤有一定的改善作用，不仅有效抑制血清转氨酶的增加，而且减少了丙二醛含量，恢复了肝脏器官中超氧化物歧化酶和谷胱甘肽过氧化酶的活性，说明酸枣叶乙醇提取物具有很好的护肝功效。

4. 抗感染、抑菌：酸枣叶醇提物能够抑制巨噬细胞的 M1 型极化，具有良好的抗感染活性；酸枣叶水提液中的代谢物对变形链球菌具有显著的抑菌生物膜活性，并通过生物引导分离鉴定出羽扇豆三萜烯醛酸为主要的抑菌生物膜代谢物。

参考文献

[1] SUN Y, ZHANG Y, QI W, et al. Saponins extracted by ultrasound from *Zizyphus jujuba* Mill *var. spinosa* leaves exert resistance to oxidative damage in Caenorhabditis elegans [J]. Food Measure, 2021, 15：541 – 554.

[2] 赵新华，伊丽楠. 酸枣叶提取物对中枢神经系统作用的实验研究 [J]. 时珍国医国药，2009, 20 (2)：463 – 464.

[3] BAI L, CUI X Q, CHENG N, et al. Hepatoprotective standardized EtOH-water extract of the leaves of *Ziziphus jujuba* [J]. Food Funct, 2017, 8 (2)：816 – 822.

[4] 董建新，刘晓光，李晨曦，等. 酸枣叶醇提物对小鼠巨噬细胞 M1 和 M2 型极化的影响 [J]. 天然产物研究与开发，2020, 32 (6)：961 – 967.

[5] DAMIANO S, FORINO M, DE A, et al. Antioxidant and antibiofilm activities of secondary metabolites from *Ziziphus jujuba* leaves used for infusion preparation [J]. Food Chem, 2017, 230：24 – 29.

【食用指南】

（一）茶饮

酸枣叶茶

配方：酸枣叶茶 5～6 g。

制作：用 85～90 ℃热水冲泡。代茶饮用。

功用：养心安神。

（二）食疗

1. 炖汤：将酸枣叶、龙眼肉、枸杞子等材料加入水中熬制。具有缓解疲劳、促进睡眠之效。

2. 酸枣叶粥：将酸枣叶、大米放入锅中，加水，煮沸后改为小火煮30～40分钟，直至大米煮熟，再根据个人口味调味。具有安神助眠之效。

桃　花

【来源】本品为蔷薇科植物桃 *Prunus persica*（L.）Batsch 或山桃 *Prunus davidiana*（Carr.）Franch. 的干燥花蕾。3 月间，桃花将开放时采收，阴干。（引自《河南省中药材标准（2023 公示稿）》）

【性状】本品呈卵圆形，有短梗或无。苞片鳞片状，棕褐色。萼片 5，灰绿色；花瓣 5，淡紫色、淡粉红色或黄白色；雄蕊多数，花丝棕黄色；子房卵圆形，被细柔毛，着生在杯状花萼的基部。质轻。气清香，味淡而后微苦。（引自《河南省中药材标准（2023 公示稿）》）

【鉴别】本品粉末淡棕色。花粉粒众多，近球形，极面观呈类圆三角形，3 孔沟。非腺毛无色或黄棕色，单细胞多见，平直或弯曲，长短不一。花冠表皮细胞类圆形，壁较厚，少见。导管多为螺纹，细小。（引自《河南省中药材标准（2023 公示稿）》）

【检查】

水分：不得过 13.0%（《河南省中药材标准（2023 公示稿）》）。

总灰分：不得过 10.0%（《河南省中药材标准（2023 公示稿）》）。

【炮制】除去杂质及枝梗。

【性味与归经】苦，平。归心、肝、大肠经。

【功能与主治】利水，活血，通便。用于水肿，脚气，痰饮，积滞，二便不利，经闭。

【用法与用量】3～6 g。外用捣敷或研末调敷。

【贮藏】置阴凉干燥处。

（引自《河南省中药材标准（2023 公示稿）》）

【本草沿革】

1. 《冯氏锦囊》："露桃花，除痘毒气，斑疮。"

2. 《肘后备急方》："令人面洁白光泽，颜色红润。"

3. 《本草求原》："治饮积下痢，惊怒伤肝致痰饮滞血而发狂，产后二便不通。"

【附方】

1. 桃花瓜子蜜 （《太平圣惠方》）

配方：桃花、冬瓜仁。

制法：用桃花阴干研末，冬瓜仁研末，二者等份，调蜂蜜适量敷面，每夜敷之。

功用：治雀斑，黑斑，黑痣。

2. 脱发方 （《外台秘要》）

配方：桃花、桑椹、猪脂。

制法：取待放的桃花阴干，与桑椹等份，研细末，用猪脂调成膏状。洗发后涂之。

功用：防脱发。

【化学成分】 主要为桃花多糖、多酚、黄酮类、桃花精油、桃花红色素等物质，同时含有多种维生素、氨基酸及各种微量元素。

【药理作用】

1. 抗氧化：桃花多糖对羟自由基和超氧阴离子自由基均有很高的清除能力，且抗氧化活性略强于维生素 C，起到清除体内自由基的作用。发现桃花总酚和桃花总黄酮的提取物具有良好的抗氧化活性，可以对自由基起到一定的清除作用，试验表明，其清除自由基的能力随浓度的增加而增大。

2. 美白：桃花的甲醇提取物具有较强的抑制酪氨酸酶的作用，而酪氨酸酶密切影响黑色素的生成，是其生成过程中的关键因素。

3. 胃肠运动的影响：桃花的乙酸乙酯提取物对大鼠机体中胃泌素和胃动素的分泌有明显的促进作用。

参考文献

[1] 刘杰超，张春岭，吕真真，等．桃花中总酚和总黄酮的提取及抗氧化活性研究 [J].食品安全质量检测学报，2013，4（6）：1750－1755.

[2] 马建忠，张有成，徐小东，等．桃花的药用价值研究 [J].中医学报，2013，28

(7)：1020－1022.

[3] 韩伟．桃花提取物对大鼠胃肠运动的影响及其机制研究［D］兰州：兰州大学，2015.

【食用指南】

（一）茶饮

1. 桃花茶

配方：桃花 5 g，冰糖适量。

制作：将桃花放入砂锅中，加适量水，煎煮取汁，调入冰糖即可饮用。

功用：美容养颜，通利大便。

2. 桃花瓜仁茶

配方：桃花、冬瓜仁各 5 g，白杨柳皮 2.5 g。

制法：将上 3 味同入杯中，用沸水冲泡，加盖焖 5 分钟。代茶饮。

功用：祛风活血，祛除黑斑，悦泽面容。

（二）食疗

白油桃花玉条：白桃花 16 g，冬瓜 500 g，化猪油、精盐、水豆粉、味精、葱白节各适量。冬瓜去皮和内芯，洗净，改刀成一指条，投入沸水锅内焯水后，捞起。白桃花洗净，炒锅内放化猪油烧热，下葱白节、精盐炒香，掺鲜汤，放冬瓜条烧至软烂，再放白桃花、味精、水豆粉，收汁浓味后，起锅即成。具有清热、利水、活血消肿、通便、止渴、减肥等功效。

【现代应用】

美容：将新鲜的桃花捣烂，取汁涂在脸上，轻轻按摩片刻；也可以用阴干的桃花粉末，用蜂蜜调匀敷在脸上，15 分钟后洗净即可。

桃　仁

【来源】本品为蔷薇科植物桃 *Prunus persica*（L.）Batsch 或山桃 *Prunus davidiana*（Carr.）Franch. 的干燥成熟种子。果实成熟后采收，除去果肉和核壳，取出种子，晒干。（引自《中国药典》）

【性状】桃仁：呈扁长卵形，长 1.2～1.8 cm，宽 0.8～1.2 cm，厚 0.2～0.4 cm。表面黄棕色至红棕色，密布颗粒状突起。一端尖，中部膨大，另端钝圆稍偏斜，边缘较薄。尖端一侧有短线形种脐，圆端有颜色略深不甚明显的合点，自合点处散出多数纵向维管束。种皮薄，子叶 2，类白色，富油性。气微，味微苦。

山桃仁：呈类卵圆形，较小而肥厚，长约 0.9 cm，宽约 0.7 cm，厚约 0.5 cm。（引自《中国药典》）

【鉴别】

1. 本品种皮粉末（或解离）片

桃仁：石细胞黄色或黄棕色，侧面观贝壳形、盔帽形、弓形或椭圆形，高 54~153 μm，底部宽约至 180 μm，壁一边较厚，层纹细密；表面观类圆形、圆多角形或类方形，底部壁上纹孔大而较密。

山桃仁：石细胞淡黄色、橙黄色或橙红色，侧面观贝壳形、矩圆形、椭圆形或长条形，高 81~198（279）μm，宽约至 128（198）μm；表面观类圆形、类六角形、长多角形或类方形，底部壁厚薄不匀，纹孔较小。

2. 取本品粗粉 2 g，加石油醚（60~90 ℃）50 mL，加热回流 1 小时，滤过，弃去石油醚液，药渣再用石油醚 25 mL 洗涤，弃去石油醚，药渣挥干，加甲醇 30 mL，加热回流 1 小时，放冷，滤过，取滤液作为供试品溶液。另取苦杏仁苷对照品，加甲醇制成每 1 mL 含 2 mg 的溶液，作为对照品溶液。照薄层色谱法（《中国药典》通则 0502）试验，吸取上述两种溶液各 5 μL，分别点于同一硅胶 G 薄层板上，以三氯甲烷－乙酸乙酯－甲醇－水（15∶40∶22∶10）5~10 ℃放置 12 小时的下层溶液为展开剂，展开，取出，立即喷以磷钼酸硫酸溶液（磷钼酸 2 g，加水 20 mL 使溶解，再缓缓加入硫酸 30 mL，混匀），在 105 ℃加热至斑点显色清晰。供试品色谱中，在与对照品色谱相应的位置上，显相同颜色的斑点。（引自《中国药典》）

【检查】

水分：不得过 7.0%（《中国药典》通则 0832 第二法）。

酸败度：照酸败度测定法（《中国药典》通则 2303）测定。

酸值：不得过 10.0。

羰基值：不得过 11.0。

重金属及有害元素：照铅、镉、砷、汞、铜测定法（《中国药典》通则 2321 原子吸收分光光度法或电感耦合等离子体质谱法）测定，铅不得过 5 mg/kg；镉不得过 1 mg/kg；砷不得过 2 mg/kg；汞不得过 0.2 mg/kg；铜不得过 20 mg/kg。

黄曲霉毒素：照真菌毒素测定法（《中国药典》通则2351）测定。

本品每1000 g含黄曲霉毒素 B_1 不得过5 μg，含黄曲霉毒素 G_2、黄曲霉毒素 G_1、黄曲霉毒素 B_2 和黄曲霉毒素 B_1 的总量不得过10 μg。

【炮制】

桃仁：除去杂质。用时捣碎。

燀桃仁：取净桃仁，照燀法（《中国药典》通则0213）去皮。用时捣碎。

【性味与归经】苦、甘，平。归心、肝、大肠经。

【功能与主治】活血祛瘀，润肠通便，止咳平喘。用于经闭痛经，癥瘕痞块，肺痈肠痈，跌仆损伤，肠燥便秘，咳嗽气喘。

【用法与用量】5～10 g。

【注意】孕妇慎用。

【贮藏】置阴凉干燥处，防蛀。

（引自《中国药典》）

【本草沿革】

1. 《名医别录》："悦泽人面。"

2. 《食疗本草》："桃仁每夜嚼一颗和蜜涂手、面良。"

3. 《御药院方》："去皱皱，悦皮肤。"

4. 《本草纲目》："其功有四：治热入血室，一也；泄腹中滞血，二也；除皮肤血热燥痒，三也；行皮肤凝聚之血，四也。"

【附方】

桃仁膏（《御药院方》）

配方：桃仁（汤浸，去皮尖，研如泥）不以多少。

制法：用桃仁膏同蜜少许一处，用温水化开抹患处。

功用：去皱皱，悦皮肤。

【化学成分】主要包括挥发油类、氰苷、氨基酸和蛋白质类、黄酮及其苷类、甾醇及其苷类、芳香苷类、脂肪酸类、苯丙素类、核苷、微量元素及其他类化合物。

【药理作用】

1. 抑制动脉粥样硬化：有实验证实桃仁能够抑制动脉粥样硬化斑块的形成，抵抗LDL氧化、改善高胆固醇血症的作用，其机制可能与抗血小板聚集和抗血栓形成作用有关。

2. 抗氧化：研究发现桃仁中的多糖对羟自由基和超氧阴离子自由基都有一定程度的清除作用。

3. 免疫调节作用：研究表明桃仁提取物对急性胰腺炎大鼠肠道屏障功能具有保护作用，并且可显著改善急性胰腺炎大鼠的免疫功能。

参考文献

［1］赵永见，牛凯，唐德志，等. 桃仁药理作用研究近况 ［J］. 辽宁中医杂志，2015，42（4）：888－890.

［2］王亮. 桃仁多糖对·OH 及·O_2^- 的清除研究 ［J］. 大连民族学院学报，2009，11（1）：96.

［3］兰涛，李志娟，付立平，等. 不同剂量桃仁提取物对急性胰腺炎大鼠肠道黏膜屏障功能及免疫功能的作用 ［J］. 中国免疫学杂志，2015，31（3）：339－343，353.

【食用指南】

（一）茶饮

1. 桃仁红花茶

配方：桃仁、红花。

制法：桃仁、红花各 30 g。将桃仁、红花洗净，放入锅内，加水1500 mL，煎煮45 分钟后，取药汁即可。当茶饮，日服 2 次。

功用：活血祛瘀。

2. 桃仁山楂茶

配方：桃仁 12 g，山楂 30 g，陈皮 6 g。

制法：将桃仁、山楂、陈皮一起放入茶杯中，用沸水冲泡后代茶饮用。每日 1 剂，分 3 次饮用。

功用：活血化瘀，行气消滞。

（二）食疗

1. 糖水煮桃仁：桃仁 500～1000 g，清水浸泡 2～3 天，去皮，放入红糖水中煮成桃仁糖。每日早、晚各吃 1 次，每次 3 汤匙，连吃 2～3 个月，活血养血，使白发转黑，主治少年白发、头发早白、脱发等症。

2. 桃仁山楂粥：桃仁、山楂、贝母各 9 g，荷叶半张，粳米 60 g。前 4味煎汤，去渣后入粳米煮粥，日 1 剂，共服 30 剂。适用于痰瘀凝结所致的异常痤疮。

3. 鲜奶玉液桃仁羹：粳米 60 g，炸桃仁 80 g，生桃仁 45 g，牛奶 200 mL，白糖 12 g。取粳米洗净、浸泡 60 分钟，捞出与生桃仁、炸桃仁、牛奶及清水 500 mL 混匀磨浆，用稀白布滤液去渣。锅中加清水 500 mL，用中火煮沸加白糖溶化，兑入磨好的浆汁煮 30 分钟，出锅晾温即可。具有活血美颜之效，适用于瘀血阻络型的面部色斑。

4. 桃仁蒸鸡汤：嫩母鸡 750 g（约 1 只），桃仁 15 g，党参 10 g，龙眼肉 10 g，大枣 8 g，生姜 10 g，精盐 4 g，味精 2 g。将桃仁、党参、龙眼肉、大枣分别洗净，生姜洗净、切片。将上述原料纳入鸡腹腔中，装于大瓷碗里，加清水 1000 mL，置于中火上用蒸笼蒸 120 分钟至鸡肉酥烂。取出装有鸡的大瓷碗，加入精盐、味精，调匀即可。具有补血活血、益气之效，用于气血不足所致的妇女颜面色斑。

【现代应用】

桃仁面膜：是一款天然植物性面膜，主要成分是桃仁粉和橄榄油，其作用是调理肌肤、深层清洁及紧致肌肤、使肌肤保持水润，具有修护、美白、增强肌肤弹性等功效。

菟丝子

【来源】本品为旋花科植物南方菟丝子 *Cuscuta australis* R. Br. 或菟丝子 *Cuscuta chinensis* Lam. 的干燥成熟种子。秋季果实成熟时采收植株，晒干，打下种子，除去杂质。（引自《中国药典》）

【性状】本品呈类球形，直径 1～2 mm。表面灰棕色至棕褐色，粗糙，种脐线形或扁圆形。质坚实，不易以指甲压碎。气微，味淡。（引自《中国药典》）

【鉴别】

1. 取本品少量，加沸水浸泡后，表面有黏性；加热煮至种皮破裂时，可露出黄白色卷旋状的胚，形如吐丝。

2. 本品粉末黄褐色或深褐色。种皮表皮细胞断面观呈类方形或类长方形，侧壁增厚；表面观呈圆多角形，角隅处壁明显增厚。种皮栅状细胞成片，断面观 2 列，外列细胞较内列细胞短，具光辉带，位于内侧细胞的上部；表面观呈多角形，皱缩。胚乳细胞呈多角形或类圆形，胞腔内含糊粉粒。子叶细胞含糊粉粒及脂肪油滴。

3. 取本品粉末 0.5 g，加甲醇 40 mL，加热回流 30 分钟，滤过，滤液浓缩至 5 mL，作为供试品溶液。另取菟丝子对照药材 0.5 g，同法制成对照药材溶液。再取金丝桃苷对照品，加甲醇制成每 1 mL 含 1 mg 的溶液，作为对照品溶液。照薄层色谱法（《中国药典》通则 0502）试验，吸取上述三种溶液各 1~2 μL，分别点于同一聚酰胺薄膜上，以甲醇 – 冰醋酸 – 水（4：1：5）为展开剂，展开，取出，晾干，喷以三氯化铝试液，置紫外光灯（365 nm）下检视。供试品色谱中，在与对照药材色谱和对照品色谱相应的位置上，显相同颜色的荧光斑点。（引自《中国药典》）

【检查】

水分：不得过 10.0%（《中国药典》通则 0832 第二法）。

总灰分：不得过 10.0%（《中国药典》通则 2302）。

酸不溶性灰分：不得过 4.0%（《中国药典》通则 2302）。

【炮制】

菟丝子：除去杂质，洗净，干燥。

盐菟丝子：取净菟丝子，照盐炙法（《中国药典》通则 0213）炒至微鼓起。

【性味与归经】辛、甘，平。归肝、肾、脾经。

【功能与主治】补益肝肾，固精缩尿，安胎，明目，止泻；外用消风祛斑。用于肝肾不足，腰膝酸软，阳痿遗精，遗尿尿频，肾虚胎漏，胎动不安，目昏耳鸣，脾肾虚泻；外治白癜风。

【用法与用量】6~12 g。外用适量。

【贮藏】置通风干燥处。

（引自《中国药典》）

【本草沿革】

1.《神农本草经》："续绝伤，补不足，益气力，肥健，汁去面䵟。久服明目，轻身延年。"

2.《名医别录》："久服延年，驻悦颜色。"

3.《药性论》："治男女虚冷，添精益髓，去腰疼膝冷，消渴热中。久服去面䵟，悦颜色。"

4.《本草品汇精要》："驻悦颜色，强阴益精。"

5.《医学入门》："令人肥健，久服延年轻身，有子。"

6.《精方妙药与美容》："补肾益精，养肝明目，驻颜乌须。治肝肾亏虚，腰膝酸软，头昏目暗，面容憔悴，髭发黄白，面黯粉刺。"

7.《本草正义》："菟丝为养阴通络上品……汁去面䵟，亦柔润肌肤之功用，久服则阴液足而目自明。"

【附方】

1. 菟丝子丸（《圣济总录》）

配方：菟丝子（酒浸三日，别捣）、地骨皮各三两，枳壳（去瓤，麸炒）八两，生牛膝（捣绞取汁）半斤，生地黄（捣绞取汁）半斤。

制法：将前三味捣罗为末，以牛膝、地黄汁和作饼子，曝干再捣罗，炼蜜为丸如梧桐子大。每服五六丸，早食后温酒下；如心中热，米饮下。

功用：治髭发黄白。

2. 菟丝子丸（《严氏济生方》）

配方：菟丝子（酒浸三日，曝干，别捣）三两，车前子二两，鹿茸（去毛，酥炙令微黄）二两，桂心二两，肉苁蓉二两（浸酒一宿刮去皱皮，炙干），杜仲三两（去皮，炙令黄，锉），熟干地黄五两，牛膝二两（去苗），附子二两（炮，去皮脐）。

制法：捣为末，炼蜜和丸如梧桐子大。每服空腹及晚食前温酒下30丸。

功用：补肾精，悦颜色。

3. 菟丝子汁（《肘后备急方》）

配方：生菟丝子。

制法：捣生菟丝子，绞取汁涂面。

功用：治面上粉刺。

【化学成分】包括黄酮类、酚酸类、多糖类、木质素类，以及甾体类等化合物，此外还有生物碱、蒽醌、香豆素类、皂苷类、鞣质、卵磷脂和脑磷脂等成分。

【药理作用】

1. 对生殖系统的作用：菟丝子水提物能显著提高精子悬液 SOD 活力，降低 MDA 含量，对 ROS 造成的精子膜、顶体结构和精子线粒体功能损伤具有明显的保护作用。

2. 抗衰老：菟丝子醇提液可以提高致衰大鼠神经细胞抗氧化物酶的活性，降低自由基代谢产物的含量，抑制非酶糖基化反应，减少自由基生成，从而发挥抗衰老作用。

3. 调节免疫功能：菟丝子醇提物不仅增加了肾阳虚模型大鼠的胸腺、脾脏质量，还增强了其体内巨噬细胞的吞噬功能。

参考文献

[1] 王焕江，赵金娟，刘金贤，等. 菟丝子的药理作用及其开发前景 [J]. 中医药学报，2012，40（6）：123 - 125.

[2] 徐何方，杨颂，李莎莎，等. 菟丝子醇提物对肾阳虚证模型大鼠免疫功能的影响 [J]. 中药材，2015，38（10）：2163 - 2165.

【食用指南】

（一）茶饮

1. 元宫养颜茶

配方：何首乌 2 g，肉苁蓉 2 g，菟丝子 2 g，泽泻 2 g，枸杞 2 g，绿茶 5 g。

制法：用前五味药的水煎液 400 mL，泡茶饮用，可加冰糖或蜂蜜。冲饮至味淡。

功用：美发养颜。

2. 菟丝子茶

配方：菟丝子 10 g，红糖适量。

制法：菟丝子洗净后捣碎，加适量红糖，沸水冲泡 20 分钟。代茶频饮。

功用：补肾益精，养肝明目。

（二）食疗

1. 菟丝子煎蛋：酒制菟丝子 10 g，为粉，同鸡蛋 1 个煎食。具有治疗肝血不足、视物模糊之效。

2. 沙苑菟丝甲鱼汤：菟丝子 30 g，沙苑子 30 g，鳖肉 200 g，生姜 5 g，植物油 30 mL，精盐 3 g，料酒 10 mL。将甲鱼剖开，除了肝脏外，其他的内脏全部去掉，洗净后切成 6 cm 见方的大块备用；姜洗净、切细丝。将炒锅置于武火上，放姜爆香，再放进甲鱼肉、料酒翻炒 3 分钟，加清水 100 mL 焖炒 5 分钟，取出备用。把鳖肉、菟丝子、沙苑子一起放进砂锅中加清水 800 mL，用武火煮开后，再改用文火煮 60 分钟，加精盐调味料后再煮 30 分钟即可。具有补气养肾之效，适用于肾虚所致的发枯发落或早年白发。

辛 夷

【来源】本品为木兰科植物望春花 *Magnolia biondii* Pamp.、玉兰 *Magnolia denudata* Desr. 或武当玉兰 *Magnolia sprengeri* Pamp. 的干燥花蕾。冬末春初花未开放时采收，除去枝梗，阴干。（引自《中国药典》）

【性状】

望春花：呈长卵形，似毛笔头，长 1.2～2.5 cm，直径 0.8～1.5 cm。基部常具短梗，长约 5 mm，梗上有类白色点状皮孔。苞片 2～3 层，每层 2 片，两层苞片间有小鳞芽，苞片外表面密被灰白色或灰绿色茸毛，内表面类棕色，无毛。花被片 9，棕色，外轮花被片 3，条形，约为内两轮长的 1/4，呈萼片状，内两轮花被片 6，每轮 3，轮状排列。雄蕊和雌蕊多数，螺旋状排列。体轻，质脆。气芳香，味辛凉而稍苦。

玉兰：长 1.5～3 cm，直径 1～1.5 cm。基部枝梗较粗壮，皮孔浅棕色。苞片外表面密被灰白色或灰绿色茸毛。花被片 9，内外轮同型。

武当玉兰：长 2～4 cm，直径 1～2 cm。基部枝梗粗壮，皮孔红棕色。苞片外表面密被淡黄色或淡黄绿色茸毛，有的最外层苞片茸毛已脱落而呈黑褐色。花被片 10～12（15），内外轮无显著差异。（引自《中国药典》）

【鉴别】

1. 本品粉末灰绿色或淡黄绿色。非腺毛甚多，散在，多碎断；完整者 2～4 细胞，亦有单细胞，壁厚 4～13 μm，基部细胞短粗膨大，细胞壁极度增厚似石细胞。石细胞多成群，呈椭圆形、不规则形或分枝状，壁厚 4～20 μm，孔沟不甚明显，胞腔中可见棕黄色分泌物。油细胞较多，类圆形，有的可见微小油滴。苞片表皮细胞扁方形，垂周壁连珠状。

2. 取本品粗粉 1 g，加三氯甲烷 10 mL，密塞，超声处理 30 分钟，滤过，滤液蒸干，残渣加三氯甲烷 2 mL 使溶解，作为供试品溶液。另取木兰脂素对照品，加甲醇制成每 1 mL 含 1 mg 的溶液，作为对照品溶液。照薄层色谱法（《中国药典》通则 0502）试验，吸取上述两种溶液各 2～10 μL，分别点于同一硅胶 H 薄层板上，以三氯甲烷 - 乙醚（5∶1）为展开剂，展开，取出，晾干，喷以 10% 硫酸乙醇溶液，在 90 ℃加热至斑点显色清晰。供试品色谱中，在与对照品色谱相应的位置上，显相同的紫红色斑点。（引自《中国药典》）

【检查】水分：不得过 18.0%（《中国药典》通则 0832 第五法）。

【性味与归经】辛，温。归肺、胃经。

【功能与主治】散风寒，通鼻窍。用于风寒头痛，鼻塞流涕，鼻鼽，鼻渊。

【用法与用量】3～10 g，包煎。外用适量。

【贮藏】置阴凉干燥处。

（引自《中国药典》）

【本草沿革】

1.《名医别录》："温中解肌，利九窍，通鼻塞、涕出，治面肿引齿痛，眩冒、身兀兀如在车船之上者。生须发，去白虫。"

2.《药性论》："面脂用，主光华。"

3.《本草纲目》："鼻渊、鼻鼽、鼻窒、鼻疮及痘后鼻疮，并用研末，入麝香少许，葱白蘸入数次。"

4.《本草蒙筌》："生须发，杀虫……久服明目，下气轻身。"

【附方】

常傅面脂方（《普济方》）

配方：细辛、玉竹、黄芪、白附子、山药、辛夷、川芎、白芷各 30 g，瓜蒌仁、木兰皮各 60 g，猪脂 500 g。

制法：先将上药切碎，用适量酒浸泡一宿，然后与猪脂同煎，煎时待白芷色黄，滤去药渣即成。用于敷面。

功用：去面皱，治疗面黑无光泽。

【化学成分】主要含有挥发油类、木脂素类、生物碱类等成分。

【药理作用】

1. 抗感染：望春花油对二甲苯导致的小鼠耳肿胀、交叉菜导致的大鼠足肿胀、组胺导致的大鼠毛细管通透性增加等，具有明显的抑制和改善作用。

2. 抑菌：辛夷挥发油对供试菌（金黄色葡萄球菌、单增李斯特菌、大肠杆菌、鼠伤寒沙门菌）均有抑制作用，其中对革兰氏阴性菌的抑制效果较好。

3. 抗氧化：辛夷挥发油中萜烯类、萜醛类等成分均表现出一定的抗氧化活性。例如，α-蒎烯和桉叶油醇能减弱活性氧诱导的脂质过氧化，同时提高抗氧化酶（如谷胱甘肽过氧化物酶、超氧化物歧化酶和过氧化氢酶）的表达。

参考文献

[1] 曾蔚欣，刘淑娟，王弘，等．标准望春花油的抗炎作用研究［J］.中国药学杂志，2013，48（5）：349－354.

[2] 张婷婷，郭夏丽，黄学勇，等．辛夷挥发油 GC-MS 分析及其抗氧化、抗菌活性［J］.食品科学，2016，37（10）：144－150.

[3] PORRES-MARTINEZ M, GONZALEZ-BURGOS E, CARRETERO M E, et al. Major selected monoterpenes α-pinene and 1, 8-cineole found in Salvia lavandulifolia (Spanish sage) essential oil as regulators of cellular redox balance ［J］. Pharm Biol, 2015, 53 (6)：921－929.

【食用指南】

（一）茶饮

辛夷菊花茶
配方：辛夷、菊花各 15 g。
制法：将辛夷、菊花用滚开水浸 15 分钟。代茶饮。
功用：通窍消炎。

（二）食疗

绿茶辛夷汤：绿茶 0.5 g，辛夷花 500 g，甘草 5 g，蜂蜜 100 g。辛夷花碾碎，蜂蜜熬至红色，加入辛夷花，炒至不黏手备用。每次用 5 g，加甘草 5 g，水 250 mL，煮沸 5 分钟，再加 0.5 g 绿茶即可。饭后温服，可冲 3 次。具有通肺生发之效。

薏苡仁

【来源】本品为禾本科植物薏米 Coix lacryma-jobi L. var. mayuen（Roman.）Stapf 的干燥成熟种仁。秋季果实成熟时采割植株，晒干，打下果实，再晒干，除去外壳、黄褐色种皮和杂质，收集种仁。（引自《中国药典》）

【性状】本品呈宽卵形或长椭圆形，长 48 mm，宽 3～6 mm。表面乳白色，光滑，偶有残存的黄褐色种皮；一端钝圆，另端较宽而微凹，有 1 淡棕色点状种脐；背面圆凸，腹面有 1 条较宽而深的纵沟。质坚实，断面白色，粉性。气微，味微甜。（引自《中国药典》）

【鉴别】

1. 本品粉末淡类白色。主为淀粉粒，单粒类圆形或多面形，直径 2~20 μm，脐点星状；复粒少见，一般由 2~3 分粒组成。

2. 取本品粉末 1 g，加石油醚（60~90 ℃）30 mL，超声处理 30 分钟，滤过，取滤液，作为供试品溶液。另取薏苡仁油对照提取物，加石油醚（60~90 ℃）制成每 1 mL 含 2 mg 的溶液，作为对照提取物溶液。照薄层色谱法（《中国药典》通则 0502）试验，吸取上述两种溶液各 2 μL，分别点于同一硅胶 G 薄层板上，以石油醚（60~90 ℃）－乙醚－冰醋酸（83：17：1）为展开剂，展开，取出，晾干，喷以 5% 香草醛硫酸溶液，在 105 ℃加热至斑点显色清晰。供试品色谱中，在与对照提取物色谱相应的位置上，显相同颜色的斑点。

3. 取薏苡仁油对照提取物、甘油三油酸酯对照品，加"含量测定"项下的流动相分别制成每 1 mL 含 1 mg、0.14 mg 的溶液，作为对照提取物、对照品溶液。照"含量测定"项下的色谱条件试验，分别吸取"含量测定"项下的供试品溶液、对照品溶液和上述对照提取物、对照品溶液各 10 μL，注入液相色谱仪。供试品色谱图中，应呈现与对照品色谱峰保留时间一致的色谱峰；并呈现与对照提取物色谱峰保留时间一致的 7 个主要色谱峰。（引自《中国药典》）

【检查】

杂质：不得过 2%（《中国药典》通则 2301）。

水分：不得过 15.0%（《中国药典》通则 0832 第二法）。

总灰分：不得过 3.0%（《中国药典》通则 2302）。

黄曲霉毒素：照真菌毒素测定法（《中国药典》通则 2351）测定。

本品每 1000 g 含黄曲霉毒素 B_1 不得过 5 μg，含黄曲霉毒素 G_2、黄曲霉毒素 G_1、黄曲霉毒素 B_2 和黄曲霉毒素 B_1 的总量不得过 10 μg。

玉米赤霉烯酮：照真菌毒素测定法（《中国药典》通则 2351）中玉米赤霉烯酮测定法第一法测定。本品每 1000 g 含玉米赤霉烯酮不得过 500 μg。

【炮制】

薏苡仁：除去杂质。

麸炒薏苡仁：取净薏苡仁，照麸炒法（《中国药典》通则 0213）炒至微黄色。

【性味与归经】甘、淡，凉。归脾、胃、肺经。

【功能与主治】利水渗湿，健脾止泻，除痹，排脓，解毒散结。用于水肿，脚气，小便不利，脾虚泄泻，湿痹拘挛，肺痈，肠痈，赘疣，癌肿。

【用法与用量】9～30 g。

【注意】孕妇慎用。

【贮藏】置通风干燥处，防蛀。

（引自《中国药典》）

【本草沿革】

1.《神农本草经》："主筋急拘挛，不可屈伸，风湿痹，下气。久服轻身益力。"

2.《名医别录》："主除筋骨邪气不仁，利肠胃，消水肿，令人能食。"

3.《本草蒙筌》："久服益气轻身，多服开胃进食。"

4.《本草拾遗》："主不饥，温身，轻身。"

【附方】

薏苡汤（《严氏济生方》）

配方：薏苡仁三合。

制法：捣烂，水二大盏，入酒少许，分二服。

功用：治肿痈，咯血。

【化学成分】主要为脂肪酸及其脂类、糖类、甾醇类、生物碱类及三萜类等化合物。

【药理作用】

1. 抗肿瘤：研究发现薏苡仁油对结肠癌细胞（SW480）、人乳腺癌细胞（MCF7）、人肝癌细胞（SMMC7721）、人肺癌细胞（A549）、人早幼粒白血病细胞（HL-60）5 种肿瘤细胞均有抑制作用，抑制率分别是 95.52%、85.02%、91.83%、92.54%、72.89%。

2. 抗感染：薏苡仁蛋白具有抗感染症活性，其作用机理可能是调控 IKK/NF-κB 信号通路的激活，控制炎症因子的产生与分泌。

3. 提高机体免疫：报道薏苡仁多糖可显著提高脾虚水湿不化大鼠模型血清 IgG、IgA、C3 水平，有利于机体体液免疫功能的恢复，同时可提高脾虚水湿不化大鼠模型血清 IL-2 水平，可促使活化 B 细胞增生并产生抗体。

参考文献

[1] 张静美，施蕊，夏菁，等. 低热河谷区薏苡仁油的提取及对癌细胞的抑制研究

[J].西部林业科学, 2017, 46 (5): 113 – 118.

[2] 陶小军, 闫宇辉, 徐志立, 等.薏苡仁油抗炎消肿作用研究 [J].辽宁中医药大学学报, 2015, 17 (1): 45 – 46.

[3] 王彦芳, 季旭明, 赵海军, 等.薏苡仁多糖不同组分对脾虚水湿不化大鼠模型免疫功能的影响 [J].中华中医药杂志, 2017, 32 (3): 1303 – 1306.

【食用指南】

（一）茶饮

薏苡仁龙井茶

配方：高级龙井茶 25 g，薏苡仁 25 g，新绿豆 25 g，鲜荷叶 30 g，玉竹 15 g。

制法：将鲜荷叶、新绿豆、薏苡仁、玉竹洗净，用纱布袋装好，然后加水煮沸 10 分钟。以此浅绿色沸汤汁，冲泡龙井茶中即成。

功用：减肥健美，清热解毒。

（二）食疗

1. 薏苡仁煮鲤鱼：薏苡仁 20 g，鲤鱼 500 g（约 1 尾），精盐 5 g，葱 10 g，姜 5 g，味精 2 g，胡椒粉 2 g，植物油 15 mL。将薏苡仁放入清水中，浸泡 12 小时，淘洗干净；鲤鱼宰杀后去鳞、鳃和肠杂，洗净；姜洗净、切片，葱洗净、切段。将薏苡仁、姜、葱、鲤鱼同放入炖锅内，加入清水 1000 mL，先用武火烧沸，再用文火炖煮 30 分钟，加入精盐、味精、胡椒粉、植物油即成。具有减肥、降脂、消肿之效。

2. 冬瓜薏仁粥：薏苡仁 50 g，冬瓜 150 g。将冬瓜切成小块，与薏苡仁加水共煮，至熟为度。具有健脾利湿、消脂减肥之效。

【现代应用】

外用治疗龋齿痛：薏苡仁、桔梗生研末，点龋齿洞，并可服食。

薏苡仁饮料：采用薏苡仁为主要原料，经合理配比并采用先进生产工艺加工而成，保留原有的营养成分和功效成分，具有抗肿瘤、抗感染、增强机体免疫力、降血糖等功效，是适合于肿瘤患者、体弱多病者饮用的一种优质谷物类保健饮料。

茵 陈

【来源】本品为菊科植物滨蒿 *Artemisia scoparia* Waldst. et Kit. 或茵陈蒿 *Artemisia capillaris* Thunb. 的干燥地上部分。春季幼苗高 6 ~ 10 cm 时采收或秋季花蕾长成至花初开时采割,除去杂质和老茎,晒干。春季采收的习称"绵茵陈",秋季采割的称"花茵陈"。(引自《中国药典》)

【性状】

绵茵陈:多卷曲成团状,灰白色或灰绿色,全体密被白色茸毛,绵软如绒。茎细小,长 1.5 ~ 2.5 cm,直径 0.1 ~ 0.2 cm,除去表面白色茸毛后可见明显纵纹;质脆,易折断。叶具柄;展平后叶片呈一至三回羽状分裂,叶片长 1 ~ 3 cm,宽约 1 cm;小裂片卵形或稍呈倒披针形、条形,先端锐尖。气清香,味微苦。

花茵陈:茎呈圆柱形,多分枝,长 30 ~ 100 cm,直径 2 ~ 8 mm;表面淡紫色或紫色,有纵条纹,被短柔毛;体轻,质脆,断面类白色。叶密集,或多脱落;下部叶二至三回羽状深裂,裂片条形或细条形,两面密被白色柔毛;茎生叶一至二回羽状全裂,基部抱茎,裂片细丝状。头状花序卵形,多数集成圆锥状,长 1.2 ~ 1.5 mm,直径 1 ~ 1.2 mm,有短梗;总苞片 3 ~ 4 层,卵形,苞片 3 裂;外层雌花 6 ~ 10 个,可多达 15 个,内层两性花 2 ~ 10 个。瘦果长圆形,黄棕色。气芳香,味微苦。(引自《中国药典》)

【鉴别】

绵茵陈:①本品粉末灰绿色。非腺毛"T"字形,长 600 ~ 1700 μm,中部略折成"V"字形,两臂不等长,细胞壁极厚,胞腔多呈细缝状,柄 1 ~ 2 细胞。叶下表皮细胞垂周壁波状弯曲,气孔不定式,副卫细胞 3 ~ 5 个。腺毛较小,顶面观呈椭圆形或鞋底状,细胞成对叠生。②取本品粉末 0.5 g,加 50% 甲醇 20 mL,超声处理 30 分钟,离心,取上清液作为供试品溶液。另取绿原酸对照品,加甲醇制成每 1 mL 含 0.1 mg 的溶液,作为对照品溶液。照薄层色谱法(《中国药典》通则 0502)试验,吸取上述两种溶液各 2 μL,分别点于同一硅胶 G 薄层板上,以乙酸丁酯 – 甲酸 – 水(7:2.5:2.5)的上层溶液为展开剂,展开,取出,晾干,置紫外光灯(365 nm)下检视。供试品色谱中,在与对照品色谱相应的位置上,显相同颜色的荧光斑点。

花茵陈：取本品粉末 0.4 g，加甲醇 10 mL，超声处理 30 分钟，滤过，滤液回收溶剂至干，残渣加甲醇 2 mL 使溶解，作为供试品溶液。另取滨蒿内酯对照品，加甲醇制成每 1 mL 含 0.4 g 的溶液，作为对照品溶液。照薄层色谱法（《中国药典》通则 0502）试验，吸取上述两种溶液各 5 mL，分别点于同一硅胶 G 薄层板上，以石油醚（60～90 ℃）- 乙酸乙酯 - 丙酮（6：3：0.5）为展开剂，展开，取出，晾干，置紫外光灯（365 nm）下检视。供试品色谱中，在与对照品色谱相应的位置上，显相同颜色的荧光斑点。（引自《中国药典》）

　　【检查】水分：不得过 12.0%（《中国药典》通则 0832 第二法）。

　　【炮制】除去残根和杂质，搓碎或切碎。绵茵陈筛去灰屑。

　　【性味与归经】苦、辛，微寒。归脾、胃、肝、胆经。

　　【功能与主治】清利湿热，利胆退黄。用于黄疸尿少，湿温暑湿，湿疮瘙痒。

　　【用法与用量】6～15 g。外用适量，煎汤熏洗。

　　【贮藏】置阴凉干燥处，防潮。

　　（引自《中国药典》）

　　【本草沿革】

　　1.《名医别录》："主治通身发黄，小便不利，除头热，去伏瘕。"

　　2.《本草再新》："利湿消肿，疗疮火诸毒。"

　　3.《医学入门》："治通身疮疥。"

　　【附方】

　　1. 茵陈蒿散（《圣济总录》）

　　配方：茵陈、荷叶为散服之，或茵陈、白鲜皮、地肤子、苦参，同用煎服，或茵陈单煎外洗。

　　功用：治风瘙瘾疹、皮肤肿痒。

　　2. 疥疮方（《备急千金要方》）

　　配方：茵陈、黄柏、苦参、地肤子、蛇床子。

　　制法：煎汤外洗。

　　功用：治遍身风痒疥疮。

　　【化学成分】滨蒿和茵陈蒿中含有多种化学成分，包括香豆素类、黄酮类、色原酮类、有机酸类、烯炔类、三萜类、甾体类和醌酮类等。

【药理作用】

1. 保肝：茵陈及其方剂在临床上常被应用于治疗脂肪肝、酒精肝、病毒性肝炎等肝部疾病。研究表明，茵陈具有保护肝细胞膜完整性及良好的通透性、防止肝细胞坏死、促进肝细胞再生及改善肝脏微循环、抑制葡萄糖醛酸酶活性、增强肝脏解毒等功能。

2. 利胆：现代药理研究表明，茵陈有松弛胆道括约肌、促进胆汁分泌、增加胆汁中胆酸和胆红素排出量等作用。

3. 免疫作用：茵陈蒿中还含有水溶性多肽类，具有提高 T 细胞免疫的活性、参与机体免疫调节、增加白细胞数目等作用，含有的植物蛋白具有诱生干扰素的作用；茵陈中的主要成分咖啡酸具有升高白细胞数目作用。

参考文献

[1] 曹锦花. 茵陈的化学成分和药理作用研究进展［J］.沈阳药科大学学报，2013，30（6）：489－494.

[2] 孙远南，冯健. 茵陈蒿的化学成分与药理作用研究进展［J］.中国现代医生，2011，49（21）：12－14.

【食用指南】

（一）茶饮

茵陈红糖茶
配方：茵陈 15 g，红糖 60 g。
制法：水煎 15 分钟，取汁调入红糖，频频代茶饮。
功用：用于寒湿发黄，面色晦暗，纳少，脘闷腹胀，大便不实，神疲畏寒，舌质淡，苔腻，脉沉迟者。

（二）食疗

1. 茵陈炒肉丝：茵陈 250 g，猪肉 100 g。将茵陈洗净，放入锅内，稍用水焯，捞出后放在凉水中浸泡 10 分钟，挤出多余水分，切段，备用。将猪肉洗净、切丝，放入炒锅内，同时加入调料（料酒、精盐、鸡精、酱油、葱段、姜丝），煸炒片刻，再放入茵陈，炒至肉丝成熟，即可食用。具有健脾益胃、和中利湿之效。

2. 茵陈饼：茵陈 50 g，面粉 250 g。将茵陈洗净、切碎，加入面粉做成菜饼，烙或烤熟，即可食用。具有疏肝养肝、清利湿热之效，适用于预防与治疗黄疸性肝炎。

【现代应用】

茵陈泡脚：是中医传统的一种治疗方法，它采用中药茵陈、菊花等药材加入温水中泡脚，能够改善人体气血循环，缓解疲劳，增强身体免疫力，消除炎症。

面膜：茵陈是一种草本植物，它在中医中被广泛应用，被认为具有清热解毒、润肺止咳、渗湿利尿等功效。近年来，茵陈也被广泛用于化妆品中，作为一种祛痘止痒、抗氧化、保湿滋润的材料。

玉　竹

【来源】本品为百合科植物玉竹 *Polygonatum odoratum*（Mill.）Druce 的干燥根茎。秋季采挖，除去须根，洗净，晒至柔软后，反复揉搓、晾晒至无硬心，晒干；或蒸透后，揉至半透明，晒干。（引自《中国药典》）

【性状】本品呈长圆柱形，略扁，少有分枝，长 4 ~ 18 cm，直径 0.3 ~ 1.6 cm。表面黄白色或淡黄棕色，半透明，具纵皱纹和微隆起的环节，有白色圆点状的须根痕和圆盘状茎痕。质硬而脆或稍软，易折断，断面角质样或显颗粒性。气微，味甘，嚼之发黏。（引自《中国药典》）

【鉴别】本品横切面：表皮细胞扁圆形或扁长方形，外壁稍厚，角质化。薄壁组织中散有多数黏液细胞，直径 80 ~ 140 μm，内含草酸钙针晶束。维管束外韧型，稀有周木型，散列。（引自《中国药典》）

【检查】

水分：不得过 16.0%（《中国药典》通则 0832 第二法）。

总灰分：不得过 3.0%（《中国药典》通则 2302）。

【炮制】除去杂质，洗净，润透，切厚片或段，干燥。

【性味与归经】甘，微寒。归肺、胃经。

【功能与主治】养阴润燥，生津止渴。用于肺胃阴伤，燥热咳嗽，咽干口渴，内热消渴。

【用法与用量】6 ~ 12 g。

【贮藏】置通风干燥处，防霉，防蛀。

（引自《中国药典》）

【本草沿革】

1. 《神农本草经》："主中风暴热，不能动摇，跌筋结肉，诸不足。久服去面黑䵟，好颜色润泽，轻身不老。"

2. 《本草品汇精要》："合漆叶为散，疗五脏，益精，去三虫，轻身不老，变白，润肌肤。"

3. 《本草蒙筌》："泽容颜，去面黑。"

4. 《神农本草经疏》："同黄精、桑椹、何首乌能驻颜。"

【附方】

全面白媚好方（《千金翼方》）

配方：玉竹、白芷、杜若、赤石脂、杏仁、桃花、瓜子、白石脂、白附子、牛膝、远志、鸡矢白。

制法：上 12 味，各 1 g，捣筛为末，以人乳汁 500 mL，白蜜 500 mL 和，空腹服 7 丸，日 3 次。

功用：主治面色憔悴无华、面皮粗糙、面色黯黑者。

【化学成分】 主要包含黄酮类、多糖类、皂苷类、挥发油、生物碱、微量元素和凝集素等化合物。

【药理作用】

1. 降血糖：玉竹的有效成分如黄酮类化合物和皂苷类化合物，普遍有降血糖的作用，具有抑制蛋白质糖基化、抑制 α - 葡萄糖苷酶和降血糖的作用。

2. 抗氧化：研究发现，玉竹多糖清除羟自由基、DPPH 自由基以及耦合金属离子的能力随着浓度的增加而增强，其中清除羟自由基和 DPPH 自由基的能力表现突出。

3. 延缓皮肤衰老：研究者采用双相体系萃取玉竹多糖，并以玉竹多糖作为保湿剂配制保湿霜，当玉竹多糖和甘油协同使用时，保湿效果得到大幅度提高。

4. 免疫调节：玉竹能够有效增强机体的免疫功能，防止机体免疫功能低下，对于肿瘤、感染性疾病的预防均具有积极的促进作用。

参考文献

[1] 刘佳蕊，崔天怡，吕彬，等．玉竹的有效成分、药理活性及资源开发研究进展 [J]．食品与药品，2023，25（1）：96 – 103.

[2] 李耀光,曹珂,罗灿选.玉竹多糖的组成及其体外抗氧化活性研究 [J].食品工业, 2018,39 (5):184-186.

[3] 袁鑫佳,唐洛琳,张红萍.双水相提取玉竹多糖制备保湿护肤品的研究 [J].广州化工,2018,46 (13):61-63.

[4] 孟庆龙,崔文玉,刘雅婧,等.玉竹的化学成分及药理作用研究进展 [J].上海中医药杂志,2020,54 (9):93-98.

【食用指南】

(一) 茶饮

玉竹茶

配方:玉竹9 g。

制法:将玉竹制成粗末,用沸水冲泡30分钟后即可。代茶频饮。

功用:养阴润燥,生津驻颜,润肌泽肤。

(二) 食疗

玉竹炖乌鸡:玉竹15 g,乌鸡500 g (约1只),料酒10 mL,精盐3 g,葱10 g,姜5 g,植物油15 mL。将玉竹浸软,洗净、切片,乌鸡宰杀后去毛、内脏和爪,洗净,姜拍松,葱洗净、切段。将玉竹片、乌鸡、料酒、葱、姜同放入炖锅内,加入清水1500 mL,先用武火烧沸,再用文火炖煮60分钟,加入精盐、植物油即成。具有活血调经、养阴减肥之效。

珍　珠

【来源】本品为珍珠贝科动物马氏珍珠贝 *Pteria martensii* (Dunker)、蚌科动物三角帆蚌 *Hyriopsis cumingii* (Lea) 或褶纹冠蚌 *Cristaria plicata* (Leach) 等双壳类动物受刺激形成的珍珠。自动物体内取出,洗净,干燥。(引自《中国药典》)

【性状】本品呈类球形、长圆形、卵圆形或棒形,直径1.5~8 mm。表面类白色、浅粉红色、浅黄绿色或浅蓝色,半透明,光滑或微有凹凸,具特有的彩色光泽。质坚硬,破碎面显层纹。气微,味淡。(引自《中国药典》)

【鉴别】

1. 本品粉末类白色。不规则碎块,半透明,具彩虹样光泽。表面显颗粒性，由数至十数薄层重叠，片层结构排列紧密，可见致密的成层线条或极细密的微波状纹理。本品磨片具同心层纹。

2. 取本品粉末，加稀盐酸，即产生大量气泡，滤过，滤液显钙盐（《中国药典》通则 0301）的鉴别反应。

3. 取本品，置紫外光灯（365 nm）下观察，显浅蓝紫色或亮黄绿色荧光，通常环周部分较明亮。（引自《中国药典》）

【检查】

酸不溶性灰分：取本品粉末 2 g，置炽灼至恒重的坩埚中，炽灼至完全灰化，加入稀盐酸约 20 mL，照酸不溶性灰分测定法（《中国药典》通则 2302）测定，不得过 4.0%。

重金属及有害元素：照铅、镉、砷、汞、铜测定法（《中国药典》通则 2321 原子吸收分光光度法或电感耦合等离子体质谱法）测定，铅不得过 5 mg/kg；镉不得过 0.3 mg/kg；砷不得过 2 mg/kg；汞不得过 0.2 mg/kg；铜不得过 20 mg/kg。

【炮制】

珍珠：洗净，晾干。

珍珠粉：取净珍珠，碾细，照水飞法（《中国药典》通则 0213）制成最细粉。

【性味与归经】甘、咸，寒。归心、肝经。

【功能与主治】安神定惊，明目消翳，解毒生肌，润肤祛斑。用于惊悸失眠，惊风癫痫，目赤翳障，疮疡不敛，皮肤色斑。

【用法与用量】0.1~0.3 g，多入丸散用。外用适量。

【贮藏】密闭。

（引自《中国药典》）

【本草沿革】

1. 《名医别录》："敷面令人润泽好颜色，粉点目中主肤翳障膜。"

2. 《海药本草》："主明目，除面。"

3. 《日华子本草》："安心明目，驻颜色也。"

4. 《本草纲目》："涂面令人润泽好颜色，涂手足去皮肤逆胪。"

【附方】

1. 真珠散（《圣济总录》）

配方：真珠末一分，干姜末半分。

制法：和匀。涂敷疮上，日三五度。

功用：治手足生逆胪及被冻，跌损疼痛。

2. 白牙真珠散（《御药院方》）

配方：珍珠一钱半，白檀三钱，石膏二两，乌鱼骨半两，白石英半两，浮石半两，朱砂、香白芷、川芎、川升麻各二钱半。

制法：为细末。每用少许以指蘸药擦牙，合口，食久吐津后用温水漱口。

功用：治齿龈宣露，牙黄黑玉白。

3. 慈禧太后驻颜方（《御香缥缈录》）

配方：珍珠适量，茶叶适量。

制法：挑净晶莹润的海珍珠，研末成极细粉。每次一小茶匙（2~3 g），温茶用服。每隔 10 日服 1 次。

功用：驻青春，美容颜，主治面部皮肤衰老。

【化学成分】珍珠主要由无机物、有机物和水构成。不同种类及质量的珍珠，化学成分存在一定程度的差异，但差异不大。

【药理作用】

1. 抗氧化：动物实验表明，在珍珠层粉 50 mg/kg、100 mg/kg、200 mg/kg 下均能显著提高全血谷胱甘肽过氧化物酶的活性，100 mg/kg、200 mg/kg 组可以显著降低血清脂质过氧化物的含量。

2. 抗感染：珍珠水提取液具有显著的抑制二甲苯引起的小鼠耳郭肿胀、蛋清引起的大鼠足跖肿和醋酸引起的毛细血管通透性增高，提示珍珠水提取液具有显著的抗感染作用。

3. 增强免疫力：研究发现特定剂量的水溶性珍珠粉可以加强小鼠体内的淋巴细胞增殖能力、碳廓清能力、产生抗体生成细胞的能力、腹腔巨噬细胞吞噬能力，具有增强免疫力的作用。

参考文献

[1] 李端，徐翔，吴佩君，等. 水解珍珠层粉在小鼠体内的抗氧化作用 [J]. 中成药，1996（12）：30-31.

[2] 周大兴，吴森林. 珍珠水提取液的抗炎、抗氧化作用 [J]. 浙江中医学院学报，2001，25（4）：41-42，82.

[3] 杨明晶，吕中明，俞萍. 水溶性珍珠粉对小鼠免疫调节功能的影响 [J]. 江苏预防医学，2005（3）：65-67.

【食用指南】

（一）茶饮

慈禧珍珠茶
配方：珍珠粉 2～3 g。
制法：加入沸水冲泡的茶叶水内，温茶水送服。
功用：润泽肌肤，葆青春，美容颜。

（二）食疗

珍珠菱角羹：珍珠粉 2 g，菱角 100 g，冰糖 25 g（1 人份，2 次量）。菱角洗净，煮熟，去壳，剁碎；冰糖打碎成屑。珍珠粉、冰糖、菱角同放炖锅内，加清水 300 mL，置武火上烧沸，再用文火炖煮 25 分钟即成。具有除烦止渴、润肤美容之效。

【现代应用】

面膜：珍珠养颜功效之一在于含有近 20 种氨基酸，这些氨基酸占蛋白质总量的 85% 左右，其中丝氨酸、半胱氨酸、缬氨酸可调节人体内分泌、增强免疫力、防止皮肤衰老。